公認心理師のための

基礎から学ぶ
神経心理学

理論からアセスメント・介入の実践例まで

 編著

松田　修
飯干紀代子
小海宏之

✎ はじめに

■基礎から学ぶ神経心理学

　神経心理学は，脳と心理現象（行動）の関係を扱う学問です。主なものに，失語，失認，半側空間無視，失行，記憶障害，注意障害，遂行機能障害，感情障害，社会的行動障害などがあり，これらによって日常生活や社会生活が制約され，適応上の困難が起こります。

　神経心理学の視点，つまり，症状を脳との関係で分析する視点をもつことは，臨床現場でのケースの理解や個に応じた支援のあり方を考えるうえで，一つの重要な基軸となります。私たちは，個々のケースの状況を生物-心理-社会モデルから理解し，個に応じた支援計画を立案する必要がありますが（ケース・フォーミュレーション），神経心理学の視点なしに，脳機能障害のケース・フォーミュレーションはなしえません。

　神経心理学は，「神経科学」と「心理学」にまたがる領域であり，多くの学問領域と関連します。生物医学系の学問（神経内科学，神経外科学，精神医学，神経解剖学など），理工学系の学問（人間工学や情報科学など），そして言語学や心理学を含む人文社会学系の学問などです。神経心理学を学ぶことは，これらの領域で働く人との共通言語を手に入れることも意味します。

　本書は，心理士をめざす学生や，心理士として臨床現場で働きながら神経心理学をはじめて学ぶ人に向けて，神経心理学の基本をわかりやすく解説することを目的としています。学生のみなさんは，公認心理師カリキュラムに位置づけられた「神経・生理心理学」のテキストあるいは参考書として，臨床現場で活躍している心理士の方は入門編として，本書を学びの機会にしていただければと思います。

　神経心理学に脳の解剖的知識は不可欠ですが，そのことが，神経心理学を敬遠してしまう理由の一つかもしれません。本書では，初学者にも馴染みやすいよう，症例を具体的に示しながら症状を解説する，脳の解剖的記述は最重要事項にとどめる，見開きにして図表を多用する，などを心がけました。また，神経心理学の領域では，研究者や臨床家によって専門用語がしばしば異なっていることがあります。本書では可能な限り用語を統一しましたが，一部，文脈を尊重してあえて不統一のままの箇所もあります。ご承知おきください。

　平成27年9月16日，公認心理師法が公布され，平成29年9月15日に施行されました。公認心理師は，保健医療，福祉，教育，司法・犯罪，産業・労働などの多様な臨床現場で，心理状態の観察，結果の分析，相談および助言，指導その他の援助，心の健康に関する知識の普及，教育および情報の提供を行うこと

が期待されています。

　本書が，様々な臨床現場で働く（働こうとしている）心理士のみなさんの専門知識や技能の基盤の一つになること，そして心理的支援を求めている多くの人々に恩恵をもたらすことを切に願います。

　最後になりましたが，本書の企画段階から現在まで伴走してくださいましたミネルヴァ書房，丸山碧氏に感謝申し上げます。

　　2019年8月

　　　　　　　　　編著者　　飯干紀代子・松田　修・小海宏之

『公認心理師のための　基礎から学ぶ神経心理学』

目　次

はじめに

序　なぜ神経心理学を学ぶ必要があるのか……………………………………………… 2

第1部　神経心理学の基礎をおさえる

第Ⅰ章　神経心理学的症状とは
　　1) 失　語………8
　　2) 失　認………12
　　3) 失　行………16
　　4) 記憶障害………20
　　5) 注意障害・遂行機能障害………24
　　6) 感情障害・意欲・発動性の障害………28

第Ⅱ章　脳の構造と働きを知る
　　1) 中枢神経系の構造と神経伝達物質………32
　　2) 構　造………36
　　3) 機　能………40

第Ⅲ章　神経心理学的症状を引き起こす疾患とは
　　1) 頭部外傷………44
　　2) 脳血管障害………50
　　3) 脳炎・代謝異常………54
　　4) 先天性疾患………60
　　5) 変性疾患………64

第2部　具体的な実践例から学ぶ

第Ⅳ章　高次脳機能障害を神経心理学の視点からみる
　　1) 高次脳機能障害とは………70
　　2) 失語のアセスメントと支援………74

3）失認のアセスメントと支援………78

4）失行のアセスメントと支援………82

5）記憶障害のアセスメントと支援………86

6）注意障害・遂行機能障害のアセスメントと支援………90

7）感情障害・意欲・発動性の障害のアセスメントと支援………94

第Ⅴ章　発達障害を神経心理学の視点からみる

1）発達障害とは………98

2）自閉スペクトラム症のアセスメントと支援………102

3）ADHD のアセスメントと支援………106

4）LD のアセスメントと指導・支援………110

5）発達性協調運動症（DCD）のアセスメントと支援………114

6）知的能力障害のアセスメントと支援………118

第Ⅵ章　認知症を神経心理学の視点からみる

1）認知症とは………124

2）アルツハイマー病（AD）のアセスメントと支援………128

3）レビー小体型認知症（DLB）のアセスメントと支援………134

4）前頭側頭葉変性症（FTLD）のアセスメントと支援………138

5）血管性認知症（VD）のアセスメントと支援………142

6）軽度認知障害（MCI）のアセスメントと支援………146

終　章　神経心理学を実践・応用するために

1）研究法………150

2）報告書の書き方・フィードバックの仕方………154

さくいん　159

公認心理師のための
基礎から学ぶ神経心理学

なぜ神経心理学を学ぶ必要があるのか

1 なぜ神経心理学を学ぶのか？

　本書の目的は，心理士[1]をめざす学生や，臨床現場で働きながら神経心理学をはじめて学ぶ心理士に向けて，神経心理学の基本をわかりやすく解説することです。このような本を企画したのには理由があります。端的にその理由をいうならば，「心の座は脳であり，脳と心の関係を考慮せずに，人の行動の意味を十分に理解することはできない」からです。とりわけ，本書で取りあげる，高次脳機能障害[2]，発達障害[3]，認知症[4]の臨床に携わる心理士にとって，神経心理学の知見は，なくてはならない重要な視点を与えてくれます。こうした視点をもたずに，臨床現場でアセスメント（評価）や支援（介入）の専門的な仕事に従事することはできません。

　しかし，残念なことに，臨床現場で活躍している心理士の中には，学生時代から現在にいたるまで，神経心理学を体系的に学ぶ機会に恵まれなかった人が多いようです。そのため，臨床実践を通じて神経心理学の視点の重要性を痛感し，学びの機会を求めておられる心理士が大勢いるのではないでしょうか。

2 神経心理学とはどのような学問か？

　神経心理学（neuropsychology）は，心理現象（行動）を脳との関係で検討する学問です。脳と心の関係は紀元前の時代から論議が行われてきました[5]。20世紀になり，脳と心の関係はさらに詳細に明らかになってきました[6]。神経心理学における脳と心の関係は，主として特定の部位に生じた脳損傷とその際に生じた高次脳機能（例，言語，記憶，行為など）の障害との関係として検討されてきました[5][7]。本書では，脳損傷に起因する高次脳機能の障害を神経心理学的症状と呼んでいます[8]。その主なものは，失語，失認，半側空間無視，失行，記憶障害，注意障害，遂行機能障害（実行機能障害），感情障害，社会的行動障害などです（これらそれぞれの説明は本テキストの各項目を参照してください）。これらの障害によって日常生活や社会生活に制約が生じ，しばしば適応上の困難が起こります。

　神経心理学は学際的な学問分野です。その名のとおり，神経科学と心理学にまたがる領域ですが，実際にはもっと多くの学問領域と関連します[5]。関連領域は，理系・文系を問いません。生物医学系の学問（例，神経内科学，神経外科学，精神医学，神経解剖学，神経生理学，神経化学など）や，理工学系の学問（例，人間

---

[1] 本書でいう心理士とは，公認心理師や臨床心理士といった心理学関連の資格を有し，心理学の専門的知識や技能をもって，アセスメント，ケース・フォーミュレーション，相談や助言や指導やその他の援助，コンサルテーションなどの行為を臨床現場で行う人を想定している。
[2] ⇨Ⅳ章参照
[3] ⇨Ⅴ章参照
[4] ⇨Ⅵ章参照

[5] 鹿島晴雄 2011 神経心理学 加藤敏・神庭重信・中谷陽二・武田雅俊・鹿島晴雄・狩野力八郎・市川宏伸（編）現代精神医学事典 弘文堂 p. 517.
[6] 利島保 2006 神経心理学の潮流 利島保（編）朝倉心理学講座4 脳神経心理学 朝倉書店 pp. 1-19.
[7] 松井三枝 2005 臨床神経心理学の立場から 基礎心理学研究, 24(1), 40-46.
[8] Ⅰ章「神経心理学的症状とは」を参照のこと。

工学，情報科学など），そして言語学や心理学を含む人文社会学系の学問はいずれも神経心理学と密接に関連します（図序 - 1）。このことは，脳機能が人間行動の本質であり，1つの学問分野からでは脳と心の関係の全容はつかみにくく，そこには多彩な学問分野の叡智の結集が不可欠なことを示しています。

神経心理学の発展の背景には，事故や戦争などにより，不幸にして脳に損傷を受けた人々の存在があります。初期の知見の多くは，こうした人々から先人（学者ら）が教えてもらったことによるところが大きいといっても過言ではありません。

近年，神経心理学の研究対象は広がりをみせています。神経心理学と関連の深い精神医学の分野では，アルツハイマー型認知症のような器質性精神障害だけでなく，統合失調症や気分障害のような機能性精神障害における脳機能と精神症状との関係が研究される[5]ようになりました。くわえて，種々の非侵襲的脳イメージング法[9]の普及により健常者の脳活動も神経心理学の研究対象となりました[5][7]。こうした研究から得られた知見をもとに，脳機能のモデル構成に関心を注ぐ研究分野（認知神経心理学）も登場しました。さらに，発達や老化といったプロセスと脳機能との関連を扱う発達神経心理学という分野も登場し，脳神経の発達的変化の過程と心理機能の発達的変化との関係が研究されています[10]。ヒトだけでなく，サルなどの動物を対象に実験を行う実験神経心理学と呼ばれる分野もあります[5]。

とはいえ，やはり神経心理学の大きな関心事は，ヒトを対象に脳損傷と心理機能との間の関係の解明であるといえます。脳損傷によって生じたヒトの心理現象の障害の診断や治療に携わる分野を臨床神経心理学と呼びます[5][7]。臨床神経心理学の主たる関心は，脳損傷と心理機能の障害との関係を明らかにし，その知見を患者の支援（例，リハビリテーション）に応用することにあります[7]。

神経心理学的症状は，症状に応じた適切な治療や訓練（リハビリテーション）によって回復することもありますが，その原因や症状によっては症状の回復がむずかしい場合や，進行する場合があります。回復困難な症状をもちながら生きるということは，決して容易なことではありません。そこには，つらく，苦しい道のりが待っているかもしれません。心理士には，こうした人々の苦悩に寄り添いながら少しでも幸福感や生活の質（quality of life：QOL）を高めるような心理的支援を行うことも求められています。

図序 - 1　神経心理学とその主な近接領域

【生物医学系】
神経内科学
神経外科学
精神医学
生理学など

神経心理学

【人文社会学系】
認知心理学
臨床心理学
老年心理学
言語学など

【理工学系】
人間工学
情報科学など

▷9　fMRI（機能的磁気共鳴映像法），NIRS（近赤外光トポグラフィー），MEG（脳磁図）など。

▷10　近藤武夫　2006　発達と老化の神経心理学　利島保（編）　朝倉心理学講座4　脳神経心理学　朝倉書店　pp. 153-172.

③　神経心理学の視点はなぜ重要なのか？

臨床現場において神経心理学の視点をもつことはなぜ重要なのでしょうか。

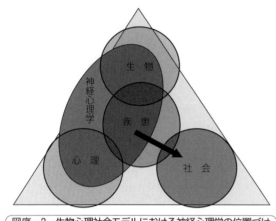

図序-2　生物心理社会モデルにおける神経心理学の位置づけ

その答えを端的にいうならば，神経心理学の知見は人間行動の理解や個に応じた支援のあり方を考えるうえでなくてはならない視点を与えてくれるからです。

神経心理学の知見は，脳機能障害の診断や治療に欠かせません。疾病理解の新しい考え方として登場した「biopsychosocial model」（生物心理社会モデル）にあてはめて考えると，神経心理学の知見は，生物（脳）と心理（認知・行為・情動）の関係から，社会（環境）の中で生じた制約や困難を理解し，その理解に基づく適切な支援のあり方を私たちに示してくれます（図序-2）。この点について，認知症を例に考えてみましょう。

ICD-10[11]によると，「認知症は，脳疾患による症候群であり，通常は慢性あるいは進行性で，記憶，思考，見当識，理解，計算，学習能力，言語，判断を含む多数の高次皮質機能障害を示す」とされています。ここでいう高次皮質機能障害は，高次脳機能障害，そして，本書でいう神経心理学的症状に対応します。また，これらの症状は，一般的には，認知機能障害と呼ばれ，認知症の中核的な症状とされています。

認知症では，これら認知機能障害を基盤に，身体的要因，環境的要因，心理的要因などの影響を受けて出現するBPSD（Behavioral and Psychological Symptoms of Dementia：認知症の行動・心理症状）と呼ばれる症状が起こることがあります[12]。BPSDへの対応では，まずは，その原因（例，身体疾患の有無，薬剤性の精神症状，ケアの質，生活環境）を評価し，その除去を図ります[12]。BPSDの原因を知るには生物心理社会モデルの視点が不可欠です。たとえば，健忘（記憶障害）のために周囲の認識と自分の認識に齟齬が生じ，「おかしい，そんなはずはない，なぜ自分だけが知らないことが起こっているのか」と混乱し，それがBPSDにつながることがあります。また，こうした状況を解決しようと本人なりに行った対処行動が，BPSDとして現れることもあります。たとえば，理解力や判断力の低下のために，おむつ交換という状況の意味がわからずに混乱し，そこから逃れるために激しく抵抗した結果が，暴言・暴力となる場合などです。これらの症状を単に「周囲の人を困らせる問題行動だ」ととらえるだけでは適切に対応することはできません。BPSDの原因は，神経心理学的症状をもつ本人（生物心理）の視点と，周囲の対応（社会）という視点の両方から，総合的に探究されなくてはなりません。「実は本人が一番困っていて，そのために行った対処行動が今回のBPSDだったのだ」とわかるだけで，周囲の人々の受けとめ方や対応の仕方が変わるかもしれません。

[11] 融道男・中根允文・小見山実・岡崎祐士・大久保善朗（監訳）2005 ICD-10 精神および行動の障害：臨床記述と診断ガイドライン 新訂版 医学書院

[12] 日本神経学会（監修）「認知症疾患診療ガイドライン」作成委員会（編）2017 認知症疾患診療ガイドライン 医学書院

同様に，発達障害の診断や支援においても神経心理学の役割は大きいです。なぜなら，発達障害は脳機能障害だからです。様々な環境（例，学校，職場，家庭）で起こる困難は，注意，遂行（実行）機能，社会的認知の障害といった神経心理学的症状を基盤に，様々な要因が関与して生じているととらえることができます。発達障害に対する神経心理学の応用は，成人に対する医療・保健・福祉・産業での支援だけでなく，学校や療育現場における子どもの支援においても有用です。近年，神経心理学の視点を特別支援教育に活用する試みが始まっています[13]。こうした試みが実を結び，子どもたちの未来がよりよいものになることを願ってやみません。

このように，神経心理学は，脳機能障害による日常生活や社会生活の制約や，適応上の困難をもつ人の理解や支援に不可欠な視点を与えてくれます。個々のケースの状況を生物心理社会モデルから理解し，個に応じた支援計画を立案するプロセスはケース・フォーミュレーション[14]と呼ばれますが，神経心理学の視点なしに脳機能障害のケース・フォーミュレーションはできないのです。

❹ 心理士をめざすあなたへ

2015（平成27）年9月9日，公認心理師法が成立し，9月16日に公布，2017（平成29）年9月15日に施行されました[15]。2018（平成30）年9月9日に第1回試験，2019（令和元年）8月4日に第2回試験が行われました。いよいよわが国にも，心理学の国家資格をもった専門家が誕生しました。

公認心理師は，様々な臨床現場で活躍することが想定されています。公認心理師法によると，保健医療，福祉，教育，その他（司法，産業・労働）の分野で以下の行為を行うことを業とする者が公認心理師です。

心理学に関する専門的知識及び技術をもって，①心理に関する支援を要する者の心理状態を観察し，その結果を分析すること，②心理に関する支援を要する者に対し，その心理に関する相談に応じ，助言，指導その他の援助を行うこと，③心理に関する支援を要する者の関係者に対し，その相談に応じ，助言，指導その他の援助を行うこと，④心の健康に関する知識の普及を図るための教育及び情報の提供を行うことです。これらの行為を脳機能障害と関連する困難をもつ人々に対して行うには，神経心理学の知識は不可欠です。公認心理師カリキュラムに「神経・生理心理学」という科目が位置づけられたことは，神経心理学の視点をもった心理士が現場で活躍する時代の到来を意味します。

(松田　修)

▷13 坂爪一幸 2011 特別支援教育に力を発揮する神経心理学入門 学研教育出版

▷14 事例定式化。詳しくは，下山晴彦（編）『よくわかる臨床心理学（新訂版）』（ミネルヴァ書房，2009年）の「ケース・フォーミュレーション」の項を参照のこと。

▷15 公認心理師法および公認心理師のカリキュラムについては厚生労働省のホームページから閲覧できる。

第1部 神経心理学の基礎をおさえる

I　神経心理学的症状とは

失　語

1 事例でみる失語症

　佐藤さん（63歳・男性）は，小学校教頭として忙しい日々を送っていた。定年まであと2年，国語が専門の佐藤さんは読書好きで，定年したら，思う存分本を読もうと思っていた。
　2月のある朝，佐藤さんは起きようとして右手に力が入らないことに気づいた。頭が重くて気分も悪い。妻を呼ぼうとしたが声にならない。意識がかすれていった。
　次に目覚めたとき，佐藤さんは病院のベッドの上だった。看護師さんの顔が見える。その横に妻がいる。佐藤さんに何か話しかけているが，何を言っているのかさっぱりわからない。「わからんよ，ちゃんとした言葉で話してくれ」。佐藤さんは，そう言おうとしたが，言おうと思っている言葉が口から出てこない。
　1週間ほどしてリハビリが始まった。この頃になると，看護師さんの言葉が少しわかるようになった。しかし，「みかんを食べたい」と思っても，「みかん」という言葉が出てこない。頭の中には「みかん」が浮かんでいるのに，それが喉の奥でつっかかって止まっている。もどかしい。無理に言おうとすると，「みまん」「まあん」などと言い間違ってしまう。ときには，「りんご」など，別の果物の名前が出てきてしまう。新聞を読もうと開いてみても，何が書いてあるのか理解できない。ノートに自分の名前を書こうとしても，漢字の形が頭に浮かんでこない。
　自分はバカになってしまったのか。こんなに簡単な言葉が出てこない。新聞も読めない。自分の名前すら書けない。今まで何の不自由もなかったのに，いや，むしろ，国語教師として専門領域だったのに。悔しくて情けなくて，佐藤さんは，ふさぎ込みがちになった。イライラして妻に当たり散らすこともあった。もっとも，それは，「うわー」「おー」「あー」という言葉にならない声であった。

2 失語症とは

　失語症とは，大脳の言語に関わる部位（言語野）が脳血管障害などにより損傷を受けて起こる言葉の障害です。佐藤さんの例でわかるように，単に「話す

I-1 失語

表 I-1-1　古典分類による失語症のタイプ分類

失語症タイプ	発話		聴覚的理解	視覚的理解	書字	自由会話
	復唱	呼称				
ブローカ	障害	障害	比較的良好	障害	障害	非流暢
ウェルニッケ	障害	障害	障害	障害	障害	流暢
伝導	障害	障害	比較的良好	比較的良好	障害	流暢
全失語	障害	障害	障害	障害	障害	非流暢
失名詞	比較的良好	障害	比較的良好	比較的良好	比較的良好	流暢
混合型超皮質性	比較的良好	障害	障害	障害	障害	非流暢
超皮質性運動	比較的良好	障害	比較的良好	比較的良好	障害	非流暢
超皮質性感覚	比較的良好	障害	障害	障害	障害	流暢

出所：Benson, 1988 を一部改変 [4]

こと（発話）」ができなくなるだけでなく，聴覚・視力には問題がないにもかかわらず，「人のいうことを聞いて理解する（聴覚的理解）」「書かれたものを読んで理解する（視覚的理解）」「字を書く（書字）」といった，言語の4つの機能のすべてに，何らかの低下がみられます。

③ 原因疾患

最も多いのが，脳血管障害（脳梗塞や脳出血）ですが，交通事故や災害による頭部外傷，脳腫瘍，脳炎などの感染症によっても起こります。また，アルツハイマー病やピック病などの変性性認知症でも失語症状がみられますが，これについては，認知症の章で述べます。[1]

④ 失語症タイプ

失語症には様々な言葉の症状があり，それらの症状の有無でグループ分けすることでいくつかの群にまとめることができます。これを失語症タイプといいます。

様々な観点からの分類が提唱されていますが，わが国で最も用いられているのは，**古典分類**と呼ばれるものです。[2] 失語症を引き起こしている大脳の病巣との対応性が比較的高く，症状の概要をつかみやすいといわれます。[3]

表 I-1-1は，代表的な古典分類による失語症タイプの一覧です。[4] 先に述べた言語の4側面のうちの発話を「復唱」と「**呼称**」に分け，[5] また，自由会話の状態も加えた6つで，失語症タイプを分類します。なお，失語症状を詳細に分析するには，脳内の**言語情報処理モデル**に照らして個別に解釈することが欠かせません。[6] 失語症タイプは，あくまでも症候群としてカテゴリー分けしたものであること，同じタイプであっても症状には幅があることを理解しておく必要があります。

▷1　⇨VI章参照
▷2　**古典分類**
ウェルニッケ（Wernicke, C.）とリヒトハイム（Lichtheim, L.）により提唱・確立された失語症の分類。失語症状を「流暢性」「聴覚的理解」「復唱」によって分類する。表 I-1-1はベンソンによるもので，わが国で多く用いられている。
▷3　相馬芳明　2000　失語症のタイプ分類に意味はあるのか　神経心理学，**16**(2)，80-84．
▷4　Benson, D.F.　1988　Classical syndromes of aphasia, In F. Boller, J. Grafman (Eds.), *Handbook of Neuropsychology*, vol. 1 Elsevier, p. 268．
▷5　**呼称**
物品あるいは線画を見て，その名前を口頭で言うこと。書字で表す場合は，書称と呼ばれる。
▷6　**言語情報処理モデル**
患者の失語症状を分析するための方法論の一つ。単語が脳内で処理される過程を箱（あるいは円）と矢印で表現する。代表例として，ロゴジェン・モデル，相互活性化モデルなどがある。

9

5 タイプごとの特徴的な言語症状と主な病巣

　ここでは，臨床家や研究者によって異なる呼び名がありますので複数の呼び名を併記します。主要な症状と，脳の損傷部位をおさえましょう。なお，損傷部位については，第Ⅱ章の「脳の構造と働きを知る」で詳しくみてください。代表的な5つの失語タイプについて紹介していきます。

○ブローカ失語

　運動（性）失語，表出型失語，前方型失語などとも呼ばれます。脳の損傷部位は左中心前回とその前方領域（島を含む）です。

　発話開始に努力を要し，たどたどしく，短い言葉が途切れ途切れに並ぶ非流暢な自発話が特徴です。言いたいことが喉まで出かかっているのに出てこない（喚語困難），あるいは別の言葉が出てしまう（錯語▷7）といった症状がみられ，歯がゆく，もどかしい思いを抱えます。書字も障害されます。一方で，聴覚的理解，視覚的理解は比較的保たれ，相手の言っていること，書いてあることはある程度理解できます。佐藤さんの失語症はこのタイプです。

○ウェルニッケ失語

　感覚（性）失語，受容性失語，後方型失語とも呼ばれます。脳の損傷部位は，左上側頭回後半部です。聴いて理解する力が低下します。

　発話開始に努力やためらいがなく，流暢な発話で，どちらかというと多弁です。しかし，その内容は，助詞・助動詞・代名詞（機能語）などが多くて，意味のある語（内容語）が少ない，つまり，たくさん話す割に情報量が極端に少ない空虚な発話（empty speech）と呼ばれる状態がみられます。本人は自分が話した内容を理解する力も低下していますからうまく話せているという感覚です。

　また，錯語が頻発して，外国語を話しているかのような発話の場合もあります。聴覚的理解も障害されます。重度な場合は，相手の話す言葉が全く理解できないこともあります。それに比べると視覚的理解は多少良好ですが書字も障害されます。

○伝導失語

　中枢性失語とも呼ばれます。脳の損傷部位は，左下頭頂葉から側頭葉で，特に縁上回と呼ばれる領域が重要視されています。

　発話は流暢で，複雑で正しい文法構造の長文を話せます。復唱障害や呼称障害があり，錯語もみられますが，誤りに自分で気づき，正しい語を話そうと試行錯誤する接近行為が特徴です。聴覚的理解，視覚的理解は日常生活の範囲では問題ありません。書字も障害はされますが，文章が書けることも多いです。

○全失語

　脳の損傷部位が脳の広範囲に及んでいて，言語のすべての機能が重度の障害

▷7　錯語

自分が言おうとした言葉と違う言葉が出てくること。意味が類似している場合（意味性錯語：「りんご」→「みかん」），音が類似している場合（音韻性錯語：「とけい」→「とたい」）などがある。また，錯語が頻発して意味がとれないことを，ジャルゴンという。

を受けています。聴覚的理解では，「目を閉じてください」といった単純な指示にも従えないほど低下します。発話は，意味不明で不明瞭な音の羅列となることが多く，文字を読むことはできません。書字も困難です。

○失名詞失語

　健忘失語，単純失語とも呼ばれます。失名詞（喚語困難）が主症状です。様々なタイプの失語が回復して，このタイプになることが多いため，病巣は特定されません。発話は流暢で，長い文章を話せますが，言いたいことが出てこず代名詞で置き換えたり，違う言い方で補ったりするため，回りくどい話になる傾向があります（迂言）。聴覚的理解，視覚的理解，書字は，軽度に障害されます。

6　予　後

　失語症タイプでは，失名詞失語が最も回復します。また，重症度が軽度の場合，発症時の年齢が若い場合も回復しやすいです。とはいえ，完全に発症前の言葉の状態に戻ることは極めてまれであり，多くの患者は，何らかの言葉の障害が継続します。

　発症後の経過でみると，発症後1年半程度は最も大きな回復が期待できる時期です。それ以降は回復が緩やかになりますが，5年，10年単位でゆっくりと改善する場合も多く，言語聴覚士による適切な訓練・支援が重要です[8]。なお，訓練を中止した場合，言葉の機能は確実に低下することも報告されています[9]。

7　心理的問題と対応

　言葉は，人間が人間であることの基盤の一つです。その言葉が，ある日を境に，突然失われるのですから，その不自由さと喪失感は極めて大きく，抑うつや意欲低下など，心理的な問題を抱えることも少なくありません。希死念慮がみられることもあります。患者の言っていることがわからないのに，あたかもわかったようなふりをすることは本人を大きく傷付けます。言葉以外のコミュニケーション，描画，表情や視線，ジェスチャーやボディタッチなどを駆使して理解者であることを伝え，本人の伝えたいことをわかろうとする努力が大事です。

　また，失語症患者の家族も，本人とわかり合えないことからくる大きなストレスを抱えることになります。家族の話を傾聴し，家族を心理的に支えることが，非常に重要です。患者とのコミュニケーション方法をアドバイスすることも，家族の助けになります[10]。

（飯干紀代子）

▷8　佐野洋子・小嶋知幸・加藤正弘　2000　失語症状の病巣別回復経過の検討　失語症研究，**20**(4)，311-318.

▷9　中川良尚・小嶋知幸・佐野洋子・加藤正弘　2006　失語症の長期経過：改善不良群を中心に　高次脳機能研究，**26**(4)，348-353.

▷10　⇨　Ⅳ-2 参照

I 神経心理学的症状とは

2 失　認

1 事例でみる失認

　田中さん（25歳・女性）は，24歳のとき，スノーボードで滑走中に他のスキーヤーとぶつかり転倒して頭部を受傷し，現地の病院で右硬膜下血腫の除去▷1手術を受けた。歯科衛生士をしていたが，この事故後は無職となった。また，意識障害▷2が約2か月続いたが，その後は左手指の麻痺も徐々に回復し，車椅子に座れるようになった。退院後は他の病院でリハビリテーションを受けたが，一時期は左側に曲がる道に注意が向かずしばしば道に迷ってしまったり，左側に置かれたご飯やおかずを食べ残したりするようになった。

2 失認とは

　失認とは，大脳の視覚・聴覚・触覚など認知に関わる部位が，脳血管障害などにより損傷を受けて起こる認知の障害で，ある感覚様式に対してのみ，視力・聴力・触力には問題がないのに認識し同定する能力を喪失することです。ただし，その感覚自体に異常はみられず，他の感覚を介せば認知可能であり，意識障害や認知症など認知機能に影響を及ぼす他の要因に基づくものではないことといえます。なお，通常，味覚と嗅覚は失認の対象とはなりません。

3 原因疾患

　最も多いのが，脳血管障害（脳梗塞や脳出血）ですが，交通事故や災害による頭部外傷，脳腫瘍，脳炎などの感染症によっても起こります。また，アルツハイマー病やレビー小体型認知症などの変性性認知症でも失認症状がみられますが，これについては，認知症の章を参照してください▷3。

4 失認のタイプ

　失認のタイプは，感覚様式ごとに「視覚性失認」「聴覚性失認」「触覚性失認」などがあります。また，「視覚性失認」では半側空間無視，相貌失認，地誌失認など，「聴覚性失認」では純粋語聾，感覚性失音楽，環境音失認など，「触覚性失認」では，触覚性失語などのサブタイプもあります。さらに，様々な感覚を介した情報の統合による自己の身体図式に対する認知障害として「身体失認」があり，それには病態失認，手指失認，左右識別障害，自己身体部位

▷1　頭蓋骨の内側で右脳を包む膜（硬膜）と，右脳の表面との間に血液（血腫）が溜まる状態である。

▷2　意識の清明度の低下（重度順に昏睡，半昏睡，昏迷，傾眠），または，意識内容の変化（せん妄，もうろう状態）を認める状態である。

▷3　⇨ Ⅵ-1 参照

▷4　Lissauer, H. 1890 Ein Fall von Seelenblindheit nebst einem Beitrage zur Theorie derselben. *Archiv für Psychiatrie und Nervenkrankheiten*, **21**, 222-270.（リッサウエル（著）波多野和夫・浜中淑彦（訳）1982　精神盲の1症例とその理論的考察　精神医学，**24**, 93-106, 319-325, 433-444.）

▷5　統覚型視覚失認患者の模写（出所：Benson & Greenberg, 1969（▷6）を一部改変）

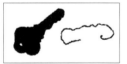

▷6　Benson, D. F., & Greenberg, J. P. 1969 Visual form agnosia: a specific defect in visual discrimination. *Archives of Neurology*, **20**, 82-89.

▷7　連合型視覚失認患者の模写（模写前は何の絵かわからないと言い，模写後

失認などのサブタイプもあります。

⑤ 視覚性失認

○視覚性失認

古典分類として，リッサウエル[4]によると，入力された視覚情報をもとに，まとまりの視覚表象を脳内で構成することが困難となる「統覚型視覚失認」と，視覚表象の構成は可能だがその表象とそれを表す意味とを結びつけることが困難となる「連合型視覚失認」があります。つまり，線画の模写課題で評価すると，模写することが困難となるのが統覚型視覚失認で，すばやく模写は可能ですが，それが何であるのかがわからないのが連合型視覚失認です。[5]

その後，リドックとハンフリー[9]により，線画の模写に時間がかかり，部分の形態は認知可能だが，全体に統合できないタイプが，「統合型視覚失認」として区別されるようになりました。統覚型視覚失認の代表的な原因は，一酸化炭素中毒による両側後頭葉内側面（舌状回，鳥距溝周辺領域）における損傷が指摘されており，連合型と統合型視覚失認は，左内側側頭後頭領域（舌状回，紡錘状回，海馬傍回，下側頭回後部）が重要視されています。

○半側空間無視

冒頭の事例のように，大脳半球病巣と反対側の空間に呈示された刺激に対して気づけず，反応しない障害です（右半球病巣により，左側の道や食べ物に注意が向かないようになる）。右半球頭頂葉周辺病巣による，左半側空間無視の症状を呈する頻度は多くみられますが，一方，左半球頭頂葉周辺病巣による，右半側空間無視の症状を呈する頻度は低く，症状も軽度であることが多いです。この半側空間無視に左右差を認める現象については，右半球は両側視野に注意を向けるが，左半球は対側視野（右側の視野）に注意をより強く向けるためではないかと指摘されています。[10]左右に花のあるダブルデイジーの模写などでこの障害を検出することができます。[11]

○相貌失認

家族や親族など熟知した人物を見ても誰であるのかわからないが，声を聞けばすぐに誰であるのかわかるという障害のことです。責任病巣は側頭後頭葉内側部（舌状回，紡錘状回）で，特に紡錘状回が重視されており，同部位は人間の顔の識別に関与することから紡錘状顔領域（fusiform face area）と呼ばれることもあります。

○地誌失認

道に迷う障害で，責任病巣や病態の相違から街並失認と道順障害に分類することもあります。街並失認は，熟知した風景や建物などの街並がわからなくなり道に迷う障害で，責任病巣は両側または右側の側頭後頭葉内側部であり，特に海馬傍回から紡錘状回，舌状回周辺領域が重視されています。一方，道順障

もまだわからないと述べる）（出所：Rubens & Benson, 1971 (▷8) を一部改変）

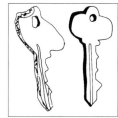

▷8 Rubens, A. B., & Benson, D. F. 1971 Associative visual agnosia. *Archives of Neurology*, **24**, 305-316.

▷9 Riddoch, M. J., & Humphreys, G. W. 1987 A case of integrative visual agnosia. *Brain*, **110**, 1431-1462.

▷10 Heilman, K. M., & Van den Abell, T. 1980 Right hemisphere dominance for attention: the mechanism underlying hemispheric asymmetries of inattention (neglect). *Neurology*, **30**, 327-330.

▷11 ダブルデイジーのモデル例（出所：杉本, 1997 (▷12) を一部改変）

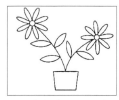

▷12 杉本諭 1997 半側無視の評価. 理学療法科学, **12**, 155-161.

▷13　精神性注視麻痺
対象への視線移動が困難で
固視も不確実な症状。視線
の動きは概して小刻みで，
さまようように不規則な探
索と停留を示す。

▷14　視覚性注意障害
視野の主に中心部で典型的
には一つの物体しか見るこ
とができない症状。注意の
向いた方向に対象をとらえ
られると見えるが，周辺視
野にあっても気づかなかっ
たり，また，見えた対象で
も視線との関係がずれて見
えなくなったりする。

▷15　視覚性運動失調
発見し固視した対象であっ
てもスムーズに手を伸ばし
てつかむことができない症
状。見えているものをつか
もうとしているのに手探り
に頼らざるをえないことも
ある。

害は，周囲の風景はよくわかりますが，曲がる方向がわからなくなり，道に迷
う障害で，責任病巣として脳梁膨大後部から頭頂葉内側部（楔前部）周辺領域
が重視されています。

　○バリント症候群（Bálint's syndrome）
　①精神性注視麻痺[13]，②視覚性注意障害[14]，③視覚性運動失調[15]を３主徴とする視
空間失認の中核症状の一つであり，責任病巣として両側頭頂後頭葉境界領域が
重視されています。

❻　聴覚性失認

　聴力検査ではほぼ健常であるにもかかわらず，言語や環境の音の認知ができ
ない障害であり，純粋語聾，感覚性失音楽，環境音失認などに分類されます。
　純粋語聾とは，会話や復唱などの言語音だけが認知できない障害であり，責
任病巣は左側上側頭回領域が重視されています。
　感覚性失音楽とは，熟知しているはずの音楽だけが認知できない障害であり，
責任病巣は右側側頭葉領域が重視されています。
　環境音失認とは，言語音の認知は問題ないにもかかわらず，電話のベルの音
など環境音だけが認知できない障害であり，責任病巣は右側側頭葉領域が重視
されています。

❼　触覚性失認

　触覚性失認とは，閉眼した状態で，手で触ることによって物を認知すること
の障害であり，狭義の触覚性失認，触覚性失語などに分類されます。
　触覚性失認は，一次性の場合，要素的な感覚は正常にもかかわらず，物の素
材や形態の認知が障害され，二次性の場合，物の素材や形態の認知は正常であ
るにもかかわらず，その意味がわからない障害であり，通常，二次性の場合が
狭義の触覚性失認とされ，責任病巣として右側頭頂葉，特に右側頭頂葉下部領
域が重視されています。
　触覚性失語とは，閉眼した状態で，手で触った物が何であるのか認知してい
るにもかかわらず，その物品の呼称ができない障害であり，責任病巣は，脳梁
体部後半領域が重視されています。なお，通常は左手だけに症状がみられ，左
手で触った物品の知覚した情報は右脳に伝わりますが，脳梁損傷によりその情
報が左脳の言語野に伝達できないため呼称障害が起こると考えられています。

❽　身体失認

　身体失認とは，自己の身体に関する認知障害であり，病態失認，手指失認，
左右失認，自己身体部位失認などに分類されます。
　病態失認とは，片麻痺の患者が自己の麻痺を否定するという病態に関する認

知障害であり，責任病巣として右側頭頂葉領域が重視されています。

手指失認とは，自己の手指を呼称できないなどの障害で，責任病巣として左頭頂葉領域が重視されています。

左右失認とは，自己の身体の左右を識別することに関する認知障害であり，責任病巣として右頭頂葉領域が重視されています。

自己身体部位失認とは，自己の身体部位を同定することに関する認知障害であり，責任病巣として左頭頂葉領域が重視されています。

ゲルストマン症候群（Gerstmann's syndrome）とは，前述した，①手指失認，②左右失認，および，③**失算**[16]，④**失書**[17]の4主徴をもつ場合であり，責任病巣として左角回を含む左頭頂葉領域が重視されています。

9 視覚情報処理の3つの流れ

近年，視覚情報処理には，一次視覚皮質から側頭葉へ向かう対象の色や形からその意味を分析処理し同定するいわゆる「なに系（what system）」に関する情報処理経路である「腹側の流れ」と，一次視覚皮質から下頭頂小葉へ向かう対象の位置や運動の知覚を分析処理するいわゆる「どこ系（where system）」に関する情報処理経路である「腹背側の流れ」と，一次視覚皮質から頭頂間溝や上頭頂小葉へ向かう行為の無意識的制御を行ういわゆる「いかに系（how system）」に関する情報処理経路である「背背側の流れ」の3つの流れがあると考えられています（図Ⅰ-2-1参照）[18][19]。

そして，腹側の流れ（なに系）の損傷が視覚性失認の障害を，腹背側の流れ（どこ系）の損傷が半側空間無視，**観念運動性失行**[20]，**観念性失行**[21]のような行為の意識的制御の障害を，背背側の流れ（いかに系）の損傷が視覚性運動失調のような行為の無意識的制御の障害に関与するとされています。したがって，これらの知見をふまえたうえで，失認に関する各障害を考えたり，解釈を行ったりすることが大切となります。

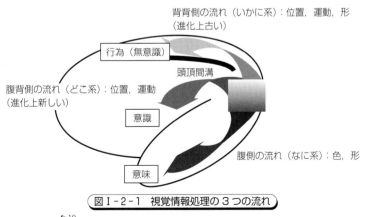

図Ⅰ-2-1 視覚情報処理の3つの流れ

出所：平山，2009を一部改変[19]

（小海宏之）

[16] **失算**
計算能力が障害されることであり，責任病巣として左頭頂葉後部が重視されている。

[17] **失書**
自発書字や文字の書き取りの能力が障害されることであり，責任病巣として左頭頂葉領域が重視されている。

[18] Rizzolatti, G., & Matelli, M. 2003 Two different streams form the dorsal visual system: anatomy and functions. *Experimental Brain Research*, **153**, 146-157.

[19] 平山和美 2009 視覚性認知障害 神経心理学, **25**, 137-147.

[20] **観念運動性失行**
いくつかの物品を使用する複雑な動作が行えない障害であり，責任病巣として左角回が重視されている。
⇒ Ⅰ-3 失行参照

[21] **観念性失行**
観念運動性失行とは異なり実際の物品使用には問題はみられないが，パントマイムによる動作が行えない障害であり，責任病巣として左縁上回や上頭頂小葉を含む頭頂葉領域が重視されている。
⇒ Ⅰ-3 失行参照

I　神経心理学的症状とは

失　行

1　事例でみる失行症

　Kさん（75歳）は会社員として働き，定年退職した。退職後は趣味の日曜大工にいそしみ，自前の大工用具で椅子や棚を作ったりしていた。子どもは3人いるが皆独立し，妻と二人暮らしであった。高血圧，不整脈のため，近所の医院に通院して内服薬を処方されていた。

　7月のある日の午後，やはり大工仕事をしていたときに急に右手が動かしにくくなった。妻を呼ぼうとしたが，右足が動かしにくくてうまく歩けない。言葉もうまく出てこない。夫の様子がおかしいことに気づいた妻が連絡をして近くの病院に救急車で搬送された。頭部CT検査で脳梗塞と診断され，そのまま入院し，治療を開始された。

　治療が奏功し，右手足は動くようになり，言葉も話せるようになってきた。数日後には起き上がれるようになり，自分で身の回りのことをするようになった。歯をみがくように担当の看護師さんから歯ブラシを渡されたが，歯ブラシをどう使ったらよいのかわからなかった。しばらくしてためらいながら歯ブラシで歯をたたいていた。食事をするときにスプーンで食べようとしたが，スプーンもうまく使えなかった。しかたなく手づかみで食べていると看護師さんに注意された。

　手がおかしくなってしまったのか。とても不安な気持ちが続いていた。

2　失行症とは

　失行症とは，大脳の損傷により，身体をある特定の目的のために用いることができなくなる動作の障害です。

　Kさんのように「歯ブラシが使えない」症状の患者さんを見たときはどのように考えたらよいのでしょうか。「歯ブラシ」はわかるが使い方がわからない場合は失行（観念性失行）を考えます。また，「手がうまく動かせない」こともあります。運動麻痺，**運動失調**▷1，**パーキンソン症状**▷2，感覚障害があれば手が動かしにくくなりますが，このような症状がないのに手がうまく動かせないことがあります。この場合も失行（肢節運動失行，観念運動性失行）が考えられます。肢節運動失行では手指が動かしにくくなり，観念運動性失行ではより広い範囲で上肢が動かしにくくなります。また，服を着るのがむずかしくなってしまう

▷1　運動失調
小脳，脳幹の障害により運動麻痺はみられないが，運動の調整ができなくなる症状。協調運動障害。
▷2　パーキンソン症状
パーキンソン病，パーキンソン関連疾患でみられる症状で筋強剛，動作緩慢，振戦，姿勢反射障害，歩行障害などを含む。

失行（着衣失行）もあります。

③ 原因疾患

多い原因疾患として，脳卒中（脳梗塞，脳出血）があります。頭頂葉，中心前回・中心後回，脳梁の病巣で失行がみられることがあります。急性期を過ぎると症状は徐々に軽快しますが，後遺症状を残すこともあります。ほかに頭部外傷に伴う脳損傷，脳腫瘍などでも失行がみられることがあります。アルツハイマー型認知症や大脳皮質基底核変性症（CBD）といった認知症，神経変性疾患でも失行がみられることがあります。これについては、変性疾患の章で述べます。[3]

④ 失行症のタイプ

様々な観点からの分類が提唱されていますが，わが国で最も用いられているのは，**古典的失行**[4]と呼ばれるタイプ分類です。表I-3-1は失行症のタイプ分類です。上3段は**リープマン**[5]による古典的失行の分類で，リープマン以後に分類された着衣失行を追加しています。なお，失行症状を詳細に分析するには，脳内の**行為産生過程モデル**[6]（図I-3-1）に照らして個別に解釈する必要があります。使用する物品の提示や模倣するときの検査者の身体動作のような「視覚情報」，口頭命令によって動作するときの「聴覚情報（言語情報）」といった入力条件による違いを比較し，動作の誤り方（誤反応）から，意味記憶へのアクセス障害や出力系（行為出力プラキシコン，神経支配パターン）に関係した障害を確認し，モデルの中でどの過程に問題が生じているのかを考察します。主に上肢の動作障害の失行症に注目していますが，ほかにも顔面，口唇，口腔の動作障害については口舌顔面失行（口腔顔面失行）があります。

⑤ タイプごとの特徴的な症状と主な病巣

ここでは，古典的失行と呼ばれている代表的な3つの失行症のタイプと着衣失行について紹介していきます（表I-3-1，図I-3-2）。

○観念性失行

左大脳半球の頭頂葉の病巣で観念性失行や観念運動性失行（次の項目）がみられることがあります。観念性失行の病巣は左頭頂葉の後方部になります。

[3] ⇨ III-5 参照

[4] **古典的失行**
1920年にリープマンによって報告され，失行の概念の先駆けとなった分類。主に上肢動作に関連した失行症の分類として今日まで広く利用されている。

[5] **リープマン**
Liepmann, H.K. (1863-1925). ドイツの精神科医。1900年から1920年に報告した一連の研究論文により失行症の概念を確立した。

[6] **行為産生過程モデル**
視覚情報（身体，物品）と聴覚情報（口頭命令の指示内容）が各々分析され，一部，行為の意味記憶も介して動作が出力されるというモデル。プラキシコン（praxicon）は言語におけるレキシコン（lexicon）に相当する動作・行為関連の用語である。

表I-3-1 失行症のタイプ分類

失行症のタイプ	症候の内容
観念性失行	系列動作の障害あるいは物品使用の障害
観念運動性失行	身振り動作の障害，模倣動作の障害
肢節運動失行	手指の分離運動，巧緻運動の障害
着衣失行	着衣の障害（身体と衣服の空間的関係）

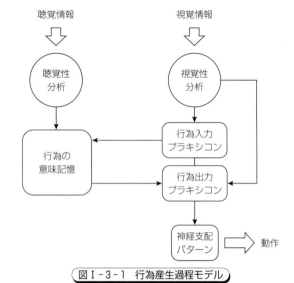

図 I-3-1 行為産生過程モデル

[7]
出所：Rothi, Ochipa, & Heilman, 1997 を一部改変

[7] Rothi, L. J. G., Ochipa, C., & Heilman, K. M. 1997 A cognitive neuropsychological model of limb praxis and apraxia. In L. J. G. Rothi, & Heilman. (Eds.) *Apraxia : The neuropsychological of action.* Hove : Psychology Press, pp. 29-49.
[8] 河村満（編）2010 高次脳機能障害 リハビリテーション メディカ出版
[9] 近藤正樹 2017 失行 ブレインナーシング, **33**, 19-25.

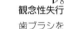

観念性失行 [8]
歯ブラシを使うように指示すると，歯ブラシで髪を梳く。ロウソク立てにロウソクを置いてマッチで火をつけることができない。

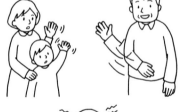

観念運動性失行 [9]
バイバイをするときの手を動かす向きや速さがおかしい。

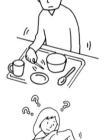

肢節運動失行 [9]
指の動きがぎこちなくなり，細かいもの（硬貨やつまようじなど）がうまくつまめない。

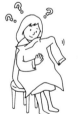

着衣失行 [9]
服の袖に腕を通せなかったり，身体に合わせて服を操作できず，服が着られない。

図 I-3-2 失行症状の例

出所：河村，2010 [8] および近藤，2017 [9] を改変

日常使用している物品（道具）が何であるかはわかりますが，使い方がわからなくなり使用できなくなります。また，「お茶を入れる」「ろうそくに火をつける」といった一連の動作（系列動作）ができなくなります。

Ｋさんの失行症はこのタイプです。

○観念運動性失行

病巣は，左頭頂葉の前方部です。観念運動性失行では慣習的な動作（「バイバイ」「おいでおいで」などの身振り動作）や道具の使用時の動作がうまくできなくなります。

○肢節運動失行

左大脳半球の中心溝のまわりの病巣で右手の肢節運動失行，右大脳半球の病巣で左手の肢節運動失行がみられます。肢節運動失行を起こす病巣は中心溝の前（中心前回）にみられることも，後ろ（中心後回）にみられることもあります。肢節運動失行では手指の動きがぎこちなくなり，細かいものをつまんだり物を持って操作したりすることがしにくくなります。

○着衣失行

右大脳半球の頭頂葉の病巣で着衣失行がみられます。自己の身体と衣服の空間的な関係を把握して着衣動作が進められなくなります。このため，腕を袖に通したり，服を背中に回したりする操作がうまくできず，服が着られなくなります。

6 予 後

脳卒中に伴う失行では一般に予後は良いと考えられていますが，広範な病巣の症例では症状が残存することがあります。また，失行のない症例と比較した検討では日常生活動作（ADL）の改善が乏しかったという報告があります[9]。一方，アルツハイマー型認知症に伴う失行は認知症の重症度と関係しています[10]。

7 心理的問題と対応

手の機能は人間の生活動作の基盤の一つです。手の動作の障害や道具が使えなくなることによる不自由さと喪失感は極めて大きく，抑うつや意欲低下など心理的な問題をきたす場合もあるでしょう。本人の不全感を理解し，生活機能をどのように改善していくのかを協力して相談していく姿勢が大事です。

（近藤正樹）

▷9 Wu, A. J., Burgard, E., & Radel, J. 2014 Inpatient rehabilitation outcomes of patients with apraxia after stroke. *Top Stroke Rehabil*, **21**, 211-219.

▷10 Lesourd, M., Le Gall, D., Baumard, J., Croisile, B., Jarry, C., & Osiurak, F. 2013 Apraxia and Alzheimer's disease : review and perspectives. *Neuropsychology Review*, **23**, 234-256.

I 神経心理学的症状とは

 ## 記憶障害

1 事例でみる記憶障害

鈴木さん（65歳・男性）は，脳損傷を受けた後，何度も同じことを尋ねるようになった。趣味の囲碁の予定を忘れるなど，新しい情報を覚えることがむずかしくなり，約束や予定を忘れてしまうといった失敗を繰り返した。事実とは異なることを話して，周囲の人から「それは違う」と言われることもしばしばあった。

2 記憶の役割とその障害の影響

記憶の役割はとても重要です。本を読んだり，勉強したり，何かを考えたり，会話したりといった活動はもとより，自転車に乗ったり，自動車を運転したり，ダンスをしたりといった活動を行う際にも，記憶は重要な役割を担っています。

そのため，記憶障害は私たちの日々の生活に大きな影響を及ぼします。「新しいことを覚えられない」「約束したことを忘れる」「要件を忘れる」「何度も同じ質問する」ことが起こり，学業，仕事，家事，対人関係など，日常生活に大きな影響を及ぼします。仕事のミスや様々なトラブルを繰り返し経験することで，自信を失ったり，イライラしたりと，心理的に不安定になることもあります。こうした状況が続くと，安心して日々の暮らしを送ることが困難となり，生活の質（quality of life：QOL）にも影響します。

3 記憶の段階

記憶は，「符号化」「保持」「検索」という3つの段階から成り立っていると考えられています[1]。

符号化は，情報を覚えるための処理を行う段階で，登録や記銘と呼ばれることもあります。

保持は，符号化された情報を脳内に貯蔵しておく段階で，貯蔵や把持と呼ばれることもあります。後述するように，保持時間の長さによって，記憶は短期記憶と長期記憶に分類することができます。

検索は，情報を思い出す段階で，想起や再生と呼ばれることがあります。なお，覚えた情報を思い出す場合，検索のための手掛かりがある状況で思い出すことを手掛かり再生，手掛かりのない状況で思い出すことを自由再生と呼ぶこ

▷1 齊藤智 2011 記憶 京都大学心理学連合（編）心理学概論 ナカニシヤ出版 pp. 111-118.

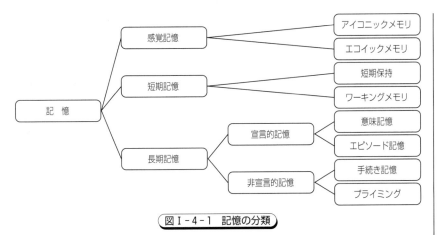

図 I-4-1 記憶の分類

とがあります。これに対して、呈示された選択肢から覚えた情報を選択するような思い出し方をすることがあります。こうした思い出し方を再認と呼びます。

4 記憶の分類

記憶の分類法にはいくつかありますが、ここでは保持時間に基づく分類法を紹介します（図 I-4-1）。

○感覚記憶

感覚記憶は、目や耳といった感覚器から入力された刺激をそのままの状態で蓄える機能をいいます。視覚に関するものは視覚的感覚記憶（アイコニックメモリ）と呼ばれ、その保持時間は数百ミリ秒程度と考えられています。一方、聴覚に関するものは聴覚的感覚記憶（エコイックメモリ）と呼ばれ、その保持時間は数秒程度と考えられています。

▷2 増本康平 2016 記憶のしくみと老化の原因 佐藤眞一・権藤恭之（編著）よくわかる高齢者心理学 ミネルヴァ書房 pp. 62-63.

○短期記憶

短期記憶は、ごく短時間、限られた量の情報を保持する働きをもつ記憶です。保持時間については明確な時間的定義はありませんが、おおよそ数秒から数十秒程度だといわれています。

短期記憶は保持できる情報の量（容量）にも限界があります。一般的には7±2チャンク程度と考えられています。チャンクとは情報処理の心理的な単位を意味します。無意味な文字や数字の系列ではおおよそ7個くらいであれば短時間、一時的に保持できます。

このように、保持時間と容量に制限がある短期記憶ですが、実はこの記憶は私たちの情報処理過程を支える重要な役割を担っています。この点は近年さかんに行われている**ワーキングメモリ**研究によって明らかになってきています。ワーキングメモリは、短期保持機能である音韻ループ（音韻的情報を保持するシステム）、視空間スケッチパッド（視空間的情報を保持するシステム）、エピソードバッファ（複数の情報の統合表象を保持するシステム）、そして、これらを制御する中央実行系から成り立っていると考えられています。ワーキングメモリは、

▷3 ワーキングメモリ (working memory) 作業記憶や作動記憶と訳されることもある。

学習，計算，推論，会話といった情報処理を支える重要な認知的基盤です。

○長期記憶

　長期記憶は，長時間（場合によっては永続的に）情報を保持する働きをもつ記憶です。長期記憶は，言語化して思い出すことのできる宣言的記憶（陳述的記憶）と，言語化して思い出せない非宣言的記憶（非陳述的記憶）に分類できます。

　宣言的記憶は，さらに，知識や意味といった事実に関する意味記憶と，時間や場所などの属性が付随した出来事に関するエピソード記憶に分類できます。出来事の記憶のうち，最近経験した出来事の記憶（新しい記憶）は近時記憶，だいぶ前に経験した昔の出来事の記憶（古い記憶）は遠隔記憶と呼ばれます。また，エピソード記憶の中でも，特に自己に関連していて，現在のアイデンティティ形成のもとになるような記憶は自伝的記憶と呼ばれます[4]。なお，宣言的記憶は，思い出していることを意識できることから顕在記憶と呼ばれることがあります。エピソード記憶などの宣言的記憶は，主に側頭葉内側の海馬とその周辺領域の働きが関係していると考えられています。

　非宣言的記憶には，手続き記憶やプライミングなど，いくつかの下位分類があります[2][5]。手続き記憶は，技能や習慣などに関する記憶です。たとえば，自転車の乗り方，キーボードの打ち方，包丁の使い方などのように，言葉ではなく，"動作"として思い出される記憶です。プライミングは，無意識的な記憶のことで，以前の経験（先行刺激）が無意識的にその後の情報処理を促進する働きをします。なお，これらの記憶は，思い出していることを意識できない記憶であることから潜在記憶と呼ばれることがあります[2]。

　なお，過去の出来事を思い出すことを回想記憶と呼びます。これに対して，未来に行おうとする行動の記憶を展望記憶と呼びます。展望記憶は，これからしなければならないことをちょうどよいタイミングで思い出すという働きがあり，私たちの日々の生活にとって大きな役割を担っています。

⑤ 記憶障害の病因

　記憶障害の主な病因は，病気や事故です[6]。脳血管障害（脳梗塞，脳出血，くも膜下出血），頭部外傷，脳炎（ヘルペス脳炎，辺縁系脳炎），代謝性脳症（ウェルニッケ脳症，低酸素脳症），一過性全健忘，側頭葉てんかん，一過性てんかん性健忘，脳腫瘍，神経変性疾患（例，アルツハイマー病）などがあげられます[7]。トラウマやストレスなどの心理社会的要因が記憶障害を生じさせることもあります。

⑥ 記憶障害の主な症状

　記憶障害にみられる代表的な症状として，エピソード記憶障害，意味記憶障害，作話，短期記憶障害を取りあげます。

▷4　増本康平　2016　自伝的記憶　佐藤眞一・権藤恭之（編著）　よくわかる高齢者心理学　ミネルヴァ書房　pp. 70-71.

▷5　川口潤　1998　記憶の認知心理学　高倉公朋・宮本忠雄（監修）　高橋徹・設楽信行・清水輝夫（編）　記憶とその障害の最前線　メジカルビュー社　pp. 12-19.

▷6　記憶障害などの神経心理学的障害を引き起こす疾患についてはⅢ章を参照。

▷7　海野聡子　2016　記憶障害のアセスメント　武田克彦・長岡正範（編著）　高次脳機能障害：その評価とリハビリテーション　第2版　中外医学社　pp. 115-129.

○エピソード記憶の障害

記憶の中でも，特にエピソード記憶が選択的に障害された場合，健忘症候群と呼びます[8]。健忘症候群では，前向健忘や逆向健忘と呼ばれるタイプの記憶障害が起こります。

前向健忘は，発病時点以降に経験した新しい事実や出来事を再生することの障害です。これに対して，逆向健忘は，発病時点以前に経験した事実や出来事を再生することの障害で[8]，例外はありますが，時間勾配がみられ，発病時点から近い経験ほど思い出しにくく，発病時点から遠い経験ほど思い出しやすいといわれています[8]。

エピソード記憶の障害については，難治性てんかんの治療のために両側の側頭葉内側の外科的手術を受けた後にエピソード記憶障害が生じた H. M. という患者が有名です[9]。また，コルサコフ症候群は代表的な健忘症候群です。コルサコフ症候群では，前向健忘，逆向健忘に加えて，**見当識障害**[10]，**病識**[11]の欠如，そして後述する作話などの症状が起こります[9]。

なお，健忘症候群では，数字の順唱課題のように，数字を聞いた直後に呈示された数字を答える即時記憶や，知能検査で測定するような知能には大きな問題はありません[8][9]。

○意味記憶の障害

意味記憶に障害が起こると，物品の名前を思い出せない，言葉の意味が理解できないといった症状がみられます。そのため，意味記憶に障害が起こると，会話の内容を理解することがむずかしくなります。

○作　話

作話は，健忘患者によくみられる症状の一つです。患者は実際にはなかった出来事を話します。話の内容は，場当たり的で，辻褄合わせ的な内容であり，時間や場所によって変動することがあります[9]。

作話は，さらに，当惑作話と空想作話に分類することができます。当惑作話は，忘れているという事実に気づかない患者が，情報の空白を自動的に埋める形で生じる作話です。これに対して，空想作話はもう少し系統的，生産的で，内容が現実を逸脱します。願望充足的な側面が強いといわれています[9]。

○短期記憶の障害

短期記憶の障害は，新しい情報の符号化や，日々の生活における複雑な情報処理に支障をきたします。会話，読み，書き，計算，推理，計画の立案などに影響を及ぼします。ワーキングメモリは，実行機能，すなわち，課題目標に即して思考と行動を管理統制する制御システムと関連するため，これに障害が起こると日常生活の様々な場面に大きな影響を及ぼします[12]。

(松田　修)

▷8　藤井俊勝・山鳥重 1998　記憶の神経心理学 高倉公朋・宮本忠雄（監修）高橋徹・設楽信行・清水輝夫（編）記憶とその障害の最前線　メジカルビュー社　pp. 12-19.

▷9　山鳥重　2002　記憶の神経心理学　医学書院
▷10　見当識障害
時間や場所の定位の困難。
▷11　病識
自らの病気に対する認識。

▷12　齊藤智・三宅晶 2014　実行機能の概念と最近の研究動向　湯澤正通・湯澤美紀（編著）ワーキングメモリと教育　北大路書房　pp. 27-45.

Ⅰ 神経心理学的症状とは

注意障害・遂行機能障害

 事例でみる注意障害・遂行機能障害

　田中さん（25歳・男性）は，大学を卒業して会社勤務3年目の春，乗用車にはねられ脳外傷となった。脳画像診断では，右前頭葉と左後頭葉に損傷が認められた。初回面接では，対人接触感は良好で常識が保たれた社会的対応が可能であった。事故後に搬送された病院からの記憶は比較的良好であった。会話は成立する。両眼ともに0.01でコンタクトレンズを使用していた。目の見え方は事故前とほとんど変化はないが，小さな文字を見るときに複視が出現するため，focussingの調整がやや必要である。耳鳴りが少しある。視野は問題ない。仕事内容は，時計の修理の見積もり，電話の応対，クレーム処理（伝票書必要），運搬（体力必要）であった。

　本人は「自分が交通事故に遭うとは考えたこともなかったので，今回の事故で思いがけないことが起こるとわかった。仕事にもどりたい。職場からは1年間のうちにすっかり治してから出社してほしいと言われている」と回答した。9時30分〜17時30分の勤務時間で週5日勤務である。会社の人事担当者は1年間の病気休暇で元通りのフルタイムに復帰することを希望していることがわかった。

　心理士から「今回の事故の影響で，今までできていたことがうまくいかない等，自分で思うことがありますか」の質問には，「特に問題があるとは感じていないのですが」という回答であった。

　家族面接において，母親との面接では，就職して3年目の交通事故で驚きと心配が語られた。心理士からは「仕事面でのミスやスムースにいかないことを全くなくすことは無理であるが，息子さんが事故後の自分の状態を理解するようになると自分でカバーする方法を考えられるし，頭の機能も今よりも回復するので，息子さんの努力を認める言葉かけをしてもらうことが必要」と説明した。「お母さまの心配なことは私がうかがいますので，職場復帰をめざして応援していきましょう」と伝えた。

　入院時の神経心理学的検査は以下のとおり。

- WAIS-Ⅲ：VIQ99　PIQ98　PIQ98
　知的機能は健常域を呈しており，知的バランスは良いが，全体に100を越えて安定したものにする必要がある。

- WMS-R：言語性記憶118，視覚性記憶89，一般的記憶111，注意／集中90，遅延再生105

  視覚性記憶，注意／集中の弱さが仕事現場で見落とし，見違いなどのエラーにつながる可能性がある。
- WCST：達成カテゴリー4，維持困難2，保続0

  達成カテゴリーは5以上が健常域であり，維持困難さは注意維持の弱さの影響も考えられるため，注意機能の改善が必要である。
- TMT：PartA174秒，PartB119秒

  注意機能の持続，選択性注意，同時処理，変換に時間がかかり，仕事の効率性に影響するため，注意機能の改善が必要である。

その後，認知リハビリテーション（週2回，6か月），注意訓練（視覚・聴覚）遂行機能訓練（Raven's Standard Matrices, Tower of Toronto），訓練結果のフィードバックによる病態認識へのアプローチを行った。

そうして実施した神経心理学的検査の結果は以下のとおりだった（認知リハビリテーション終了時）。

- WAIS-Ⅲ：VIQ116，PIQ115，FIQ119

  知的機能は知的バランスの良い健常域に改善した。
- WMS-R：言語性記憶120，視覚性記憶99，一般的記憶116，注意／集中119，遅延再生107

  視覚性記憶，注意／集中が改善し全体的に記憶力は健常域を呈した。
- TMT：PartA81秒，PartB75秒

  注意機能は健常域に改善した。

これらの神経心理学的検査で大きな改善が認められたので認知リハビリテーションは終了し，職場復帰を果たした。

2 注意障害とは

　注意は，情報処理における第一段階であり，すべての精神神経活動の基盤であるため，注意障害[1]は精神活動のすべての段階に影響します。注意は，全般性注意と方向性注意に分けられます。

　前者の全般性注意障害は，注意の持続，選択性注意，同時処理，注意の転換などがうまくいかなくなり，後者は外界や身体に対する注意の方向性障害である半側空間無視をさします。脳損傷後の注意障害の多くは，「ぼんやりしている」「仕事や作業が中断する」「集中力がない」「落ち着きがない」などが日常生活で観察される全般性注意障害です。

▷1　中島恵子　2006　注意障害　高次脳機能障害リハビリテーション実践マニュアル，**70**，93-100.

注意の持続は，ある一定時間における注意の強度の持続能力です。選択性注意は，多くの刺激の中から一つの刺激に反応する能力です。同時処理は，2つ以上の刺激に同時に注意を向ける能力です。注意の転換は，ある認知活動を一過性に中断し，他の情報に反応する能力です。

③ 遂行機能障害とは

遂行機能とは，高次脳機能の中で最高次脳機能といわれ，課題がいくつかあるとき，「課題の優先順位を決定する」「新しい解決方法を考える」「計画を効率よく進める」といった既習されない，日常化されない（日課でない）目的志向活動を遂行するのに必要な能力です。この活動には，「目標の設定→計画の立案→計画の実行→効果的な行動」の流れがあります。何をしたいかの目標を立てる，立てた目標をどのような順番で実施するかの計画性，効率よくするための優先順位の検討，実際に計画にそって効率よく行動する，のどこかがうまくいかない場合は遂行機能障害です。問題解決力の低下，判断力の低下が遂行機能障害の中心の障害となるため，復学，復職に影響する障害となります。

④ 原因疾患

原因疾患で最も多いのが，脳血管障害です。脳血管障害は，突然，脳の血管が詰まる（脳梗塞）か，切れる（脳出血・くも膜下出血）かによって起こる病気です。次に多いのが外傷性脳損傷です。外傷性脳損傷は，交通事故や転倒，転落により脳そのものに裂け目を生じる脳挫傷，頭部を回転する力が加わり頭蓋が回転することで脳全体が損傷し神経細胞のネットワークを形成する軸索が壊れる軸索損傷があります。このほか，窒息や心肺停止で起こる低酸素脳症，脳炎や脳腫瘍でも起こることがあります。

⑤ 注意障害・遂行機能障害の主な病巣

○注意障害

注意障害は右半球損傷に多く見られます。右半球が視覚情報処理を担っているからです。それだけではなく，注意の持続には脳幹網様体や基底核の動機づけが，選択性注意には視床や頭頂葉が，注意の転換や同時処理には前頭前野が関わっています。注意機能には，その場に応じた適切な行動を選択するワーキングメモリや最終的に制御機能を担当する前頭前野が関わっています。

○遂行機能障害

遂行機能障害は前頭前野の損傷に多くみられます。前頭前野は背外側と腹外側に分かれ，**ブロードマンの脳地図**では前者は9野，46野，後者は44野，45野，47野となります。

前頭前野は頭頂葉からの空間情報と側頭葉からの物品情報を統合し判断に使

▷2　中島恵子　2013　注意・遂行機能障害のリハ：グループ療法の効果 Medical Rehabilitation, **153**, 31-38.

▷3　ブロードマンの脳地図
脳の場所の領域を示すのにブロードマンの脳地図がよく使われる。脳領域を52に分け数字で示している。脳の番地である。

います。判断には注意が必要で，変化する状況を適切に判断するために同時処理・変換の注意機能が関わります。すなわち，行動の一貫性を保つ機能と状況に応じて行動を変化させる機能の相反する働きが遂行機能には必要です。特に，前頭前野の背外側は遂行機能障害と深い関わりがあります。

6 予　後

注意障害の場合は，注意の持続や選択性注意は適切な訓練により回復します。しかし，注意の同時処理や変換は回復しにくいです。特に，前頭葉損傷ではむずかしいです。本人が自分の注意障害について理解し受け入れ，認知リハビリテーション[4]による代償手段の訓練をすることが必要です。

遂行機能障害の場合は，日常生活行動では繰り返しの訓練により回復します。しかし，新規性の高い課題では，課題の解決に注意の同時処理，注意の変換，ワーキングメモリ[5]が関与するため，回復が難しくなります。本人が自分の遂行機能障害について理解し受け入れ，認知リハによる自己教示法や問題解決法の訓練をすることが必要です。

7 心理的問題と対応

右半球損傷では，注意が持続しない，待てない，せっかちになる，自分より他人のことが気になる，身の回りの片づけができない，話がとまらない，などの注意障害や遂行機能障害が多く出現します。自分の状態を認識する力が弱くなっているので，自分から改善しようとしないため，せっかちで待てない人には「ミスなくやるように」と伝え，自己調整するような教示を行うことが必要です。

左半球損傷では，思い込みが強く，できない状態にパニックになったり，泣いたり，怒ったりすることもあります。注意の転換が上手くいかないため，注意を他のことに向けるような教示を行うといいでしょう。

脳幹・小脳損傷では，細かくなったり，しつこくなったり，自分本位になりがちなので，注意を他に向ける教示や他の見方もあることを伝えることを行います。

家族には，心理教育[6]を実施し，どうしてそのような行動が起こるのかのメカニズムを理解してもらい，具体的にどのように対応したらよいかを伝え，家族を心理的に支えることが重要です。

（中島恵子）

▷4　中島恵子　2009　認知リハビリテーション　総合リハビリテーション，**37**(1)，17-22.

▷5　ワーキングメモリ
作業記憶と即時記憶は同じ意味に使われるが，そのときだけ覚えているという記憶を意味するのではなく，課題を処理するための知的コントロールを発揮させる力である。
⇨　I-4　も参照

▷6　中島恵子　2009　前頭葉障害者の家族教室　中島恵子（編著）高次脳機能障害のグループ訓練　三輪書店　pp. 163-184.

I　神経心理学的症状とは

感情障害・意欲・発動性の障害

事例でみる感情障害・意欲・発動性の障害

　病院の看護師として働いていた山下さん（女性・27歳）は、休日に友達と繁華街にショッピングに行き歩道を歩いていたときに、運転を誤って突っ込んできた車にはねられた。2週間の意識消失、手足骨折、内臓破裂などの重症を負ったが、奇跡的に3か月後には身体の損傷は回復した。しかし家庭に戻ってから山下さんは些細なことから感情爆発を起こすようになった。自分が嫌いな物が食事に出されたと怒りだし、食べ物が入った器を家族に投げつけた。また外出して買い物に行った店で「店員の態度が悪い」と怒りだし、ものすごい形相でその店員を大声で罵った。一緒にいた家族は恥ずかしくなって必死に山下さんを店の外に連れ出した。

　大学の研究室に勤務していた野口さん（35歳・男性）は車で出勤中、駐車場から飛び出してきたバイクをよけようとしてハンドルを切り、反対車線からきたトラックと正面衝突をした。2か月の意識消失後に、幸い身体に障害は残らず、自宅に戻ることができた。しかし自宅に戻ってからの野口さんは、以前の明るく元気な性格がまったく変わってしまった。自分から話すことはなく笑ったりすることもほとんどない。朝起きても自分から何もすることはなく、洗顔や歯磨きも家族の促しがないとやらない。食事も準備ができていても声をかけないと食べに来ることがない。毎日の生活では、声をかければ外出したり、家事を手伝ったりしてくれるが、周りからの促しがないと何もせず一日中ボーッとテレビの前に座っている。テレビを見ていて笑ったりすることもなく、内容について話したりすることもない。

2 感情障害・意欲・発動性の障害とは

　感情障害、意欲・発動性の障害は大脳の反応抑制・衝動性に関わる部位（前頭葉眼窩部・腹内側部：Orbito frontal cortex・Ventromedial frontal cortex）、また意欲・発動性に関わる部位（前頭葉内側領域：Medial frontal lobe region、前部帯状回：Anterior cingulate cortex）が損傷を受けることで起こるものと、障害をもったことの二次的な反応として起こるものがあります。特に前頭葉眼窩部は頭蓋骨の形状から損傷を受けやすい位置にあります。二次的な反応とは、認知障害によって課題に対処する能力が低下することから不安が生じたり混乱したりす

ることや，以前のようにはできなくなってしまった自分を知ることで抑うつ的になったり，怒りを感じたりすることです。また障害をもつ以前の性格が影響していることもあります。もともと衝動的で感情コントロールが弱い人が，その衝動的な行動が原因で事故に遭い障害をもつようになることもあるからです。

③ 原因疾患

最も多いのは交通事故や転落，暴行等による頭部外傷です。また脳血管障害（脳卒中・脳出血）や，ヘルペス脳炎などによる損傷でも起こります。

認知症の中ではアルツハイマー病で抑うつが起こることがあり，前頭側頭型認知症では**脱抑制**[▷1]，自発性の低下がみられます。

④ 感情障害・意欲・発動性の障害のタイプ

○ 怒り

易怒性とも呼ばれます。前頭葉眼窩部の損傷により情動の抑制障害，攻撃性亢進が出現します。些細な刺激によってイライラし，抑制することができなくなり，大声で怒鳴る，叫ぶ，物を投げる，壊す等の攻撃的行動や相手を叩く，引っ掻く，嚙みつくなどの暴力行為を示します。しかし時間が経つと怒っていたことをまったく忘れているかのように落ち着いた状態に戻っていることもあります。このようにちょっとしたことで怒りを爆発させ，しかしすぐに戻るというように**情緒**[▷2]の急速な変動を示します。

○ 不安

不安障害の症状形成には脳器質疾患による認知機能低下によって，ストレスのかかる状況へ対処できなくなること，あるいは情動に関連する脳内神経回路や伝達物質の変化が直接的・間接的に関与しています。典型的には，神経質，不安定感，恐れとなって現れます。外見的には緊張，警戒心過剰，動きの固さ，声や動作の震え，神経質的な会話の繰り返し，早いしゃべり方や，速い心拍数，速い呼吸を示します。不安が高い人は典型的にストレス状況への対処が困難になり，ストレスが強い場面では**パニック発作**[▷3]を引き起こします。不安の症状として身体的な訴え（疲労，頭痛，めまい，身体バランスの悪さ，両眼視のピントが合わない感じ）を繰り返し主張することもあります。

○ 抑うつ

症状としては，抑うつ気分，泣く，**希死念慮**[▷4]，活力の低下，自分から行動を開始することがないといった発動性の欠如，判断障害，集中困難，記憶障害，外見への関心の欠如，性欲の低下，睡眠障害，自己批判，罪責感，自尊心の低下，情緒の平板化がみられます。しかし，これらの症状には他の精神医学的症状と脳損傷による神経学的症状とが重複しているところがあります（表Ⅰ-6-1）[▷5]。そのため，うつ病と診断を下すためには慎重にならなければなりません。うつ

▷1 **脱抑制**
抑制が効かなくなり，社会的，性的に不適切な行動をとるようになること。
不謹慎な冗談を言ったり，公衆の中で怒りを爆発させたり，無分別な性的接触をするようになったりする。

▷2 **情緒**
感情，気分，情動が行動や表情に現れたものを意味する。これに対して気分は比較的ゆるやかで長時間つづく，感情の内的体験である。情動は一過性の激しい感情状態を指す。

▷3 **パニック発作**
動悸，発汗，身震い，息苦しさ，喉の詰まった感じ，胸部・腹部不快感，めまい，現実感喪失といった身体症状と，コントロールを失う・気が狂うことに対する恐怖，死んでしまうのではないかという恐怖が予期しない状況で突然出現する。

▷4 **希死念慮**
「死にたい」という考えや，死ぬこと，自殺について繰り返し考えること。

▷5 Sohlberg, M. M., & Mateer, C. A. 2001 *Cognitive rehabilitation : An Integrative neuropsychological approach*. The Guilford Press, p. 375.
（尾関誠・上田幸彦（監訳）2012 高次脳機能障害のための認知リハビリテーション：統合的な神経心理学的アプローチ 協同医書出版社 p. 316）

表Ⅰ-6-1 混同する可能性のある重複する感情障害の症状

心因的・精神医学的症状	脳損傷による神経学的症状
怒り・易怒性	欲求不満，情報処理スピードの低下，怒りの閾値の低下
抑うつ	発動性の欠如，感情表出の障害，泣くことの閾値の低下，疲労
堅い強迫的な・警戒心過剰の症状	転動性，2つ以上の課題を同時に処理できない
情緒不安定（感情状態が急速に変動）	感情表出の不安定さ（情緒が急速に変動する，しかし根底の感情状態とは一致しない）
社会的ひきこもり	発動性の欠如
未来の喪失感	計画性の障害
思考障害	失語，作話，混乱
人格障害，行為障害	衝動性，社会的抑制の欠如

▷5
出所：Sohlberg & Mateer, 2001 を一部改変

病の症状によるものかどうかの判断は，抑うつ気分を伴っているかどうかにかかってきます。

○ **意欲・発動性の低下**

前頭葉内側領域の損傷によって，無気力，発動性の低下，無感情が起こります。自ら行動を開始することがなく，またそうしたいと思う気持ちもみられなくなります。しかし実際に行動を行うための機能が損なわれているわけではなく，促されると行うことができます。自ら会話を始めることもなく，感情表出が乏しくなり無表情になります。これらについても聞くこと・話すことに障害があるわけではなく，感情がなくなったわけでもありません。

5 予 後

感情障害は回復段階によって異なって症状が現れます。回復初期の段階では，泣く，嘆く，蹴る，叩くなどの行動がよく見られますが，回復によって自己コントロールができるようになってくると少なくなってきます。しかし回復中期においては自然回復やリハビリによって**アウェアネス**[▷6]が高まることで，自己の能力喪失や日常活動の変化，環境の変化に気づくようになり，抑うつや希死念慮が生じるようになります。この抑うつはリハビリや**認知行動療法**[▷7]によって改善することができます。これらに対して発動性の障害は初期から後期にいたるまで長期にわたって残存することが多く，日常生活や社会参加に重大な支障を及ぼします。

6 周囲ならびにリハビリテーションに及ぼす影響

感情障害の多くは病院での身体的治療が終わり家庭に戻ってから出現します。家族は，いつ起こるかわからない患者の突然の怒り，暴力行為，パニック発作

▷6 **アウェアネス**
自分の障害に対する気づきのこと。障害の認識ともいわれる。他の障害に比べ，高次脳機能障害では，このアウェアネスの欠如・低下がリハビリテーションを困難にする最大の要因となる。
▷7 ⇨ Ⅳ-7 参照

への対応・収拾に翻弄され，疲弊します。家族にとって長期にわたる大きなストレスとなるため，メンタルヘルスに支障をきたし精神安定剤などによる精神科的治療を受けながら対応を続けている家族も多くいます。また患者と家族の関係が配偶者である場合，患者の感情表出の欠如や共感性の欠如，子どもっぽい衝動的行為から，もはや相手を以前のような対等なパートナーとみなすことができず，夫婦関係が破綻する例も少なくありません。そのためこのような問題行動を示す患者にどう対応していけばよいのかについて家族支援をすることが不可欠です。

　リハビリテーション（以下，リハビリ）においては，怒りが最大の障壁となります。スタッフや他の利用者に対する暴言や暴力行為は，リハビリの進行を阻害し，リハビリの中止を余儀なくさせることもまれではありません。ただしリハビリ中に示す患者の怒りの中には，患者とスタッフのやりとりの中で生じたり，増強されたりするものもあります。そのためスタッフに対して，それぞれの患者の怒りを誘発するきっかけ，怒りの兆候，怒りを静める方法について教育し対応の仕方を練習しておくことは，リハビリを効果的に進めていくための有効な手段の一つとなります。

　発動性の低下もリハビリの進行を妨げる大きな要因となります。

　患者にリハビリに対する動機がないとリハビリに参加すること自体がむずかしくなります。またリハビリで出される課題を家庭で行うこともむずかしくなります。そのためリハビリに参加することを家族によって促し，家庭での課題も家族の促しによって行うようにし，実行したら賞賛して行動を強化するという応用行動分析の手法でリハビリへの取り組みを高めていくことが必要になります。そのためにも家族の協力が不可欠です。

▷8　⇨　Ⅳ-7 参照

　リハビリが進行していく中で，患者本人の認知機能が改善し障害に対する認識が高まることによって抑うつが生じることがよくあります。この抑うつは患者の訓練に対する動機づけを低下させ，放置すると自殺にいたる危険性があります。患者が自殺することはスタッフに大きな動揺を及ぼし仕事に取り組む意欲を大きく阻害することにつながります。そのため高次脳機能障害のリハビリに携わるスタッフは，認知機能の回復によって抑うつに陥る危険性があることを予測し，抑うつに対して適切な策を講じることが必要になります。

▷9　⇨　Ⅳ-7 参照

（上田幸彦）

Ⅱ 脳の構造と働きを知る

中枢神経系の構造と神経伝達物質

 なぜ脳の構造と働きを学ぶ必要があるのか？

　失語，失認，失行，記憶障害，注意障害・遂行機能障害，感情障害・意欲・発動性の障害などの神経心理学的症状をアセスメントするために，他章で詳述されている神経心理学的検査などを行います。その検査結果を解釈するうえで，特に脳の構造と働きに関する知識は欠かせません。また，その脳の構造と働きを考えるうえでの最小単位として，中枢神経系の構造と神経伝達物質などに関する知識が欠かせません。

　そこで，本章では脳の構造と機能についての生理学的な必要最小限の知識について概説します。

 神経細胞の構造

　脳を構成する中枢神経系の最小構成単位が，神経細胞（ニューロン）です。このニューロンは，脳全体の細胞数の10％を占め，1000億個以上が存在すると考えられており，細胞体，樹状突起，軸索（神経線維）で構成されています。また，末梢神経系の軸索（神経線維）は，シュワン細胞が取り巻きシュワン鞘を形成しており，何重にも巻きついた鞘を，髄鞘（ミエリン鞘）といい，ミエリン鞘に取り巻かれている神経線維が有髄神経線維です。一方，ミエリン鞘を形成していない，シュワン鞘にだけ取り巻かれている神経線維が，無髄神経線維です。そして，細胞体の反対側から一本の軸索が延び，細胞膜興奮による活動電位（興奮の伝導）は，くびれであるランビエ絞輪を絶縁体である髄鞘（ミエリン鞘）の跳躍伝導により伝達され，枝分かれした軸索が他のニューロンとシナプス結合を構成します（図Ⅱ-1-1参照）。興奮伝導には，

▷1　清水勘治　1983　小解剖学書（改訂第3版）金芳堂

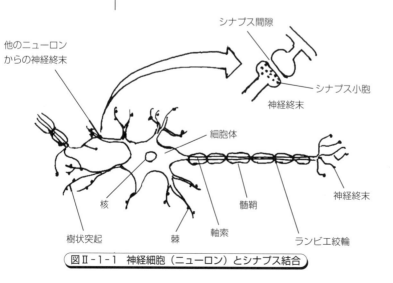

図Ⅱ-1-1　神経細胞（ニューロン）とシナプス結合

両側伝導（神経線維の１点に発生した活動電位は両方向性に伝導する），絶縁伝導（ある神経線維が興奮しても，隣接する他の神経線維には関わらない），不減衰伝導（神経線維の直径が一定のときには，興奮の強さと伝導速度はどこでも一定である）の３つの原則があります。

そして，神経細胞や樹状突起の間に隙間なく入り込んで脳全体の細胞数の90％を占め，１兆個以上が存在すると考えられており，脳の構造を維持しているのが，神経膠細胞（グリア細胞）です。このグリア細胞には，星状膠細胞（アストログリア），稀突起膠細胞（オリゴデンドログリア），小膠細胞（ミクログリア）などがあり，神経成長因子や栄養因子などを分泌することでニューロンの維持や再生に関与しています（図Ⅱ-1-2参照）。▷2

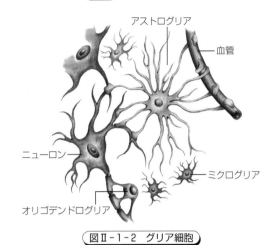

図Ⅱ-1-2 グリア細胞

出所：東北大学大学院医学研究科発生発達神経科学分野（2019）閲覧を一部改変

3 神経伝達物質

シナプスの出力側の細胞膜（シナプス前膜）と入力側の細胞膜（シナプス後膜）の間にはシナプス間隙という空間があり，興奮は空間を化学物質によってシナプス伝達されます。また，興奮が出力側の神経終末（シナプス小頭）に伝わると，神経終末が脱分極し，そこにあるシナプス小胞が移動してシナプス前膜の活性化部分に融合します。そして，シナプス小胞の中にあった神経伝達物質がシナプス間隙に放出され，シナプス後膜にある受容体に受け止められると，入力側の神経細胞に電位変化が生じ，シナプス後電位が発生します。なお，樹状突起のシナプス部分に棘（スパイン）という小突起が形成されている場合もあります。シナプスには，大きく分けてシナプス後膜を脱分極させる興奮性シナプスと過分極させる抑制性シナプスとがあります。そして，興奮性神経伝達物質には，ドパミン，アセチルコリン，ノルアドレナリン，アドレナリン，セロトニン，グルタミン酸，アスパラギン酸などがあり，抑制性神経伝達物質には，γ-アミノ酪酸（GABA），グリシン，オピオイド類などがあります。▷3

また，興奮性神経伝達物質は，それぞれ次のような働きを主に担っています。

ドパミンは，アドレナリン，ノルアドレナリンの前駆体でもあり，中枢作用は報酬や運動の調節に関与しており，薬物乱用，パーキンソン病や統合失調症の病因にも関与しています。

アセチルコリンの中枢での主な役割は覚醒，注意，学習，記憶の調節に関与しており，アルツハイマー病者では，特に新皮質と海馬で減少して学習や記憶障害に影響しています。また，自律神経系の副交感神経に関与しています。

ノルアドレナリンは，自律神経系の主要な伝達物質であり，中枢での役割は覚醒，食欲や気分の調節に関与しています。

アドレナリンは，末梢では副腎髄質で産生され，格闘－逃避反応を起こすために，自律神経系の交感神経に関与しています。

セロトニンの中枢での主な役割は，情報処理，体温，血圧，睡眠，疼痛，攻撃性，気分，性行動，内分泌の調節に関与しており，末梢作用は満腹感の仲介に関与しています。

グルタミン酸は，中枢神経系での主要な興奮伝達物質であり，神経の可塑性，学習と記憶に関与しています。

アスパラギン酸は，グルタミン酸と酷似していますが，より軽度に作用する興奮伝達物質です。

一方，抑制性神経伝達物質は，それぞれ次のような働きを主に担っています。

γ－アミノ酪酸（GABA）は，中枢神経系での主要な抑制性のアミノ酸であり，過度の作用は鎮静，抗不安や抗けいれん作用などが生じます。

グリシンは，抑制性アミノ酸の一つです。

オピオイド類の生理的な役割は疼痛認知，ストレス機構，呼吸調節，温度調節，身体依存などに関与しています。

④ 末梢神経系

末梢神経系は，皮膚などで感知した知覚情報を中枢神経へ伝達する役割と中枢神経からの指令を末端へ伝える役割があります。解剖学的には，脳に出入りする12対の脳神経系（①嗅神経，②視神経，③動眼神経，④滑車神経，⑤三叉神経，⑥外転神経，⑦顔面神経，⑧内耳神経，⑨舌咽神経，⑩迷走神経，⑪副神経，⑫舌下神経）と，脊髄に出入りする31対の脊髄神経系があります（表Ⅱ-1-1参照）。

また，機能別では，体性神経（自覚でき，意思によってコントロールできる知覚神経や運動神経など）と自律神経（意思とは無関係に働くようにみえる神経であり，心臓，肺，血管などの内臓の働きを司る）があります。この自律神経には，交感神経（ノルアドレナリンが作用して活動時に働く）と副交感神経（アセチルコリンが作用して，リラックス時に働く）が，二重支配（ほとんどの臓器は，この２つの神経でコントロールされている）および拮抗支配（２つの神経は，一つの臓器に対して亢進または抑制という逆の作用をもっている）によって，バランスを保ちながら健康を維持する機能があります。

さらに，自律神経系指標としては，交感神経系の亢進を，体温の上昇，脈波（心拍数・心拍量）の増加，血圧の上昇，皮膚電位図（発汗），筋電図（骨格筋の緊張亢進），心電図（血管拡張）で測定します。電気生理学的指標としては，脳波（Electroencephalogram：EEG），事象関連電位（event-related potential：ERP），脳磁図（Magnetoencephalography：MEG）などがあります[4]。

これらのうち，脳波は，ニューロンの総和的な電気的活動を測定するものであり，α波（8Hz～13Hz）は閉眼安静覚醒時にみられ，β波（14Hz～30Hz）は

▷4 真島英信 1989 生理学（改訂第18版）文光堂

II-1 中枢神経系の構造と神経伝達物質

表II-1-1 脳神経系の種類と主な機能

神経の番号	神経名	機　能
I	嗅神経	嗅覚
II	視神経	視覚
III	動眼神経	眼球運動，瞳孔の縮小
IV	滑車神経	眼球運動
V	三叉神経	咀嚼筋，鼓膜の緊張，頭部の感覚
VI	外転神経	眼球運動
VII	顔面神経	顔面表情筋の緊張，味覚，唾液腺，涙腺
VIII	内耳神経	聴覚，平衡感覚
IX	舌咽神経	味覚，唾液腺，嚥下運動，内臓感覚
X	迷走神経	味覚，嚥下運動，内臓感覚に対する副交感支配
XI	副神経	頭と肩の運動
XII	舌下神経	舌の運動

表II-1-2 正常な脳波

安静覚醒時の成人：8〜13Hzのα波が後頭部優位に出現，α波は開眼により抑制
乳児期：δ波　幼児期：θ波　10〜12歳：成人に近づく

睡眠脳波	ノンレム睡眠	第1段階　α波減少，低振幅・不規則な徐波 第2段階　頭頂部鋭波，睡眠紡錘波 第3段階　δ波が20〜50% 第4段階　δ波が50%以上 　　　 } 徐波睡眠
	レム睡眠	θ波，筋緊張低下，感覚入力減少 覚醒すると80%は夢を報告

出所：一般社団法人日本心理研修センター（監修），2018 を一部改変

開眼活動時にみられ，θ波（4Hz〜7Hz）は傾眠時にみられ，δ波（0.5Hz〜3Hz）は深い睡眠時にみられます。なお，成人の正常な脳波は，覚醒時にα波（8〜13Hz）が後頭部優位に出現し，閉眼時に抑制されます。また，乳児期はδ波（0.5〜3Hz），幼児期はθ波（4〜7Hz）が優位に出現しますが，10〜12歳で成人に近づきます。さらに，ノンレム睡眠時は，第1段階でα波減少，低振幅・不規則な徐波（α波を基準としてそれよりも周波数の遅い波形），第2段階で頭頂部鋭波，睡眠紡錘波（12〜14Hzが律動的に連続して出現する紡錘形の脳波），第3段階でδ波が20〜50%出現し，第4段階でδ波が50%以上となります。また，レム睡眠時は，θ波が優位に出現し，筋緊張低下，感覚入力減少がみられ，レム睡眠時に覚醒させると夢がよく報告されます（表II-1-2を参照）[5]。

　また，事象関連電位は，外的刺激を負荷した際の高次の情報処理過程を反映する電位変化を測定するもので，脳磁図は，ニューロンの電気活動に伴う微弱な磁場変化を伝導量子干渉計と呼ばれる非常に感度の高い装置を用いてイメージング技術測定するものです。

（小海宏之）

[5] 一般社団法人日本心理研修センター（監修）2018　公認心理師現任者講習会テキスト2018年版　金剛出版

II 脳の構造と働きを知る

2 構 造

1 脳の構造を知る意義

　脳画像検査は臨床現場でよく用いられており，脳の構造異常を調べるのに有用です。脳の構造を調べる検査としては頭部の磁気共鳴画像（magnetic resonance imaging：MRI）とコンピュータ断層撮像（computed tomography：CT）がよく用いられています。

　MRIの長所としては，「CTより鮮明に評価できる」「任意の断面で撮影可能」「X線を用いないため被曝がない」などがあり，短所としては，「ペースメーカーや体内金属があると施行できない」「検査時間に数十分かかり，安静を保つ必要がある」などがあります[▷1]。患者さんの頭部構造画像検査の結果をみる場合，正常の構造を知っておかないと異常に気づくことができません。また，異常を発見した場合，異常のある部位を正しく理解することも必要です。そして，脳の構造異常からどのような機能障害が生じうるかを考えることは患者さんをサポートするうえで重要になります。そこで，ここではまず脳の構造について簡単にまとめていきたいと思います。一通り脳の部位，名称について紹介したうえで，次節「機能」で各脳領域の機能についてみていきます。脳の構造と機能は両方あわせて理解する必要があります。本節と次節をあわせて理解を深めていただければと思います。

▷1 加藤伸勝　2013　脳画像検査　福居顯二・谷直介・井上和臣（編）精神医学　改訂第12版　金芳堂　pp. 292-298.

2 脳の構造

　大脳は大脳縦裂により左右の大脳半球に分かれます。左右の大脳半球を連絡

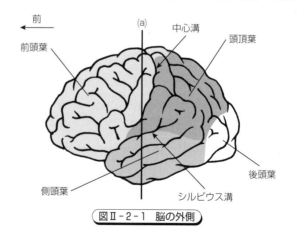

図Ⅱ-2-1　脳の外側

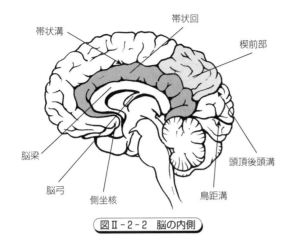

図Ⅱ-2-2 脳の内側

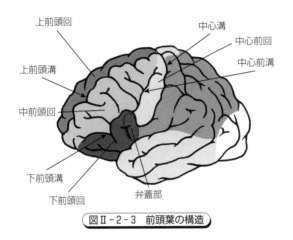

図Ⅱ-2-3 前頭葉の構造

するのが脳梁になります。図Ⅱ-2-1は左の大脳半球を外側から見た図になります。大脳半球はさらに前頭葉，頭頂葉，側頭葉，後頭葉という部位に分けられます。前頭葉と頭頂葉は中心溝で分けられ，側頭葉はシルビウス溝より下方の部位になります。側頭葉後部は後頭葉，後上方部は頭頂葉と接し，明瞭な境界線を引くことが難しい場合が多いです。頭頂葉と後頭葉は内側面では頭頂後頭溝で分けられます。▷2▷3▷4

図Ⅱ-2-2は脳の内側面になります。左右の大脳半球を連絡する脳梁と帯状溝に挟まれた場所が帯状回になります。帯状回は前部と後部に分けられます。

頭頂葉の内側には楔前部と呼ばれる部位があります。

脳弓は海馬と乳頭体をつなぐ**線維束**になります。▷5

○ 前頭葉

次に前頭葉についてみていきます（図Ⅱ-2-3）。中心溝の前に中心前溝があります。中心溝と中心前溝に挟まれた場所は中心前回（一次運動野）といいます。

中心前溝より前の部分は上前頭溝，下前頭溝により上から上前頭回，中前頭

▷2 石合純夫 2011 高次脳機能障害 医歯薬出版 pp. 11-23.
▷3 大庭輝・成本迅 2016 高齢者ケアの脳科学の知見をどのように取り入れていけばいいのか 高齢者のケアと行動科学, **21**, 2-12.
▷4 Hans-Joachim Kretschmann, Wolfgang Weinrich 真柳佳昭（訳）2008 脳の機能解剖と画像診断 医学書院
▷5 線維束
線維束とは神経細胞から延びる神経線維の束のこと。活動電位の伝導などに関係している。

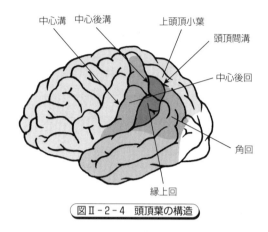

図Ⅱ-2-4 頭頂葉の構造

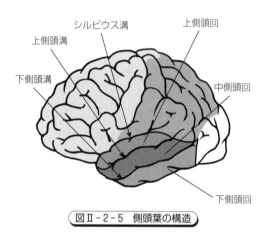

図Ⅱ-2-5 側頭葉の構造

回，下前頭回に分けられます。

下前頭回の後部には弁蓋部と呼ばれる部位があります。

○頭頂葉

次に頭頂葉についてみていきます（図Ⅱ-2-4）。中心溝の後ろには中心後溝があります。中心溝と中心後溝に挟まれた場所は中心後回（一次感覚野）といいます。

頭頂葉は頭頂間溝にて上頭頂小葉と下頭頂小葉に分けられます。さらに，下頭頂小葉は縁上回と角回に分けられます。

○側頭葉

側頭葉外側は上側頭溝，下側頭溝により上から上側頭回，中側頭回，下側頭回に分けられます（図Ⅱ-2-5）。下側頭回より内側には紡錘状回，海馬傍回があります。

○後頭葉

後頭葉には視覚野があり，一次視覚野とその周囲の二次視覚野などの領域があります。鳥距溝（図Ⅱ-2-2）の周りに一次視覚野があります。内側にある頭頂後頭溝（図Ⅱ-2-2）が頭頂葉との境界線になります。

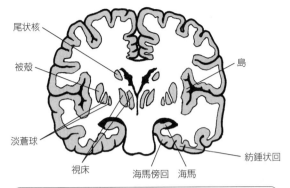

図Ⅱ-2-6 図Ⅱ-2-1の線ⓐで切った場合の脳の断面図

注：それぞれの部位は左右対象である。

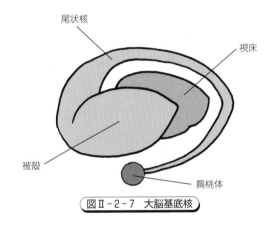

図Ⅱ-2-7 大脳基底核

○その他の部位

両側の側頭葉の内側に海馬があります（図Ⅱ-2-6）。海馬の前方には扁桃体（図Ⅱ-2-7）があります。

島は前頭・頭頂・側頭弁蓋によって覆われていて，脳表からみることはできません。図Ⅱ-2-6の断面図で指し示している部位が島になります。

神経ネットワークにおいては，重要なコンポーネントである**大脳皮質領域**に▷6
くわえて，視床，大脳基底核と，これらを結ぶ大脳白質が必要です。大脳基底核には，尾状核，淡蒼球，被殻などが含まれます（図Ⅱ-2-6，図Ⅱ-2-7）。図Ⅱ-2-6は図Ⅱ-2-1の線(a)で切って脳を前から見た図になります。図Ⅱ-2-7は左の大脳基底核を外側から見た図になります。被殻の内側に淡蒼球があり，尾状核と被殻を合わせて線条体と呼びます。

（松岡照之）

▷6 大脳皮質領域
大脳皮質領域とは，前頭葉，頭頂葉，側頭葉，後頭葉など脳の表面に広がる領域のこと。

II 脳の構造と働きを知る

機　能

① 脳の機能を知る意義

　頭部の MRI や CT などの頭部構造画像で萎縮，出血，梗塞，腫瘍などの明らかな異常所見がなくても，機能的に低下していることがあります。たとえば，認知症初期だと頭部構造画像で萎縮がわかるより前に機能画像にて機能低下が検出されることがあり，アルツハイマー型認知症では，萎縮が目立たない早期から後部帯状回，楔前部の血流や糖代謝率が低下するといわれています。そのため，脳機能検査を用いると早期に診断が可能なことがあります。また，脳の機能を知ることで，行動観察や神経心理検査などの結果と合わせて評価することができます。たとえば，脱抑制が目立つ患者さんの場合に脳機能検査にて眼窩前頭皮質の機能低下が見つかれば，その機能低下によって脱抑制が生じていると考えることができます。脳の機能を調べる検査としては単光子放射コンピュータ断層撮像（脳血流シンチグラフィ）（Single Photon Emission Computed Tomography：SPECT），陽電子放射断層撮像（positron emission tomography：PET），近赤外線スペクトロスコピー（near-infrared spectroscopy：NIRS），機能的磁気共鳴画像（fMRI：functional MRI）などが用いられています。▷1

　SPECT（スペクト）は，^{123}I-n-isopropyl-p-iodoamphetamine（IMP）を静脈に注射した後に脳血流分布を断層像（断層シンチグラム）により評価する方法であり，PET（ペット）では，^{18}F-fluoro-deoxy-glucose（FDG）などの放射性医薬品を用いて，局所脳ブドウ糖代謝率を評価する方法です。これらの検査は，上述のように認知症患者の診断などに有用です。

　NIRS（ニルス）は，近赤外線を用いた検査です。技術的制約で対象は大脳皮質に限られますが，この近赤外線は皮膚，頭蓋骨をよく透過し，脳組織を通る間にヘモグロビン（Hb）に吸収されるので，その反射光を調べ，脳組織内の Hb 濃度を知り，脳血流の変化を見ることができます。NIRS は，2014年に抑うつ症状の鑑別診断の補助のために保険診療で使用することができるようになりました。近赤外線光を用いて頭部の Hb 濃度変化量を測定する装置である光トポグラフィー装置を装着した状態で，**言語流暢性課題**▷2 などを行い，その課題中に脳活動状態の変化を測定し，解析して，どの精神疾患のパターンに合致するかを調べます。

　fMRI では MRI を用いて脳血流の変化を測定することで脳活動を画像化し

▷1 加藤伸勝 2013 脳画像検査 福居顯二・谷直介・井上和臣（編）精神医学第12版 金芳堂 pp. 292-298.

▷2 **言語流暢性課題**
指定する頭文字から始まる言葉をできる限り多くいう課題である。たとえば，「か」で始まる言葉であれば，「かい」，「かめ」，「かき」，「かぶとむし」などといってもらい，1分間で答えられた単語数を調べる。この課題には前頭葉機能が関与していると考えられている。

ています。脳腫瘍などの術前の脳機能マッピング（脳の各部位がどのような働きをしているかを調べること）などに用いられており，精神疾患に関しては病態メカニズムの解明など研究で用いられています。

２ 脳の機能

個人差はありますが，右利きの人の大半では左半球は言語機能，右半球は空間性注意機能に関与していると考えられています。通常は言語中枢がある半球を優位半球と呼びます。高次脳機能は脳内のある程度の役割分担（機能局在）と，より広い範囲の協調（神経ネットワーク）によって成立しています。以下に各脳領域の機能局在と神経ネットワークについて簡単にまとめていきたいと思います。

○前頭葉

遂行機能，感情や行動の制御，意欲などに関与している領域です。

前頭葉の前側の領域を前頭前皮質と呼び，機能によって前頭前皮質背外側部，眼窩前頭皮質，前頭前皮質内側部に分けられます（図Ⅱ-3-1，図Ⅱ-3-2）。

前頭前皮質を中心としたネットワークは主に３つあります。

前頭前皮質背外側部を中心とする神経ネットワーク（前頭前野背外側部→尾状核→淡蒼球→視床→前頭前野背外側部）は主に遂行機能に関与し，注意，具体的思

▷3 石合純夫 2011 高次脳機能障害 医歯薬出版 pp.6-11.

▷4 大庭輝・成本迅 2016 高齢者ケアの脳科学の知見をどのように取り入れていけばいいのか 高齢者のケアと行動科学, **21**, 2-12.

▷5 Bonelli, R.M., & Cummings J.L. 2007 Frontal-subcortical circuitry and behavior. *Dialogues in Clinical Neuroscience*, **9**, 141-151.

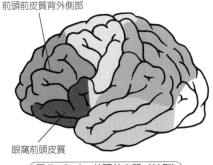

図Ⅱ-3-1 前頭前皮質（外側）

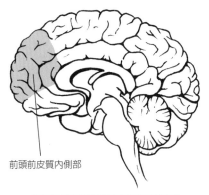

図Ⅱ-3-2 前頭前皮質（内側）

考，計画などに関わっています。

眼窩前頭皮質を中心とする神経ネットワーク（眼窩前頭皮質→尾状核→淡蒼球→視床→眼窩前頭皮質）は主に脱抑制に関与し，社会的に適した行動，共感，衝動性に関わっています。

前頭前皮質内側部を中心とする神経ネットワーク（前頭前皮質内側部→側坐核→淡蒼球→視床→前頭前皮質内側部）は主にアパシー（無気力）に関与しています。

前頭前皮質以外の領域としては，ブローカ領域があり，下前頭回後部に位置します（図II-2-3）。そこが損傷されると運動性失語（ブローカ失語）が生じます。

また，中心前回（一次運動野）（図II-2-3）は，運動に関わる領域です。

○頭頂葉

位置関係や距離の把握などの視空間認知に関与している領域です。上頭頂小葉は体性感覚とのつながりが強く，前頭連合野と連絡し，空間性注意に関係しているといわれています[▷6]。下頭頂小葉では体性感覚との直接的なつながりが薄れて，視覚的な要素の方が強くなります[▷7]。

また，上頭頂小葉が障害されると文字を書くことだけが障害される純失書が生じるといわれています。右下頭頂小葉や右側頭－頭頂－後頭接合部が障害されると反対側の左の半側空間無視が生じるといわれ，優位半球の角回，縁上回が障害されると，**ゲルストマン症候群**[▷8]が生じるといわれています。

中心後回（一次感覚野）は，感覚の入力を受け取る領域です。

○側頭葉

側頭葉，特に左側頭葉は，言語機能に関与している領域です。

側頭葉の内側には海馬という記憶に関係している領域があります。記憶にはPapez 回路（海馬→脳弓→乳頭体→乳頭体視床路→視床前核→視床帯状回投射→帯状回→帯状束→海馬という回路）が関係しています。

上側頭回後部はウェルニッケ領域と呼ばれ，その領域が損傷されると感覚性失語（ウェルニッケ失語）が生じます。側頭葉後下部が障害されると漢字の失書が生じるといわれています。

ブローカ領域とウェルニッケ領域を連絡する弓状束が障害されると**伝導失語**[▷9]が生じます。

また右側の紡錘状回の側頭～後頭移行部が障害されると顔を見ても認識できなくなる相貌失認が生じるといわれています。

○後頭葉

後頭葉は視覚に関与している部位であり，視覚野には一次視覚野とその周囲の二次視覚野などの領域があります。眼で見たものを脳で認識するには，まず一次視覚野で情報を受け取ります。その後，脳の中で視覚情報が処理されるのですが，その経路には2つあり，腹側視覚経路（what 経路）と背側視覚経路

▷6 川島隆太 2002 空間の認知 山鳥重・彦坂興秀・河村満・田邉敬貴（編）神経心理学コレクション 高次機能ブレインイメージング 医学書院 pp. 13-18.

▷7 酒田英夫 2006 頭頂葉の構造と脳地図 山鳥重・彦坂興秀・河村満・田邉敬貴（編）神経心理学コレクション 頭頂葉 医学書院 pp. 24-27.

▷8 ゲルストマン症候群
ゲルストマン症候群では，書くことができなくなる失書，計算ができなくなる失算，指定された指が示せなくなる手指失認，左右がわからなくなる左右失認が生じるといわれている。

▷9 伝導失語
伝導失語では，言葉の理解も表出も比較的良好だが，復唱ができなくなる。

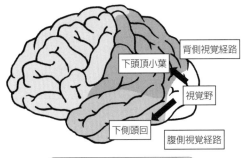
図Ⅱ-3-3　視覚情報処理経路

(where経路) があります (図Ⅱ-3-3)。

腹側視覚経路 (what経路) は，一次視覚野，二次視覚野，側頭葉の後下部，中下部，前下部と連絡し，表情や対象の認識に関与しています。一方，背側視覚経路 (where経路) は，一次視覚野，二次視覚野，頭頂葉の下頭頂小葉と連絡し，空間的位置，動きの認知に関与しています。[10]

両側後頭～側頭葉が障害されると視覚失認が生じるといわれています。

○その他の部位

様々な機能に関係していることから，最後に大脳基底核，島，帯状回の3点について説明します。

大脳基底核には上述したように前頭葉との神経ネットワークがあり，ほかにも様々な領域と連絡しているため，様々な機能に関与しています。その中の一つとして，運動調節にも関与しており，大脳基底核の障害により，振戦（ふるえ），筋固縮，小刻み歩行などのパーキンソン病症状が出現することがあります。

島（とう）は前頭葉，側頭葉，感覚野，下頭頂葉，帯状回，扁桃体，嗅内皮質，視床，大脳基底核など様々な部位と神経連絡しています。そのため，主観的感情，報酬系，体性知覚，痛み，味覚，自律神経，言語機能など様々な機能に関係しています。[11]

帯状回は大きく分けると前部帯状回と後部帯状回からなります。前部帯状回は上述した前頭前皮質内側部を中心とする神経ネットワークに含まれます。後部帯状回は上述したようにアルツハイマー型認知症において，初期から機能障害が生じる部位といわれています。後部帯状回は海馬傍回と連絡していて，空間の見当識，記憶を必要とする行動の統制に関与しているといわれています。[12]

(松岡照之)

[10] 酒田英夫　2006　空間視の経路："what"と"where"　山鳥重・彦坂興秀・河村満・田邉敬貴（編）　神経心理学コレクション　頭頂葉　医学書院　pp. 56-59.

[11] 永井道明・加藤敏　2010　島皮質：総論　Clinical Neuroscience, **28**, 372-379.

[12] Vogt, B. A., & Laureys, S. 2005 Posterior cingulate, precuneal and retrosplenial cortices: cytology and components of the neural network correlates of consciousness. Progress in Brain Research, **150**, 205-217.

Ⅲ 神経心理学的症状を引き起こす疾患とは

1 頭部外傷

▷1 Basso, A., Ignacio, P., & Franco, S. 2006 Traumatic brain injuries. In *Neurological Disorders : Public Health Challenges.* Switzenland WHO Press, 164-175.
http://www.who.int/mental_health/neurology/neurodiso/en/（閲覧日：2019年1月28日）

▷2 高村政志 1998 熊本県頭部外傷データバンク：これまでの成果とこれからの課題 神経外傷, **21**(2), 118-124.

▷3 鈴木倫保・小野純一・小川武希・末廣栄一 2014 日本頭部外傷データバンク：過去・現在…そして未来 脳外誌, **23**(12), 934-941.

▷4 萩野雅宏・金彪 2008 スポーツによる頭部外傷 *Neurological Surgery* 脳神経外科, **36**(11), 949-959.

▷5 阿部順子（編） 1999 脳外傷者の社会生活を支援するリハビリテーション 中央法規 p.7.

▷6 河合信行・畠山哲宗・田宮隆 2017 脳神経外科医が知っておくべき脳外傷後高次脳機能障害の特徴と診断 *Japanese Journal of Neurosurgery*, **26**(3), 185-194.

▷7 びまん性
広範囲に広がって限局していないこと。

▷8 T2★強調画像
MRIの画像処理方法の一

1 頭部外傷の頻度と原因

　WHOの報告によると，2006年に23の研究から割り出された頭部外傷の発生率は，人口10万人あたり年間150～300人，小児・若年者・高齢者に多く，3大原因は交通事故・転倒や転落・暴力となっています▷1。救急外来を受診したものの内訳は軽度のものが90％で，重度のものはわずか3～5％でした。しかし事故前に問題のない軽度の若年者でさえ3分の1は良好な社会的回復を示さず，さらに重度障害の発生率は人口10万人あたり15～20人であるため，WHOは予防の重要性を訴えています。

　わが国では頭部外傷者数の全国調査は行われていませんが，熊本県で1993年に発足したほぼ全県をカバーする頭部外傷データバンクからは10万人あたり年間27人の発生率と計算されています▷2。1996年に設立された日本頭部外傷データバンクへの1998年，2004年，2009年の3回の登録プロジェクトでは，それぞれ重症例1000例が登録され，その受傷原因は交通事故が1998年から順に64.7％，53.8％，43.4％と低下し，一方で転倒・転落事故の割合が26.2％・36.8％・47.7％と有意に増加してきています。

　頭部外傷の原因にはスポーツによるものもあり，日本神経外傷学会が全国で行ったアンケートによると▷4，2006年に入院したスポーツ関連の神経外傷は275例で，脳震盪が最も多く108例，急性硬膜下血腫が48例，外傷性くも膜下出血が33例，脳挫傷が31例と続きます。原因種目はスノーボードが最も多く，次に野球・スキー・サッカー・ラグビー・柔道・バスケットボールが続きます。

2 頭部外傷による脳損傷のメカニズム

　頭部外傷による脳損傷の発生機序は大きく分けて「接触損傷」と「加速損傷」の2つで，ほかに脳全体の「低酸素障害」による損傷もあり，これらが複数混在しています。また，受傷から一定の時間が経過した後にみられる症状には別のメカニズムがあります。

○接触損傷

　外傷の直接的な衝撃が脳の限局した部位に集中することによるもので，頭蓋骨の中でも凹凸の激しい蝶形骨に接する前頭葉底面（眼窩面）と側頭葉の前方〜外側底面に脳挫傷（脳の表面の傷）や血種（出血した血のかたまり）などの病変

が生じます。

◯加速損傷

頭部に衝撃を受けた瞬間，頭部は頚部を支点にして前屈，後屈と強い回転加速度を受けます。頭蓋骨は脳よりも早く移動するため頭蓋骨と脳はお互いに衝突し，脳挫傷となります（直撃損傷）。また，脳は慣性の法則により頭蓋骨の動きに対して元の位置を保とうとするので，直撃部の反対側では頭蓋骨と脳の間には急速にすき間ができ，そこが瞬間的に陰圧となるためにやはり脳挫傷となります（対側損傷）（図Ⅲ-1-1）。さらに，頭部が回転した際，比較的硬い組織である大脳鎌，小脳テントは頭蓋骨の動きに追随できますが，柔らかい脳組織は追随できず，脳組織と頭蓋骨，大脳鎌および小脳テントとの間に相対的な運動のずれが生じます。その結果，これらの膜組織の辺縁（ふちの近く）および近傍（近いところ）に位置する脳梁および側頭葉内側部（吻側脳幹）に高いずり応力（ずれの力）が発生し，神経線維が進展または断裂します。回転の中心に近い脳幹部よりも遠くの前頭部や頭頂部の動きの方が速いために脳内部に相対的なずれが生じることによっても神経線維は損傷します。これらが，**びまん性**軸索損傷です。急性期に脳皮質下・脳梁・基底核・脳幹などの微小出血が頭部MRIの**T2★強調画像**で低信号の病変としてとらえられます。そして，受傷後数か月のうちに損傷した軸索が変性・吸収され，大脳・小脳の皮質下の軽度萎縮，脳梁の萎縮，第三・第四脳室の軽度拡大などが完成します。また，損傷した軸索に進行する**ワーラー変性**に伴って両側の内側前頭回や前部帯状回に逆行性皮質神経死が生じると考えられます。

◯低酸素障害

脳外傷の急性期には，脳浮腫や頭蓋内圧上昇，呼吸障害や血圧低下による血流障害により，脳全体が低酸素の環境にさらされる場合があります。その結果，脳の中でも特に低酸素に弱い部位である海馬や扁桃体の変性が生じます。

◯脳震盪

比較的軽微な鈍的頭部外傷によるびまん性の脳損傷に際し，一過性の意識障害のみで意識消失がないか，あるいは意識消失が6時間以内のものを脳震盪と定義しています（表Ⅲ-1-1）。脳震盪の起きる機序はびまん性軸索損傷と同じですが，その軽いものとされています。脳内部にはたらいた剪断力（物体の内部に生じる，物体をずらすような力のこと）によって引き伸ばされた神経線維は正常な伝達機能を維持できなくなります。またこの剪断力は**脳血流の自動調整能**を傷害するため，ここに再び頭部に衝撃が加わるようなことがあると，頭蓋内の血管が怒張（ふくらむこと）して急激な脳腫脹（脳がはれること）が引き起こされて命に関わる危険な状態を引き起こす危険性も推測されています。

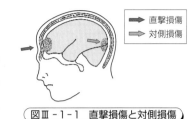

図Ⅲ-1-1 直撃損傷と対側損傷
出所：阿部，1999

つ。比較的新しい方法で，急性期の脳出血を明瞭に映しだせる。CTではわからない古い小さな脳出血もよくわかる。

▷9 **ワーラー変性**
神経の軸索が切断されると，その抹消の軸索・髄鞘には細胞体からの栄養が供給されなくなるために変性，消失する現象。末梢神経にも中枢神経にもみられる。神経細胞の細胞体に近い部分で軸索がダメージを受けると，神経細胞自体が消失する（逆行性）。

▷10 先崎章 2009 高次脳機能障害 精神医学・心理学的対応ポケットマニュアル 医歯薬出版 p.5.

▷11 吉本智信 2013 軽度外傷性脳損傷 *Journal of Clinical Rehabilitation*, **22**(3), 240-248.

▷12 川又達朗・片山容一・吉野篤緒 1992 頭部外傷急性期における脳糖代謝の変化とその機序：興奮性アミノ酸イオンチャンネルを介したイオン移動による脳内ブドウ糖利用率および乳酸濃度の上昇 神経外傷, **15**, 85-91.

▷13 **脳血流の自動調整能**
平均血圧60～150mmHgの間では脳血流が一定に保たれる現象をいう。脳血流量は脳血管の半径が変化することによって調整されるが，脳血管の半径は動脈血中の二酸化炭素分圧や自律神経の活動によって変化する。血圧が低下すると脳血管壁の自律神経が活動して脳血管を拡張させて脳血流を保つ。呼吸の量が減って動脈血の二酸化炭素分圧が上がると，脳血管は拡張して脳血流は増加する。脳卒中になるとこの機構は障害される（▷33）。

▷14 成相直・平川広義

1999 軽症頭部外傷における局所脳血流異常：とくにスポーツ外傷時の一過性記憶障害のメカニズムに関して 臨床スポーツ医学, **16**, 81-84.

▷15 荻野雅宏 2005 スポーツと頭部外傷：頭部外傷10か条の提言 日本臨床スポーツ医学会誌, **13**, 164-173.

▷16 高畑圭輔 2015 頭部外傷の分子イメージング：慢性外傷性脳症（CTE）と頭部外傷後精神病（PDFTBI）を中心に 高次脳機能研究, **35**(3), 276-282.

▷17 大東祥孝 2009 頭部外傷と高次脳機能障害 脳神経外科ジャーナル, **18**(4), 271-276.

表Ⅲ-1-1 Gennarelli（ジェナルリー）による頭部外傷の分類

Ⅰ 頭蓋骨損傷		頭蓋骨骨折	
Ⅱ 頭蓋内または脳実質の局在性損傷（硬膜外血腫，硬膜下血腫，脳挫傷，脳内出血）		画像所見（＋）または局所神経症状（＋）の頭蓋内・脳実質の局在性損傷	
Ⅲ 脳実質のびまん性損傷	1. 軽症脳震盪	意識消失のない一時的な意識障害	
	2. 古典的脳震盪	6時間以内の意識消失	
	3. びまん性軸索損傷	① 軽症型	6時間以上24時間以内の意識消失
		② 中等症型	24時間以上の意識消失 脳幹症状（－）
		③ 重症型	24時間以上の意識消失 脳幹症状（＋）

▷11
出所：吉本, 2013

○慢性外傷性脳症

　ここ10年ほどの間に米国を中心に報告が増え，大きな注目を浴びるようになっています。[16] これは，脳震盪などの軽度の頭部外傷を反復して受けた場合に，緩徐進行性の精神神経症状（抑うつ・アパシー・不安焦燥・記憶障害・注意障害・歩行困難・不随意運動など）が出現してくるものです。ボクシングのような激しい打撃を伴うものだけでなく，アメリカンフットボールやラグビー，サッカーなどの幅広いスポーツでみられます。詳しい機序はわかっていませんが，亡くなった元選手の病理解剖において，脳の広範な部位にタウタンパク陽性の神経原繊維変化が出現していることが明らかとなっています。これは，微小血管結合タンパク質の一つであるタウタンパクが脳神経細胞内で過剰にリン酸化されて不溶性となって凝集し，異常に沈着した状態で，アルツハイマー病の中核病理でもあります。これ以外にも脳神経細胞内に前頭側頭葉変性症（frontotemporal lobar degeneration：FTLD）などとも共通する封入体（細胞内に形成される異常な物質の集積。様々な疾患にそれぞれ特徴的なものがある）が出現することが報告されていて，頭部外傷は多彩な神経変性を誘発するものであることが明らかになっています。

○頭部外傷後精神病

　精神疾患にかかっていなかった人が，頭部外傷から平均4〜5年後に被害的幻覚妄想状態を呈するようになることがあります。[17] 精神病症状だけではなく，記憶障害や遂行機能障害などの高次脳機能障害を合併するケースがほとんどで，統合失調症にあるような陰性症状（感情の鈍麻と平板化，意欲欠如，会話の貧困など）は比較的軽度です。また，統合失調症に比べて，抗精神病薬への反応性も低くなっているので，統合失調症とは異なるメカニズムが想定されています。詳細な機序は不明ですが，やはりタウタンパクによる神経変性が関与していることが推察されています。[16] また，扁桃体や前頭葉眼窩面と強い繊維結合のある

表Ⅲ-1-2　GCS（Glasgow Coma Scale）による評価		
観察項目	反応	スコア
E（eye opening）	自発的に開眼する	4
	呼びかけにより開眼する	3
	痛み刺激により開眼する	2
	まったく開眼しない	1
V（best verbal response）	見当識あり	5
	混乱した会話	4
	混乱した言葉	3
	理解不明の音声	2
	まったくなし	1
M（best motor response）	命令に従う	6
	疼痛部へ	5
	逃避する	4
	異常屈曲	3
	進展	2
	まったくなし	1

注：合計点が低いほど重度（満点は15点）。

側頭極の損傷によって，表情の認知や対人的な情動認知に負のバイアスがかかり，被害妄想的になる可能性も指摘されています。[17]

3　頭部外傷による身体障害

　リハビリテーション病院に入院した頭部外傷者170例のうち身体障害がない例は29例のみでした。身体障害としては四肢いずれかの麻痺115例，拘縮54例，脳神経麻痺（複視（物がだぶって見えること）など）54例，失調（手足がゆれたりバランスが悪くなる症状）48例，構音障害（ろれつの回らない症状）44例，視力障害28例（重複あり）など様々でした。[18]

4　頭部外傷による神経心理学的症状

　頭部外傷による脳損傷は②で述べた様々なものが混在し，結果として，前頭葉を中心とした脳神経ネットワークが広範に障害されることが多くなります。一般的に，受傷後48時間以内の意識レベルが GCS（表Ⅲ-1-2）[19]で8点以下では，全例，前頭葉症状が後遺しやすくなっています。[20][21]

○実態調査より

　2004（平成16）年の脳外傷実態調査報告書[22]によると，日常生活において**身辺処理**[23]は50％以上の人が自立していました。日常生活の中で補助具などがあれば自分で行える修正自立以上の人が30％未満しかいない項目は問題解決と就労の2項目でした。精神症状について，ある・少しあるを合わせて50％以上になっている項目は意欲低下・不安や焦り・混乱・興奮の4項目でした。

　2008（平成20）年の東京都の調査では，脳外傷者における高次脳機能障害は，[24]多い順に記憶障害・行動と感情の障害・注意障害・遂行機能障害で，脳外傷者の70％前後にみられていました。行動と感情の障害の内訳は，多い順に，情動

[18] 大橋正洋　2000　成人頭部外傷のリハビリテーションと転帰　脳と発達，**32**，116-121.

[19] GCS（Glasgow Coma Scale）
意識障害の程度を示すもの。合計点が低いほど重度（満点は15点）。

[20] 渡辺修　2017　前頭葉損傷のリハビリテーション　オーバービュー　*Journal of CLINILAL RIHABILITATION*，**26**（3），242-248.

[21] 角田亘・橋本圭司　2007　障害の特徴　総合リハビリテーション，**35**（9），859-864.

[22] 橋本圭司・中村俊規　2004　脳外傷実態調査報告書　東京医科歯科大学難治疾患研究所被害行動学研究部門

[23] 身辺処理
身の回りのことを行う日常生活動作。食事や着替え（更衣），洗顔，歯磨き，排泄など基本的なものを指すが，厳密には決まっていない。

[24] 渡邉修　2008　高次脳機能障害実態調査報告書，東京都高次脳機能障害者実態調査検討委員会
https://www.jstage.jst.go.jp/article/jjrmc/46/2/46_2_118/_pdf（閲覧日：2017年11月17日）

▷25　アパシー
1990年に Marin が「動機付け」の欠如と提案したが，2006年に Richard Levy が「目的志向型の行動の量的減少」と定義し直した。彼は①情動・感情的な反応の低下または消失，②行動の計画を立てるための能力の低下，③思考を活性化したり運動計画を開始したりする能力の低下によるものに分類した（▷21）。

▷26　西尾慶之　2017　前頭葉の機能とその障害 *Journal of CLINICAL REHABILITATION*, **26**（3），249-255.

▷27　小野田法孝・須貝外喜夫　2004　嗅覚中枢の神経生理学 *Journal of Japan Association or Odor Environment*, **35**（4），175-181.

▷28　固執性
思考の切り替わりにくさ。一つの概念や心の構え（セット）から他の概念や心の構えに移ることが困難になる神経心理学的症状。些細なことにとらわれて先に進めなかったり，肝心な重要事項が抜け落ちてしまったりする行動の背景にある（▷9）。

▷29　武田克彦・村井俊哉（編著）　2016　高次脳機能障害の考え方と画像診断　中外医学社　pp. 255-268.

▷30　Meythaler, J. M., Peduzzi, J. D., Eleftheriou, E., & Thomas, A. N. 2001 Current concepts : diffuse axonal injury-associated traumatic brain injury. *Archives of Physical Medicine and Rehabilitation* **82**, 1461-1471.

▷31　社会認知機能
適応的な社会行動の実現にとって必須の能力。対人関係の場面で，他人の意図を理解したり，他者がもつ怒

の障害・意欲の障害・興奮状態・抑うつ状態となっていました。

○損傷部位と神経心理学的症状

　頭部外傷で脳挫傷を受けやすい前頭前野・前頭葉底面から側頭葉の前方〜外側底面には情動回路が位置し，その損傷は情動が適切に喚起されないためにおこる**アパシー**[▷25]や，情動の抑制障害，攻撃性亢進などの症状と関連します。この中の眼窩前頭前皮質は報酬の予測や対象に対する価値づけの機能をもち，この損傷で起きる衝動性の亢進や多幸（理由もないのに気分が高揚する症状），社会的判断の低下は，目の前にある一見価値の高そうな対象に飛びつく行動と解釈することもできます[▷26]。なお，眼窩前頭皮質は嗅覚野とされ，嗅覚障害はこの部位の損傷を疑うサインとなりえます[▷27]。

　びまん性軸索損傷後の逆行性神経障害によって損傷されやすい内側前回・前部帯状回は，価値についての学習や価値に基づく行動の選択に関与し，損傷されると行為を駆動する価値や動機が形成されずにアパシーを引き起こす可能性があります。自発的思考・行動の欠如を特徴とし，一方で声掛けなどの刺激に対する反応は比較的保たれます。

　外側前頭前皮質は情報の制御，つまり，複数の情報に対する注意の切り替えに関与しています。これは遂行機能の重要な構成要因であり，この部位の損傷は遂行機能の障害を引き起こし，行動の計画ができないためのアパシーや思考の柔軟性の低下・**固執性**[▷28]にもつながります。

　低酸素障害による海馬や扁桃体の損傷は記憶障害や情動障害に関連します。海馬の両側の損傷は重度の前向性のエピソード記憶の障害（たとえば今さっきおきたばかりの出来事をすっかり忘れているなど）に関与し，情動による記憶の増強効果に重要な役割を果たす扁桃体の損傷も記憶の障害に関与すると考えられます[▷29]。扁桃体には感覚情報が自己の生存にとって益か害かを判断して快/不快の情動を発現する働きもあり，眼窩前頭前皮質や内側前頭回との繊維結合によって同部位の刺激に対する報酬や価値の判断に影響を及ぼすと考えられます。

　びまん性軸索損傷は広範に神経ネットワークを障害し，頭部外傷による高次脳機能障害の最も重要な要因となります。結果としての脳室拡大・脳萎縮の程度は後遺症の重症度と相関しています[▷30]。神経ネットワークの障害は大脳内の情報伝達を障害し，情報処理速度を低下させ，注意障害，記憶障害，遂行機能障害や易疲労性と関連します。また，脳梁や帯状回，脳弓の萎縮は**社会認知機能**[▷31]との関連が示唆されています。注意力低下を補う過度な労力は，頭痛・めまい・いらいら・過敏性などの愁訴と関連する可能性があります[▷9]。

○社会的行動障害

　頭部外傷において社会的行動障害は社会参加を阻害する最大の因子ですが，対人関係の障害，ひきこもりや徘徊など様々な問題行動の総称であって，特定の脳領域との明確な関係はありません[▷29]。また，たとえば社会認知機能は対人関

係の障害の基盤となる認知機能ですが，前頭葉・側頭葉・頭頂葉，および辺縁系に拡がる広範な神経ネットワークを基盤とする様々な能力を含んでいます。**自己認知の障害**▷32も同様に社会的行動を不適切にする大きな要因ですが，内側前頭回，前部帯状回などの病変やびまん性軸索損傷などの関与が想定されるものの，確実なことはわかっていません。▷17さらに，ある問題行動が脳損傷の直接の結果なのか，あるいは脳損傷によって生じた身体障害や記憶障害，失職や経済的困難に対する心理的反応であるのか，それとも受傷前からの因子によるのかは非常に個別性が高く，判断も簡単ではありません。失敗体験の積み重ねや叱責，疎外される体験

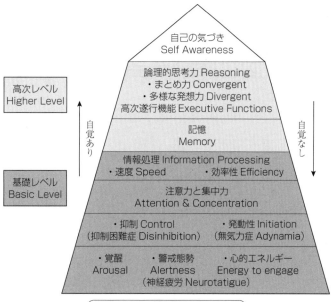

図Ⅲ-1-2 神経心理ピラミッド
出所：立神ほか，2010 ▷33

は不安や抑うつ，焦燥，怒りっぽさなどを引き起こしえます。頭部外傷の危険因子にはアルコール，貧困，疾患（てんかんやADHD等）などがあり，▷1受傷前の因子が影響していることもまれならずみられます。頭部外傷後に多くみられる頭痛やめまい，耳鳴り，感覚過敏などの身体症状も社会的行動に影響します。そのため，多面的な評価が必要です。

◯前頭葉機能障害の考え方

頭部外傷の中心的な神経心理学的症状である前頭葉機能障害には階層性があると考えられています。▷33図Ⅲ-1-2はニューヨーク大学医療センターリハビリテーション医学ラスク研究所の通院回復プログラムの中で用いられている神経心理ピラミッドです。認知機能の働き方には順番があって，下の階層にある機能は認知の働きの基礎であり，その上にあるすべての機能に影響を及ぼしているという仮説を示しています。この仮説は，前頭葉機能障害をもつ人への介入を計画するときに非常に役立ちます。まず介入すべきは神経疲労や覚醒のレベルであることがよくわかるからです。そして，そのためには，まず睡眠や栄養をきちんととることや姿勢を整えることなど基本的な健康状態と運動のレベルに目を向けるべきであることにも気づかされます。頭部外傷のリハビリテーションは，たとえ身体に麻痺がなくても，運動や姿勢，摂食嚥下や全身状態にも目を向けて包括的・総合的に行われなければなりません。そして，当事者それぞれの社会参加を目標にすえ，リアルな生活の中でひとつずつできることを増やしていくプロセスを当事者・家族とともにふんでいきます。

（齋藤　薫）

りや嫌悪などの情動を理解したり，他者に共感する能力が含まれる。これらはそれぞれ，心の理論，情動認知，共感と呼ばれる（▷28）。

▷32　自己認知の障害
自己の状態や症状に自ら気づくことが乏しい。たとえ言語的に「わかっている」と述べても，たとえばどんどん食べてしまうとか，すぐ怒ってしまうなどの脱抑制行動を自ら制止できないこと自体に気づかない。自己の振る舞いが周囲にどのように波及するかについての認知も乏しい。脳外傷者に多くみられる。

▷33　立神粧子・Yehuda, B.・大橋正洋（監修）2010　前頭葉機能不全その先の戦略：Rusk通院プログラムと神経心理ピラミッド　医学書院

III 神経心理学的症状を引き起こす疾患とは

  脳血管障害

1 脳血管障害とは

　脳の活動は，酸素を含む絶え間ない脳動脈の血流で維持されています。脳動脈が狭窄して血流量が減少すると，脳組織は必要な血流が不足して活動が低下する「虚血」の状態となり，そのまま血流が回復しなければ脳組織は壊死し「梗塞」の状態にいたります。一方，脳血管が何らかの原因でもろくなると，脳内や脳表面のくも膜下に出血することで，脳組織を障害します。また，血液と脳内環境を分けている脳血管のバリアが破綻し，血液成分が脳内に染み出して広範な脳障害をきたすこともあります。このような脳血管の異常による脳や脊髄の機能障害を，脳血管障害といいます。日本の死亡原因の第4位であり，神経心理症状（高次脳機能障害）をきたす主要な疾患でもあります。

2 脳血管障害の分類

　アメリカ国立衛生研究所（National Institutes of Health：NIH）の分類によれば，脳血管障害は「無症候性のもの」「局所障害を呈するもの」「脳血管性認知症」「高血圧性脳症」に分けられます（表III-2-1）。主要な脳動脈の走行はほぼ一定しており，ある血管の障害はその血流支配領域に対応した脳機能障害を生じます。たとえば左大脳の外表面を灌流する左中大脳動脈が閉塞すると，左大脳半球にある言語中枢が虚血や梗塞に陥り，失語症が生じます。障害が一過性で24時間以内に消失する場合は，脳動脈の一時的な閉塞による虚血症状と考えられ，一過性脳虚血発作（transient ischemic attack：TIA）と呼ばれます。障害が持続する場合が脳卒中で，そのうち，血管が閉塞する脳梗塞と，血管が破綻する出血性のもの（脳出血，くも膜下出血，脳動静脈奇形（arteriovenous malformation：AVM）からの頭蓋内出血）があります。脳卒中のうち，脳梗塞が約7割を占めます。無症候性のものとは，小さい脳出血や脳梗塞が気づかれずに経過したもので，脳画像検査により偶然に発見されることもあります。脳血管認知症は，複数の脳領域，あるいは機能的な「要所」のみに脳卒中が生じて認知症症状をきたすものです。高血圧性脳症では，制御困難な血圧上昇が上述の血液脳関門の破綻を生じて広範な脳障害をきたします。

▷1　脳内の毛細血管を構成する細胞には他の組織のそれと異なり隙間がなく，中枢神経系（脳と脊髄）は血液の影響から厳密に守られている。この構造を血液脳関門 blood-brain barrier という。

▷2　National Institute of Neurological Disorders and Stroke Ad Hoc Committee. 1990. Classification of cerebrovascular diseases III. *Stroke*, **21**, 637-676.

▷3　⇨VI章参照

表III-2-1　脳血管障害の分類（NIH分類一部改変）

A．無症候性のもの
B．局所障害を呈するもの
　B-1．一過性脳虚血発作
　B-2．脳卒中
　　B-2-1．脳出血
　　B-2-2．くも膜下出血
　　B-2-3．脳動静脈奇形からの頭蓋内出血
　　B-2-4．脳梗塞
　　　B-2-4-1：アテローム血栓性脳梗塞
　　　B-2-4-2：心原性脳塞栓症
　　　B-2-4-3：ラクナ梗塞
　　　B-2-4-4：その他の脳梗塞
C．脳血管性認知症
D．高血圧性脳症

III - 2 脳血管障害

3 脳血管障害の病態と臨床

○脳梗塞

梗塞の機序には，「血栓性」「塞栓性」「血行力学性」があります。血栓性とは，本来止血のための血液凝固反応が血管内で生じ，形成された血栓と呼ばれる凝血塊が血管を閉塞する場合で，後述する動脈硬化性変化に重なって血栓が生じます。塞栓性とは，心臓や他の動脈の壁にできた血栓がはがれて，脳内の動脈に流入し閉塞する場合です。また，元々脳に血流の不十分な領域があって，そこがさらなる血流低下にさらされることで虚血に陥る場合が血行力学性です。一方，脳の動脈は，大脳皮質を表面から取り囲み脳を栄養する太い皮質枝と，太い動脈からほぼ直角に分岐して脳の深部（皮質下）を栄養する細い穿通枝に分かれます。実際の臨床では梗塞の機序と閉塞する動脈の種類をもとに，動脈硬化と関連するアテローム血栓性脳梗塞，心臓内の血栓と関連する心原性脳塞栓症，一本の穿通枝が閉塞するラクナ梗塞，その他の脳梗塞，の４種類の基本病型があります。

アテローム血栓性脳梗塞は，頭蓋内外の動脈に生じるアテローム性動脈硬化を基盤とする脳梗塞です。アテロームとは動脈内膜の脂質沈着のことで，高血圧や糖尿病・脂質異常症・喫煙といった危険因子の存在により，動脈内膜が厚く硬くなることを，アテローム性動脈硬化といいます。この内膜の肥厚部位にできた血栓が徐々に拡大し脳動脈を血栓性に閉塞する場合，数時間から数日かけて徐々に症状が増悪することがあります。一方，動脈壁で形成された血栓がはがれて先の脳動脈を閉塞する場合は動脈原性塞栓症とも呼ばれ，症状は突然に完成します。なお，長い経過で動脈が狭くなるアテローム性動脈硬化の場合，血流が不十分な領域に対し，周囲から血流を補う**側副血行**が働きます。しかし血流の弱い領域がさらに全身血圧低下などにさらされると，血流が維持できず血行力学性の脳梗塞を生じます。アテローム血栓性脳梗塞で起床時に症状に気づかれることが多いのは，夜間就眠時の血圧低下を反映しているとされています。

心原性脳塞栓症は，心臓でできた血栓が脳動脈に流入して生じる塞栓性の脳梗塞です。**心房細動**や心筋梗塞・拡張型心筋症・心内膜炎といった心疾患では，脳や全身を循環させる左心系（左心房と左心室）の心臓壁に運動が不良な部分があり，そこでできた比較的大きな血栓が流れて太い脳動脈を閉塞し，大脳皮質を含む（ときに広範な）脳梗塞を生じます。また，本来は左心系と，肺を循環させる右心系（右心房と右心室）には直接の交通はありませんが，**卵円孔開存**などで右心系と左心系に交通がある場合，いきむ動作などで右心系の圧が上昇すると，足の静脈にできた血栓などが右心系から左心系に流入し，脳塞栓症となります（奇異性脳塞栓症）。心原性脳塞栓症では日中活動時に突然，大脳皮質症状を含む重篤な症状を発症することが多くみられます。

ラクナ梗塞の「ラクナ」とは小さい空洞の意味で，細い穿通枝一本が閉塞し

▷4 側副血行
動脈血流が不十分な場合に，代替的に血液を供給する血行を側副血行という。左右前後の太い脳動脈が脳幹の前の脳底部でリング状に結合した構造を作るウィリス動脈輪は，左右の大脳半球の血流を等しく維持する役割があり，側副血行として機能する。

▷5 心房細動
高齢者に多い不整脈で，心原性脳塞栓症の原因としては最多となる。左心房が有効に収縮せず細かく震えているだけとなるため，血流がうっ滞し血栓ができやすい。

▷6 卵円孔開存
卵円孔は左右の心房の間にある孔で，本来出生時に閉じるべきであったものが，閉鎖せずに残存した状態を卵円孔開存という。

▷7 大脳皮質は表面が神経細胞の層で，皮質下が神

51

経線維の層となるが，皮質下にも神経細胞の集合体が埋もれていて，多くの穿通枝により栄養されている。この穿通枝が高血圧の影響で出血しやすく，被殻，ついで視床と呼ばれる神経細胞構造の出血が，それぞれ脳出血部位別頻度の1位と2位を占める。

▷8 血管壁にアミロイドたんぱくが蓄積し，血管壁が変性して出血などを生じる疾患を，脳アミロイドアンギオパチー（cerebral amyloid angiopathy：CAA）という。蓄積するアミロイドたんぱくはアミロイドβと称され，アルツハイマー型認知症の脳内に蓄積して老人斑を構成するたんぱくでもある。

▷9 脳浮腫
脳組織内の水分が増加し，脳が腫脹した状態のこと。血管障害に限らず，外傷や感染・腫瘍による圧迫など種々の状態でみられる。

▷10 頭蓋内圧亢進
脳，脳脊髄液，脳血管などを含む頭蓋骨内の圧力が異常に上昇した状態のこと。頭痛，嘔吐などをきたし，重症化すれば意識障害から脳ヘルニアを生じて死にいたる。

▷11 脳ヘルニア
脳組織が腫脹して周囲の構造から逸脱・変形した状態で，血管の圧迫による血流障害も加わり，進行すると脳幹が圧迫されて脳死にいたる。

▷12 水頭症
頭蓋内で脳脊髄液が過剰に貯留した状態のこと。脳脊髄液は脳室と呼ばれる脳内の空洞で産生され，くも膜下腔に流出しているが，くも膜下腔に粘稠な血液が貯留することでこの脳脊髄液の流出が妨げられ，水頭症

て径1.5cm未満の小さい梗塞を生じる場合を，ラクナ梗塞と呼びます。主に穿通枝が高血圧により直接変性するためとされています。このラクナ梗塞は多発することで，種々の認知機能低下を生じることもあります。

その他の脳梗塞には，血液凝固異常や白血病などの血液疾患，動脈壁の解離，血管炎，原因が不明のものを含みます。

◯ 脳出血

脳出血では，高血圧性変化により細い穿通枝が破綻して脳内に出血する場合が大部分（高血圧性脳出血）で，出血する場所もおおむね穿通枝のある皮質下の領域に限られます。一方，高齢者では血管壁にアミロイド蛋白が沈着し，血管がもろくなって出血することもあります。この場合は高血圧性とは異なり，いずれかの大脳表面での出血（大脳皮質下出血）となります。脳内に形成された出血塊（血腫）は周囲の脳組織を破壊・圧迫し，**脳浮腫**や循環障害による二次的な障害が出現します。さらに血腫が大きくなると，**頭蓋内圧亢進**や**脳ヘルニア**をきたし，重度・広範な脳障害や死にいたることもあります。

◯ くも膜下出血

脳・脊髄と，それを取り巻くくも膜の間の空間（くも膜下腔）には透明な脳脊髄液があり，脳・脊髄を保護していますが，脳表面のくも膜下腔に出血した状態をくも膜下出血といいます。その多くは動脈の分岐部などにできる異常な膨隆（脳動脈瘤）が破裂することにより生じます。出血により「突然の，人生最強の」頭痛や意識障害が出現し，頭蓋内圧亢進や**水頭症**，出血にさらされた動脈の異常収縮（脳血管攣縮）による二次的な脳虚血などの合併症を生じ，生命・機能予後共に不良な疾患です。

◯ その他の脳血管障害

脳動静脈奇形からの頭蓋内出血はまれなもので，脳の動脈と静脈の間に脆くて太い異常血管が存在する先天奇形により，てんかん発作のほか，若年性の脳内出血やくも膜下出血をきたします。なおこれらのほかにも，頻度は少ないですが多彩な脳血管障害があります。もやもや病（ウィリス動脈輪閉塞症）は脳を栄養する太い動脈が原因不明に狭窄・閉塞してゆく難病で，血流を補う多数の小血管が，画像検査で「もや」が立ちのぼるように見えます。虚血症状のほか，小血管が破れて出血することもあります。また，脳内では動脈と静脈が別経路で走行しますが，静脈に血栓が生じる脳静脈血栓症では，流出路である静脈の閉塞で血液のうっ滞が生じ，頭蓋内圧上昇のほか，広範で不規則な脳梗塞・脳出血をきたします。

④ 脳血管障害の神経心理症状

脳の機能には一定の局在があることから，ある部位の脳損傷はその部位の，およびその部位が参加する脳内ネットワークの機能の障害を生じます（局在徴候）。特に脳梗塞は脳動脈支配領域に生じるため，この局在徴候が明瞭になり

やすく，大脳皮質を障害しやすいアテローム血栓性脳梗塞と心原性脳塞栓症では，神経心理症状がみられやすくなります[13]。しかし大脳皮質症状があるにもかかわらず脳梗塞が皮質に及ばず皮質下にとどまっていることがあります。その理由としては，アテローム血栓性脳梗塞の場合，脳梗塞周囲の広い範囲で梗塞にはいたらない程度の虚血が生じている可能性があります。また脳損傷一般で，損傷部位と線維連絡のある遠隔部位の機能が低下する場合があります。これには，ある脳部位の神経細胞の損傷が，線維連絡をしている他の部位の機能を低下させる場合（diaschisis と呼ばれる）と，ある脳部位の神経線維の損傷が，線維連絡を離断して広範な機能低下を生じる場合があります。このため皮質下の小さいラクナ梗塞や，限局した高血圧性脳出血であっても，これらの遠隔効果を介して神経心理症状が生じることがあります。

　脳出血の場合は脳内の組織を圧迫して破壊するため，梗塞よりも周囲への影響がより大きくなります。さらに頭蓋内圧亢進や水頭症を合併すれば，脳全体の機能低下である意識障害などのびまん性（非局在性）徴候が前景となります。くも膜下出血ではむしろびまん性徴候の方が目立ちます。まれな病態である脳動静脈奇形からの脳出血やもやもや病，脳静脈（洞）血栓症（cerebral venous sinus thrombosis）などでは，一次的な障害部位の局在徴候と，二次的なびまん性徴候の組み合わせにより，それぞれに多彩な症状がみられます。

　なお脳血管障害発症後の数週間は，不安定な脳循環や脳浮腫などの影響，diaschisis などの影響から状態が変動しやすく，神経心理学的評価には，これらの動的な要因を考慮して解釈を行うことが大切です。

⑤ 脳血管障害の検査

　脳梗塞では磁気共鳴画像（magnetic resonance imaging：MRI）により病巣を早期に描出できます[14]。放射性物質を用いた検査では，脳血流や代謝の分布を画像化できます[15]。さらに閉塞機序を明らかにするため，頭蓋内外の血管・心臓の状態・血液凝固機能などを調べます。コンピュータ断層撮像（Computed tomography：CT）は出血を明瞭に描出できるため，脳出血やくも膜下出血の検出に有用です。

⑥ 脳血管障害の治療

　脳梗塞の急性期では閉塞した血管を可及的早めに再開通させる治療が施行されます[16]。脳出血では，ときに救命を目的とした血腫除去術が行われます。くも膜下出血では，重症度に応じて動脈瘤の再破裂を防ぐために，動脈瘤をクリップで留めるか，動脈瘤内にコイルを充填して塞栓させることがあります。いずれの脳血管障害においても，早期からのリハビリテーション評価・介入が必要であり，そのための神経心理学的評価が適宜必要となります。

（林竜一郎）

が出現する。

[13] 具体的な血管およびその領域と神経心理症状の対応の詳細は本稿の範囲を超えるが，多くの成書があり，一部の参考図書を紹介する。
田川皓一（編）2010 脳卒中症候学 西村書店
平山惠造・田川皓一（編）2013 脳血管障害と神経心理学 第2版 医学書院

[14] MRI や CT による脳の水平断面は各種の脳画像的評価の基本となるもので，その解剖学的な特徴を大まかに理解することは有意義である。なお MRI では水平断面以外にも，冠状断面や矢状断面といった多彩な断面を作成でき，これらはたとえば記憶に関係する側頭葉内側領域や，言語に関連する前頭葉・側頭葉外側を描出するのに優れている。

[15] 血流や代謝を反映する放射線放出物質を注射するもので，一般臨床では血流分布を描出する単一フォトン断層撮影法（Single Photon Emission Computed Tomography：SPECT）が，特殊な環境では血流や代謝を描出するポジトロンエミッション断層撮影法（Positron Emission Tomography：PET）が用いられる。

[16] 現在はすべての脳梗塞病型において，出血しやすいなどの禁忌事項がない限り，発症4時間半以内に血栓溶解薬を注射する血栓溶解療法が推奨されている。さらにこれで改善が得られなければ，発症8時間以内など一定の基準のもとに，血管内に細い管であるカテーテルを挿入し血栓を機械的に回収する血管内治療が推奨されている。

III 神経心理学的症状を引き起こす疾患とは

3 脳炎・代謝異常

1 脳炎・脳症とは

　脳炎，脳症は，意識障害や痙攣にくわえ，記憶障害や注意障害など様々な神経心理学的症候をきたすことがある疾患ですが，ウイルスなどの感染症や自己免疫の異常により脳実質に炎症が生じたものを脳炎（encephalitis），非炎症性の浮腫などにより脳に機能障害をきたしたものを脳症（encephalopathy）と一般的に区別します。前者の原因としては，ウイルスや細菌による感染症，膠原病や血管炎症候群などの自己免疫性疾患があげられ，後者の原因としては，低酸素脳症や肝性脳症，ウェルニッケ脳症（Wernicke's encephalopathy：WE），薬剤の副作用による薬剤性脳症などがあげられます。しかし，脳炎と脳症の定義には実は曖昧な点も多く，両者は厳密に区別できないことも少なくありません。

　本節では，脳炎・脳症の代表疾患である，単純ヘルペス脳炎のほか，近年注目されている抗NMDA受容体脳炎（Anti-N-methyl-D-aspartate receptor encephalitis）などの自己免疫性脳炎・脳症を中心に概説を行います。これらの疾患は，早期の内科的治療により症状の改善が期待できるため，適切な評価による早期診断やその後の治療効果判定などの点で，神経心理学が果たす役割が大きい領域ともいえます。

2 感染性脳炎

○単純ヘルペス脳炎

　ヘルペスウイルスには，単純ヘルペスウイルス（herpes simplex virus：HSV）▷1のほかに，水痘・帯状疱疹ウイルスやサイトメガロウイルス（cytomegalovirus：CMV）などがあり，いずれも脳炎を起こすことが知られています。その中でもHSVによる脳炎は，脳炎全体の20％程度を占め，原因ウイルスが判明した脳炎の中では最も頻度が高いことが知られています。▷2

　特に**単純ヘルペス1型**（HSV-1型）▷3による脳炎では，一側あるいは両側の側頭葉を中心に（図III-3-1），島回，帯状回，前頭葉下面の前頭眼窩皮質などの脳領域にウイルス感染が好発することが知られており，これに対応して記憶障害や見当識障害，人格障害，てんかん，嗅覚・味覚障害などの多彩な症状をきたします。細菌性髄膜炎と同様に，早期に治療を開始する必要がある神経救急疾患であり，治療の遅れは致命的となり，重度の後遺症を残すことも少なく

▷1　単純ヘルペスウイルスは，皮膚や粘膜に感染して，小水疱（小さい水ぶくれ）ができる単純疱疹などの皮膚疾患の原因として知られている。初感染は無症状であることが多く，日本人は20～30代で約半数，60代以上ではほとんどの人がすでにウイルスに感染しているというデータもある。普段は細胞の中に潜伏しており症状は出てこないが，風邪などで免疫力が落ちた際に症状が出現する。小水疱が出現した部位ごとに，口唇ヘルペス，顔面ヘルペス，性器ヘルペスなどと呼ばれる。
水痘・帯状疱疹ウイルスは，帯状疱疹の原因ウイルスである。子どもの頃にかかった水痘（水ぼうそう）のウイルスは神経の中に長期間潜伏しているが，免疫力の低下をきっかけにウイルスが再活性化して発症したのが帯状疱疹である。

▷2　日本神経感染症学会・「単純ヘルペス脳炎診療ガイドライン」作成委員会　2017　単純ヘルペス脳炎診療ガイドライン　2017　南江堂

▷3　**単純ヘルペス1型**
単純ヘルペスウイルス（HSV）には2つのタイプが存在し，それぞれHSV-1型とHSV-2型という。HSV-1型は口唇ヘルペスとされ，上半身の神経節に潜伏しており，HSV-2型は性器ヘルペス

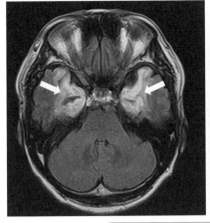
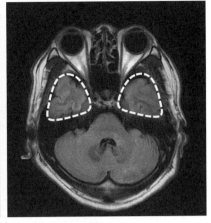

A. ヘルペス脳炎の脳 MRI（FLAIR）　　B. 健常者の脳 MRI（点線部が側頭葉）

図Ⅲ-3-1　ヘルペス脳炎の脳 MRI 画像所見

注：通常、側頭葉の内側はBのように灰色（等信号）を呈しているが、ヘルペス脳炎ではAのように白色（異常高信号）を呈することがある（A矢印部）。

の原因ウイルスとされ、下半身の神経節に潜伏することが多いとされる。

ありません。半数近くの患者に後遺症を認めるとされており、ヘルペス脳炎を疑う経過や症状があれば、詳細な検査結果を待たずに抗ヘルペス治療を開始するのが原則です。

○単純ヘルペス脳炎の臨床症状

単純ヘルペス脳炎は、発熱や頭痛、咳・鼻汁などの上気道感染症状で発症し、数日後に意識障害や痙攣、妄想や暴言言動などの精神症状、性格変化を生じることが一般的です。また、抗ウイルス治療などにより状態が改善した後にも、記憶障害を中心とした高次脳機能障害が残存することが少なくありません。

記憶障害については、側頭葉内側の海馬や海馬傍回の障害が原因であることが多く、側頭葉性記憶障害と称されます。海馬は新しい記憶の形成に強く関与しているため、一般的に逆向性健忘より前向性健忘の方が重度とも報告されていますが、その程度は様々であり、改訂長谷川式簡易知能評価スケール（Hasegawa Dementia Scale-Revised：HDS-R）などのスクリーニング検査では症状が検出されず、改訂版ウェクスラー記憶検査（Wechsler Memory Scale-Revised：WMS-R）などの詳細検査によってはじめて記憶障害が明らかになる例もあります。

障害が側頭葉内側に限局している場合は、即時記憶や知能、病識が比較的保たれ、作話は目立たないことが多く、さらに損傷が左側に限局していれば言語性記憶障害が、右側に限局していれば非言語性記憶障害（顔や図形の記憶など）が目立ちます。しかし、多くの症例ではその他の脳領域も障害されているため、記憶障害以外にも、見当識障害、病態失認（症状の自覚がない）、道順障害（方角や道順がわからず道に迷う）、性格変化、幻視や幻聴、相貌失認（顔の認識ができない）、喚語困難（言葉が思いだせない）や錯語（言い誤り）、意味性記憶障害

▷4 クリューバー・ビューシー症候群（Klü-ver-Bucy syndrome）
サルの扁桃体を含む両側側頭葉前部を切除すると，口唇傾向（何でも口に入れてしまう），情動反応の低下（蛇などの恐怖の対象に対しても恐れず馴れ馴れしくなる），性欲亢進，異食などの特徴的な症状が出現することが知られている。ヒトの場合でもヘルペス脳炎などにより両側の側頭葉前方が障害されると類似の症候を認めることがある。

▷5 矢崎健彦・天野直二 2007 精神科臨床における性機能の問題 性欲亢進をきたす精神疾患 器質性精神障害を中心に 精神科治療学，**22**(10)，1153-1157.

▷6 Titulaer, M. J., Mc Cracken, L., Gabilondo, I., Armangue, T., Glaser, C., & Iizuka, T., et al. 2013 Treatment and prognostic factors for long-term outcome in patients with anti-NMDA receptor encephalitis: an observational cohort study. *The Lancet Neurology.* **12**(2), 157-165.

▷7 免疫や炎症を強力に抑える作用をもつステロイド薬を大量に静脈点滴するステロイド大量静注療法（ステロイドパルス）や，献血から集めた免疫グロブリンを大量に静脈点滴する免疫グロブリン大量静注療法（IVIg），あるいは患者の血液を血球成分と血漿成分に分離した後に，原因抗体を含む血漿を廃棄して，それと同じ量の健常な方の血漿を入れて置き換える血漿交換（PE）などを行う。無効例ではシクロフォスファミドの大量静注療法やリツキシマブなどの強力な免疫抑制療法を検討する。

（言葉の意味・辞書的な記憶の障害），**クリューバー・ビューシー症候群**（Klü-ver-Bucy syndrome）[▷4]，コルサコフ症候群（Korsakoff syndrome）（後述）など，実に様々な高次脳機能障害が報告されています。[▷3▷5]

3 自己免疫性脳炎・脳症

　本来はウイルスや細菌などから身体を守るはずの免疫システムが，何らかの原因で異常をきたし自らの脳組織に対する抗体を産生するなどして自身の脳を攻撃してしまうことで生じる疾患を自己免疫性脳炎・脳症と総称します。

　ヘルペス脳炎などの感染症に比べて，症状の進行が比較的遅いことがあり，さらに血液検査や髄液検査，脳 MRI などの画像検査でほとんど異常がみられず，性格変化や精神症状のみが前景に現れることもあるため，身体表現性障害などの精神疾患や詐病と誤診されることや，未治療のまま見逃されてしまうことも少なくありません。

　近年では検出技術の進歩により様々な原因抗体が報告されていますが，特に，抗 NMDA 受容体脳炎は，卵巣奇形腫を有する若年女性に特徴的な精神症状で発症し，免疫治療により良好な予後が得られることから注目されています。本項では代表的な自己免疫性脳炎である抗 NMDA 受容体脳炎と傍腫瘍性自己免疫性脳炎についてみていきます。

○抗 NMDA 受容体脳炎

　抗 NMDA 受容体脳炎とは，抗 NMDA 受容体抗体が検出される自己免疫性の辺縁系脳炎・脳症であり，2007年に Dalmau らにより提唱された疾患です。発症年齢は 8 か月〜85歳（中央値21歳）とあらゆる世代で発症しますが，特に若年女性に好発し，[▷6] 後述するような特徴的な臨床像を呈し，適切な早期治療により良好な経過をたどり得ることが知られています。

　NMDA 受容体は，中枢神経系の主な興奮性神経伝達物質であるグルタミン酸の受容体の一つであり，シナプスの可塑性や記憶および学習に関与しています。この NMDA 受容体に対する自己抗体が病態に関わっており，早期の積極的な免疫治療が重要となります。[▷7] さらに若年女性症例の約半数に卵巣奇形腫が合併することが知られており，奇形腫の早期切除が良好な予後につながるとされています。[▷8] 症状が重度で回復に時間がかかる例も少なくありませんが，診断・治療が適切に行われれば劇的に症状が改善することが知られており，発症から 2 年後には約 8 割の患者で日常生活が自立するほどの回復が得られたと報告されています。[▷6]

○抗 NMDA 受容体脳炎の臨床症状

　抗 NMDA 受容体脳炎では，以下に示す 4 つの特徴的な病期をたどることが知られています。まさに悪魔にとりつかれたような精神症状や不随意運動は非常に印象的であり，アメリカのホラー映画である「エクソシスト（The Exorcist)」も，この疾患がモデルになったのではといわれています[9]。

1. 前駆期

発熱，頭痛，倦怠感，嘔気嘔吐，下痢などの非特異的症状が5〜14日持続します。

2. 精神病期

前駆期出現から2週間以内に，無気力，無感動，抑うつ，不安などの感情障害が出現し，その後，興奮，幻覚，妄想などの統合失調症様症状が急速に進行します。この時期に統合失調症や解離性障害と誤診されることもあります。

3. 無反応期・不随意運動期

精神症状が極期に達し，痙攣発作を生じ，急速に無反応状態に陥ります。開眼していても発語はなく，外からの刺激にも反応が乏しくなります。また，この時期には多汗，発熱，脈が早くなる，遅くなるにくわえ，呼吸数低下，唾液分泌の過多，嚥下障害なども加わり，人工呼吸器による管理が必要となることも少なくありません。また，開眼，開口，舌を突き出す動きなどを不規則に繰り返す不随意運動（ジスキネジア）を始め，四肢にも様々な不随意運動が出現するのが特徴です。これらの不随意運動は，数週間から1年間持続する場合もあります。

4. 緩徐回復期

不随意運動が落ち着き始め，徐々に意識状態が改善してきます。記憶障害なども数か月から数年かけて回復してくる場合が多いとされます。意識障害が半年以上遷延した症例ではしばしば脳萎縮を認めますが，発症5〜7年後に認知機能の回復とともに脳萎縮が改善した例も報告されており[10]，長期間の無反応状態により脳が萎縮したとしても，症状が著明に回復する可能性があることを知っておくことは非常に重要です。

○悪性腫瘍に伴う自己免疫性脳炎（傍腫瘍性脳炎）

悪性腫瘍に伴う自己免疫性脳炎（傍腫瘍性脳炎）とは，腫瘍に対する免疫反応が，共通する抗原をもつ自身の神経組織を障害してしまう，傍腫瘍性症候群（paraneoplastic syndrome）の一つです。腫瘍の直接浸潤や転移，抗がん剤の副作用によるものではなく，免疫反応による疾患であり，脳炎以外にも特定の自己抗体に対応した多彩な病型が知られています（参考文献などを参照）。抗体の種類によって免疫治療に対する反応性は異なりますが難治例が多く，背景にある悪性腫瘍の治療が症状進行抑制の鍵になります。また，脳炎の症状が悪性腫瘍の出現に先行することも多いため，血液や骨髄検査で異常な自己抗体が検出された場合，悪性腫瘍の検索・評価が生命予後を考えるうえでも重要となります。

脳炎の病型には，辺縁系脳炎，脳脊髄炎，脳幹脳炎，小脳炎などがあります

▷8 長山成美・田中惠子 2016 自己免疫性脳炎・脳症 抗NMDA受容体抗体関連脳炎 BRAIN and NERVE：神経研究の進歩，**68**(9)，1001-1009.

▷9 Sebire, G. 2010 In search of lost time from "Demonic Possession" to anti-N-methyl-D-aspartate receptor encephalitis. *Annals of neurology*, **67**(1), 141-142.

▷10 Iizuka, T., Yoshii, S., Kan, S., Hamada, J., Dalmau, J., & Sakai, F., et al. 2010 Reversible brain atrophy in anti-NMDA receptor encephalitis: a long-term observational study. *Journal of neurology*, **257**(10), 1686-1691.

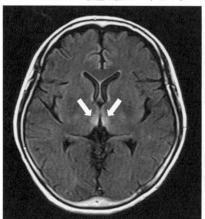
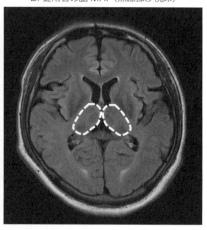

A. ウェルニッケ脳症の脳MRI（FLAIR）　　B. 健常者の脳MRI（点線部が視床）

図Ⅲ-3-2　ウェルニッケ脳症の脳MRI所見

注：通常，視床はBのように灰色（等信号）を呈しているが，ウェルニッケ脳症では視床の内側部が白色（異常高信号）を呈することがある（A矢印部）。

が，最も多い辺縁系脳炎については，急性から亜急性に進行する記銘力障害，見当識障害，易興奮性，恐怖，抑うつ，意欲低下にくわえ，様々な自律神経障害や痙攣，意識障害などをきたします。

4　代謝性脳症

○ウェルニッケ・コルサコフ症候群

アルコール依存症やビタミンを含まない中心静脈栄養・末梢補液，腸管手術後，妊娠悪阻，長期の飢餓などによるビタミンB1（サイアミン）の欠乏によって生じる脳症であり，急性期のウェルニッケ脳症から慢性期のコルサコフ症候群に移行していくため，ウェルニッケ・コルサコフ症候群（Wernicke-Korsakoff syndrome：WKS）と総称されています。

○ウェルニッケ脳症とコルサコフ症候群の特徴

ウェルニッケ脳症は急性に進行する意識障害・眼球運動障害・体幹失調（失調性歩行）の3徴候を特徴としますが，必ずしもすべての徴候が揃わない場合もあります（図Ⅲ-3-2）。コルサコフ症候群は，ウェルニッケ脳症の後遺症として，失見当識，健忘（前向性・逆向性健忘），作話，病識の欠如，自発性の低下を特徴とし，特に視床（前核，背内側核）や乳頭体の障害が原因と考えられ，その記憶障害はヘルペス脳炎でみられる側頭葉性記憶障害と区別し，間脳性記憶障害と称されます。呈示された情報を再生することはできますが，それがいつどんな状況でどのように獲得されたかという文脈情報を思い出すことができない"出典健忘"もコルサコフ症候群の記憶障害の特徴とされています[11]。またコルサコフ症候群では前頭葉機能障害を呈することも知られており，**ウィスコンシン・カード分類検査**[12]（Wisconsin Card Sorting Test：WCST）などの前頭葉機

▷11　加藤元一郎　2011　記憶のメカニズムとその障害　記憶障害　Korsakoff症候群　Clinical Neuroscience, **29**(2), 207-210.

▷12　ウィスコンシン・カード分類検査
1組の反応カードを色，形，数の3つの分類基準に基づいて並び変える検査。患者は並び変えの基準については何も知らされておらず，施行の中で自ら基準を推定しなければならない。並び変えの基準は予告なしに変わり，基準が変わったことを認識できるかどうか，気づくまでに何回ぐらいの誤りが必要であったかなどを評価する。セットの転換と呼ばれる認知機能の柔軟性を評価していると考えられ，前頭葉（特に背外側前頭前野）の損傷の検出に鋭敏とされる。

能検査で，限局性の前頭葉損傷例とほぼ同程度の成績低下を認めたと報告され
ています。[11]

5 脳炎・脳症の神経心理学的評価の注意点

　ヘルペス脳炎や自己免疫性辺縁系脳炎では，海馬・海馬傍回を中心とした側
頭葉内側が障害されることが多いため，記銘力障害が特徴的です。しかし，脳
卒中などの局所損傷例とは異なり，その症状が記憶障害のみにとどまることは
少なく，広範な神経ネットワークで支えられる覚醒や注意など，あらゆる認知
機能の土台ともいえる脳機能にある程度の障害を認める例がほとんどです。覚
醒が不十分な症例に難易度の高い記憶検査を行っても当然点数は低くなります。
覚醒状態や注意の持続性などをきちんと評価することは，掘り下げ検査を計画
するうえでも大変重要となります。

　また多くの脳炎・脳症は，治療効果判定のために神経心理学的検査を繰り返
し行うことが想定されます。したがって，リバーミード行動記憶検査（River-
mead Behavioural Memory Test：RBMT）などの繰り返し施行可能な検査バッテ
リーを選択することや，結果を解釈する際に練習効果の影響をきちんと考慮す
ることが大切です。

（東山雄一・田中章景）

参考文献

犬塚貴　2016　自己免疫性
　脳炎・脳症　悪性腫瘍に
　伴う自己免疫性脳炎
　BRAIN and NERVE：
　神経研究の進歩，**68**(9)，
　1049-1055.

III 神経心理学的症状を引き起こす疾患とは

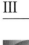 **4** 先天性疾患

神経心理学的症状を引き起こす疾患の背景には脳の神経基盤が存在します。さらにその神経基盤は遺伝子から直接的あるいは間接的に影響を受けているものがあります。本節では，臨床現場にて遭遇する比較的頻度の高い先天性・遺伝子疾患を選び，それぞれの疾患における神経心理学的所見を含めた臨床的特徴について概説します。

 ダウン症候群

ダウン症候群は，主として第21**染色体トリソミー**▷1により特徴的な身体所見（つり上がった目，内眼角贅皮，短頭症，巨舌，低身長など）と知的障害を呈する疾患です。その頻度は約1000人に1人とされています。従来，短命とされてきましたが，乳幼児期の心疾患や感染症による死亡率の低下や学童期以降の医学的管理の進歩などにより寿命が長くなりました。そのため，加齢とともに身体の老化が健常者と比べて早く起こり，高血圧・脂質異常症・糖尿病などの生活習慣病，白内障，甲状腺機能低下症や視覚・聴覚障害などの合併症の増加を認めることがわかってきました。脳の老化が起こることも知られており，35歳以上のダウン症候群の患者の脳では，アルツハイマー病患者の脳にみられる老人斑と神経原線維変化といった神経病理学的所見が高頻度に出現すると報告されています。さらに，第21染色体には**アミロイド前駆体タンパク**▷2の遺伝子座が存在することから，本疾患はアルツハイマー病の一つのモデルとして注目されています。

本疾患では，ほぼ全例で知的障害を呈することが知られています。その程度としては，軽度から中等度の知的障害が大半を占めますが，一部では重度の知的障害を有するものもいます。言語については，始語やその後の言語発達が同じ精神年齢の定型発達の児童と比較して障害を認めることが知られています。具体的には，言語の産出面での障害が著しく，発話では前置詞，代名詞などのような機能語の使用が非常に少なく，定型発達の幼児と比較して，より多くのジェスチャーを交えて会話を行うことも知られています。これらの言語障害はダウン症の身体合併症としてしばしば認める難聴の結果であるかどうかには，現時点では，決定的な報告はなされていません。小児期以後は，短期記憶および長期記憶の障害が著しく，言語の理解は保たれる一方で言語の表出には障害を伴います。また語彙などよりも文章の構成が障害されます。さらに，ADHD

▷1 **染色体トリソミー**
通常，染色体は2本で対をなしている（ダイソミー）が，これが不完全な染色体の分離などによって3本になってしまったものが染色体トリソミーである。

▷2 **アミロイド前駆体タンパク**
このタンパクが，二段階の切断を受けることで，アルツハイマー病の発症に関わると考えられているアミロイドβタンパクが作られる。このアミロイドβタンパクが凝集したものが老人斑である。

（Attention Deficit/Hyperactivity Disorder）や ASD（Autism Spectrum Disorder）をはじめとする精神疾患に20歳未満では約18％が，成人例では約25％が罹患します。35歳以上の例では，前述のとおりアルツハイマー病に類した神経病理学的所見を高率に認めます。臨床上も，認知症を発症したと考えられる症例では，視空間構成障害が生じることが知られています。過去の脳画像研究では，MRIによる側頭葉内側領域の萎縮や SPECT（Single Photon Emission Computed Tomography）による頭頂葉の血流低下，FDG-PET（Fluorodeoxyglucose-Positron Emission Tomography）による頭頂・側頭葉のグルコース代謝率の低下など，アルツハイマー病と共通する所見を認めると報告されています。

② ウィリアムス症候群

ウィリアムス症候群は第7染色体長腕11.23領域に含まれる約25の遺伝子を含む領域が欠失することにより生じる症候群です。発生頻度としては，出生1〜2万人に1人とされています。心血管異常，妖精様顔貌（広い額，斜視，短い鼻，広い鼻尖，頬の平坦化，鼻の下が長いなど），知的能力障害などとともに，過剰な社交性を呈する症候群です[3]。

一般に，軽度から中等度の知的能力障害を呈します。言語性 IQ（Intelligence quotient）に比べて動作性 IQ が顕著に低下し，さらに各モジュール間の差が著しいことが特徴です。比較的保たれる認知機能としては，相貌認知や音楽能力，言語機能，中でも言語表出は良好なことが知られています。一方，視空間構成障害は著明であり，積木課題や2次元や3次元の視覚刺激を頭の中で回転させる能力を必要とするメンタルローテーション課題などでは成績が不良です。模写では，部分の描写は可能ですが，全体構成は拙劣であることが知られています。このような特異な認知機能パターンと関連が報告されている遺伝子として，*LIMK*（*LIM kinase*）1遺伝子が報告されています[4]。

性格特性としては，誰に対しても遠慮なく近づき，過剰な共感性と，過度な社交性を示すことが知られています。一方で，社会適応は悪く，集団の中では孤立しがちであるとされています。この特徴的な社会性に関した研究では，**心の理論**[5]を構成する要素と考えられている，社会的知覚および社会的認知の両者がともに障害されていることが示唆されています。脳画像研究からは，視床および後頭葉の容積が減少し，扁桃体・前頭前野・前部帯状回・上側頭回の容積が増大しているとの報告があります。これらの脳領域は心の理論や共感などの情報処理に重要な役割を果たしているとされています。この社会認知との関連を示唆されている遺伝子として *GTF*（*General transcription factor*）*21* 遺伝子が報告されています。

▷3 Mimura, M., Hoeft, F., Kato, M., Kobayashi, N., Sheau, K., Piggot, J., Mills, D., Galaburda, A., Korenberg, J. R., Bellugi, U., & Reiss, A. L. 2010 A preliminary study of orbitofrontal activation and hypersociability in Williams Syndrome. *Journal of Neurodevelopmental Disorders*, **2**(2), 93-98.

▷4 Hoeft, F., Dai, L., Haas, B. W., Sheau, K., Mimura, M., Mills, D., Galaburda, A., Bellugi, U., Korenberg, J. R., & Reiss, A. L. 2014 Mapping genetically controlled neural circuits of social behavior and visuo-motor integration by a preliminary examination of atypical deletions with Williams syndrome. *PLoS One*, **9** (8), e104088.

▷5 心の理論
他者の心の動きを類推したり，他者が自分とは違う信念を持っているということを理解したりする機能のこと。一般的に，サリー・アン課題をはじめとした誤信念課題によって調べられる。

❸ 脆弱性X症候群

脆弱性X症候群は男性も女性も罹患する疾患です。この疾患の原因は，X染色体長腕27.3領域に存在する *FMR* (*fragile X mental retardation*) *1* 遺伝子の変異であると知られています。頻度は，男性例で4000〜7000人に１人，女性例は男性例の 2/3 から 1/2 の頻度であるとされています。知的能力障害や ASD などの神経発達障害を呈する男子の３％でこの遺伝子異常を認めます。性別によって症状の程度は異なり，一般的に男性例の方が重症です。

男性例の身体的な特徴として，縦長の顔貌，大きな耳，斜視，巨頭症などがあります。生後より，言語・運動面の発達の遅れがあり（おすわりが10か月，始語および初歩が20か月など），軽度から中程度の知的障害と顕著な学習障害を伴います。また，視覚的／抽象的思考，注意機能，遂行機能，および短期記憶に障害を認めます。言語面では理解よりも表出に障害が著しいこと，発音は早口で明瞭ではないことが一般的とされています。不安障害，ADHD，ASD を合併することも多く，多動については，年齢とともにおさまる傾向を認めますが，一般的には成人後にも残存するとされています。脳画像研究では，尾状核や海馬の容積が増大しており，小脳虫部や側脳室，上側頭回の容積は減少していると報告されています。[▷6]さらに尾状核と側脳室の容積は IQ と相関を認めるとの報告があります。

女性例では臨床像に個人差が大きいこと，男性例よりも症状が軽いことが知られています。約半数に知的能力障害を認めますが，その程度は境界水準や軽度であることが報告されています。また，視空間認知障害と計画の立案や問題を解決するなどの遂行機能に障害を呈することが一般的です。

❹ ターナー症候群

ターナー症候群は，健常女性が性染色体であるX染色体を２本有しているのに対し，X染色体の１本が欠如ないしは部分欠失することにより生じる症候群で，その頻度は2000〜2500人に１人とされています。1938年にヘンリー・ターナーによってはじめて報告された，女性が罹患する，低身長，卵巣機能不全（二次性徴の欠如），翼状頸，外反肘を特徴とする症候群です。通常，知的能力障害は伴いませんが，X染色体の短腕・長腕のそれぞれが切断し，切断点同士が癒合してしまうリングX染色体を伴うことがあり，ごく一部の例では重度の知的能力障害を認めます。

社会的機能としては，思春期では同世代の健常者と比較して社会的活動性やコーピングスキルに問題があり，未熟さや自尊心・自意識の低下，衝動性を認めます。対人関係の構築も苦手であり，友人が少なく社会的に孤立しやすいといわれています。この背景としては，ターナー症候群では表情認知の障害にくわえて，視線の理解や共感の問題が影響していることが考えられます。神経心

▷6 非常に興味深いことに，これまでの研究から，ウィリアムス症候群と脆弱性X症候群では臨床症状と脳の構造異常の両者が逆のパターンとなることが知られている。

理学的には，知能の障害を認めない一方で，高度な視空間構成障害があるために，メンタルローテーション課題や左右方向の知覚，物体の模写などで障害を認めます。また，計算処理も非常に苦手です。さらに，注意や集中，ワーキングメモリ，抽象的推理力などで健常者と比べて障害があるといわれています。一方で，言語機能については保たれています。

⑤ 22q11.2欠失症候群

22q11.2欠失症候群は，第22染色体の長腕11.2領域欠失により生じる症候群で，先天性心疾患，免疫不全，口蓋形成不全，胸腺低形成など幅広い臨床症状を有する遺伝的症候群です[7]。その有病率は染色体微細欠失症候群の中で最も多く，発生頻度は3000〜4000人に1人と推定されています。遺伝形式としては，常染色体優性遺伝の形式をとります（私たちは両親から1本ずつ受け継いだ第22色体を2本（1対）持っています。そのうちの1本に，この11.2領域欠失がある場合，本疾患に罹患する遺伝形式をいいます。つまり，母親か父親かのどちらかが22q11.2欠失症候群に罹患していた場合，子どもが本疾患に罹患する確率は50％となります）。

本疾患では身体障害のほかに，認知機能障害や思春期以降に統合失調症様症状を含めた精神症状を合併することがあり，様々な重症度の障害を呈します。その分子機構については不明な点が多いですが，原因遺伝子の一つとして*COMT*（*Catechol-O-methyltransferase*）による関与がいわれています。過去の研究から，*COMT*は前頭前野でのドーパミン神経系の調節および前頭葉機能に重要な役割を果たしていることが知られています。本疾患では，片側の*COMT*遺伝子を欠失しており，もう一方の*COMT*遺伝子しか有しておらず（このことを**ハプロ不全**[8]と呼びます），本疾患の認知機能障害との関連を示唆する報告がなされています[9]。

本疾患は，生命予後が不良な重症例から，問題となる症状がほとんどない軽症例まで幅広い病態を示します。具体的には心臓奇形などを合併する重症例や口蓋形成不全のみを呈する軽症例があります。生命予後については，先天性心疾患の重症度に大きく左右されますが，近年は外科治療の進歩により心臓奇形による死亡率が減ったため成人期へ達する症例も増えています。本疾患では共通して第22染色体の片側で1.5-3Mbの領域が欠損していますが，その重症度や臨床症状と遺伝子型との間に有意な相関を認めないことが知られています。

認知機能障害についてもその重症度と遺伝子型との間に強い相関は認めません。ほぼ半数の症例で全検査IQが70を下回り，言語性IQよりも動作性IQが低い傾向を示し，遂行機能，ワーキングメモリ，言語性および非言語性記憶および視空間認知機能に障害を認めます。また，加齢による影響も知られており，徐々に言語性IQと動作性IQの両者が低下していくことが知られています。

（山本保天・山縣　文・三村　將）

▷7　山岸敬幸　2004　22q11.2欠失症候群の包括的診療　日本小児循環器学会雑誌，**20**(5)，542-545.

▷8　ハプロ不全
22q11.2欠失症候群では，2本ある22番染色体のうち，1本で一部が欠けている（欠失）。各遺伝子からは特定のタンパク質が作られるが，片方しか遺伝子を持たないことにより，タンパク質の量が不足してしまうことをハプロ不全と呼ぶ。

▷9　Gothelf, D., Eliez, S., Thompson, T., & Hinard, C. 2005 COMT genotype predicts longitudinal cognitive decline and psychosis in 22q11.2 deletion syndrome. *Nature Neuroscience*, **8**(11), 1500-1502.

III 神経心理学的症状を引き起こす疾患とは

5 変性疾患

神経変性疾患は，主に神経細胞が何らかの原因で変性し，その機能が失われ，臨床的に様々な症状が出現する病気です。その多くは，遺伝子の機能障害，あるいは神経系を構成するタンパク質の障害が本質的な要因です。頭部の画像（CT や MRI）や，患者さんが亡くなられた後に解剖をさせていただき，脳を直接観察すると，脳の様々な部位が萎縮していることがわかります。さらに脳を顕微鏡を通して観ると，本来あるべき神経細胞が消失していることも確認できます。また，病気に関連するタンパク質が凝集して沈着している場合もあります。神経変性疾患に含まれる病気は多数あります。ここでは，疾患の解説にくわえ，患者さんにみなさんが面接する際，どういった点に注意をする必要があるかをまとめます。

1 認知症をきたす疾患としてよく知られているもの

○アルツハイマー病（Alzheimer's disease：AD）

認知症の中で最も多く，中高年以上で発症します。遺伝性の場合は若年でも発症します。遺伝性の場合は，常染色体顕性遺伝であり，疾患を止める治療がないことから，発症リスクのある家族への慎重な対応が必要です。脳内に老人斑と神経原線維変化が沈着することが病気の原因です。老人斑と神経原線維変化はほぼ決まった順序で脳内を広がるため，最初は記憶障害だけであっても，発症して約10年すると，認知症の進行にくわえ，運動機能も障害され，食事ができなくなり，肺炎などで死亡します。発症当時は意思疎通がよく，医療者に対しても好意的ですが，その後，攻撃的，妄想，被害的になり，介護者の負担が増えることに注意が必要です。

○レビー小体型認知症（dementia with Lewy bodies：DLB）

高齢者でアルツハイマー病に次いで多い疾患です。神経細胞に**レビー小体**を認めます。後述するパーキンソン病からレビー小体型認知症には連続性があると考えられます。特徴的な認知機能障害にくわえ，**パーキンソニズム**を認めます。その他，嗅覚がない，**レム睡眠行動障害**，逆流性食道炎，便秘，座っていると血圧が下がって意識が遠のく（起立性低血圧）といった症状があります。心理学的の診察をする際に，全身状態を観察することが重要です。座位で会話中，血圧が低下していて，「ボーッ」としてくることがあります。認知機能が低下しているのではなく，血圧が低下したことによる意識障害で，危険な場合もあ

▷1　老人斑と神経原線維変化。老人斑はアミロイドβタンパクが脳内に沈着したもの。神経原線維変化はタウタンパクが，線維状になって神経細胞内に沈着したもの。この両者が脳内に広がることでアルツハイマー病が発症する。

▷2　レビー小体
アルファシヌクレインというタンパクが凝集してできるもの。レビー小体型認知症やパーキンソン病でみられる。

▷3　パーキンソニズム
パーキンソン病で中心的にみられる症状。身体の動きが悪い（寡動），手が震える（振戦），四肢が固い（筋固縮），歩幅が小さく転びやすい（歩行障害）といった症状がある。

▷4　レム睡眠行動障害
レム睡眠中は，筋緊張が弛緩するのが普通だが，その逆で，本人の自覚なく身体を動かし，たとえば隣で寝ている人を叩いてしまう，寝言が激しいといった症状がある。

るので，医師や看護師と連絡をとることが大切です。一方，認知機能が変動することもよくある症状です。

○前頭側頭型認知症

アルツハイマー病やレビー小体型認知症に比し，その頻度は低く，かつ若年で発症します。単一の疾患ではなく，様々なタンパク質，あるいはその遺伝子の異常で生じるいくつかの疾患を含めた総称です。よく知られた疾患はピック病ですが，多い疾患ではありません。同じことを繰り返す，ときには犯罪を繰り返し，はじめて本症に気づかれる場合もあります。また進行性の非流暢性失語を呈する場合もあります。そういった場合でも周囲の状況はよく把握していることがあるので，対応には注意を要します。患者さんと意思疎通が難しいことも多く，（特に怒っているわけではなく）診察中に部屋を出て行ってしまうこともあります。

○クロイツフェルト・ヤコブ病（Creutzfeldt-Jakob disease：CJD）

脳内プリオンタンパクの構造が変化し，正常プリオンを異常プリオンに次々と変化させて脳内に拡がる疾患です。多くは孤発性ですが，遺伝性の場合があります。脳は著しく萎縮し，海綿状になります。発症初期は視覚障害，睡眠障害など，うつ病やアルツハイマー病といった診断がされることも珍しくありません。その後，身体の一部が「ピクッ」とする症状[▷5]が出現，診断がされてから数か月で寝たきり，意思疎通困難となり確実に死にいたります。病型によっては進行が緩徐で，発症後1年してもある程度の意思疎通が可能な場合があります。脳組織に感染性があり，医療従事者が，患者さんと接触することを過剰に避けることがありますが，心理学検査で接する場合，特別な感染防御を行う必要はなく，普通に接してください。

▷5 ミオクローヌス（myoclonus）という。うたた寝をすると身体が「ピクッ」とすることを自覚することはよくあると思うが，それと同様の不随意な動きである。

○慢性外傷性脳症（chronic traumatic encephalopathy：CTE）

パンチドランクといい，ボクサー選手の一部に，徐々に進行する認知症やパーキンソニズムがみられることが知られていました。その後，アメリカンフットボール選手にも類似した状態が発見され，注目されています。繰り返し頭部に衝撃が加わるスポーツであるアイスホッケー選手などにもあることがわかっています。きっかけは外傷ですが，脳内にアルツハイマー病のような所見が出現し，神経変性疾患と考えられます[▷6]。20歳代から行動異常，気分障害，40歳代から，記憶障害などを認めます。欧米ではスポーツ界をあげて研究が進んでいる印象があり，今後，日本で注目されることは間違いないと思います。本症の存在を知っておく必要があるのではないでしょうか。

▷6 McKee, A.C., Cairns, N.J., Dickson, D.W., Folkerth, R.D., Keene, C.D., Litvan, I., Perl, D.P., Stein, T.D., Vonsattel, J.P., Stewart, W., Tripodis, Y., Crary, J.F., Bieniek, K.F., Dams-O' Connor, K., Alvarez, V.E., & Gordon, W.A.; TBI/CTE group. 2016 The first NINDS/NIBIB consensus meeting to define neuropathological criteria for the diagnosis of chronic traumatic encephalopathy. *Acta Neuropathologica*, **131**, 75-86.

❷ 運動障害が主な症状であるが，認知機能障害をきたすもの

○パーキンソン病

レビー小体型認知症でみられるレビー小体が出現する疾患で，運動障害が主

体です。パーキンソニズムに加え，レビー小体型認知症と同様，様々な全身症状を認めます。認知機能障害はない場合もあります。ある場合は，レビー小体型認知症との区別をすることはしばしば困難です。運動機能障害が一日の中でも変動することがあり，面接時には，患者さんの状態がよい時間帯かどうかを確認することが大切です。顔の表情が極めて乏しいことがあり，その際は患者[▷7]さんが怒っているようにみえます。

○多系統萎縮症

オリーブ橋小脳萎縮症（olivopontocerebellar atrophy：OPCA），線条体黒質変性症（striatonigral degeneration：SND），シャイ・ドレーガー症候群（Shy-Drager syndrome：SDS）という，3つの疾患が，同一疾患であることがわかり，多系統萎縮症と呼ばれるようになりました。小脳失調（身体のふらつき），構音障害，パーキンソニズム，自律神経症状が，様々な程度に出現します。大脳にも病変および，特に前頭葉皮質下白質の病変と認知機能障害との関連が注目されています。[▷8]筋固縮が強く身体の活動が強く制限され，発症して8年程度で寝たきりになります。構音障害は強く，発語を聞き取ることが難しくなります。振戦もあり，筆談や指で文字盤を示すことも困難となります。

声帯の開大の障害により気道閉塞をきたし，最終的には気管切開を行う必要があります。自律神経障害も日常生活の大きな妨げとなります。臥位で高血圧，座位で急速に血圧が低下し失神をすることもあります。座位での面接は患者さんの状態に十分な配慮が必要です。発汗障害が多く，汗をかかないために，夏場に体温が容易に上昇します。夏場の面接は，周囲の温度を十分下げることが重要です。突然死がある病気です。面接中に様子がおかしければ，すぐに医師や看護師を呼ぶことが大切です。

○進行性核上性麻痺（progressive supranuclea palsy：PSP）

パーキンソン病に似た疾患です。パーキンソン病の患者さんは，上半身が前屈していることが多いのですが，本症は，体幹が伸びていることが特徴です。また眼球運動制限があり，上方や下方に眼球が動きません。したがって，見えている範囲（視野）が狭く，心理検査などで配慮が必要です。前頭側頭型認知症にみられる症状を呈します。転倒することが多く，頭部外傷を繰り返していることがあります。

○筋萎縮性側索硬化症（amyotrophic lateral sclerosis：ALS）

大脳，脳幹，脊髄の運動神経が選択的に障害され，四肢の筋力低下を生じる進行性の病気です。完治をさせることのできる治療薬はありません。特に，嚥下に関わる筋や呼吸に関わる筋が障害を受けるために，嚥下障害，発声障害，構音障害，呼吸不全をきたします。そのため，**胃ろう**（percutaneous endoscopic gastrostomy：PEG）[▷9]を造設したり，気管切開による人工呼吸器管理が必要になったりします。さらに病状が進行すると，すべての筋肉が動かなくなり，眼

▷7 仮面様顔貌という。

▷8 Koga, S., Parks, A., Uitti, R. J., van Gerpen, J. A., Cheshire, W. P., Wszolek, Z. K., & Dickson, D. W. 2017 Profile of cognitive impairment and underlying pathology in multiple system atrophy. *Movement Disorders*, **32**, 405-413.

▷9 **胃ろう（PEG）**
Percutaneous Endoscopic Gastrostomy の頭文字をとって PEG と呼称される。体表と胃を管でつなぎ，口から食事ができなくなった場合に，管から栄養をいれるもの。ALS を含めた変性疾患では，病気が進行すると食事が経口で難しくなり，胃ろうを造設することがある。一方，胃ろう造設を希望しない患者さんもあり，その場合は，窒息のリスクを受け入れて食事を継続する場合もある。変性疾患の終末期には，様々な問題が生じる。

III-5 変性疾患

を動かす筋の機能だけが残りますが最終的にはその筋も障害され，外界との意思疎通が不可能になります。したがって，ALS の患者さんは，いったん診断がされると，様々な思いの中，治療方針などを決定しながら生活をすることになります。そういった中で，胃ろうの造設や人工呼吸器装着を拒否し，自然のままの死を受け入れる患者さんも多くおられます。一方，人工呼吸器装着を選択する場合は，おそらくは意思疎通がまったくできなくなる時期が，将来くることを考えたうえでの決定ですが，病気の進行とともに不安感を認めることも多いものです。このような背景をよく理解することが必要です。

　ALS の一部の患者さんは，主に前頭側頭型認知症の範疇に含まれる症状を認めることがあります。ALS の原因となるタンパク質（TDP-43）が，一部の前頭側頭型認知症の原因であり，両疾患のつながりが考えられます。パーキンソン病とレビー小体型認知症の関係に似ています。実際，ALS で発症してから認知症を呈する場合と，前頭側頭型認知症で発症し，後に ALS も認める場合もあるのです。

　患者さんと面接を行う前に，四肢の動きがどの程度可能か，構音障害はどの程度であるのかといったことを，主治医に尋ねてください。外見では目立たなくても，呼吸不全が潜在的に進行していることがあります。したがって，長時間にわたる検査などは，患者さんへの大きな負担となりますので，その点もよく相談をしてください。[10]呼吸筋機能低下により，血液中の二酸化炭素は徐々に増加していきます（それを改善させるために人工呼吸器を使用します）。二酸化炭素が増加すると，認知機能が低下し，様々な高次脳機能検査に影響を与えることも理解しておく必要があります。

③ その他の注意点

　変性疾患の患者さんは，転倒・頭部打撲による**慢性硬膜下血腫**[11]や脳梗塞，脳出血を併発することも珍しくありません。急速に，認知機能障害が悪化する場合，基礎疾患が進行したのではなく，新たな合併症が出現していないかどうかを考える必要があります。変性疾患には完治をめざせる治療薬はありません。したがって，時間経過とともに，認知機能障害や運動機能障害が進行し，寝たきりになるなど，予後は厳しいものです。患者さんや家族は，病気の進行を常に不安に，あるいは苛立たしく思い生活をされています。面接の際に，そういった点にも配慮をしていただきたいと思います。患者さんの家族構成，介護者，経済状況，公費医療負担，社会的資源の導入などを知ることも面接に役立つと思います。元気だったときの職業，社会的地位などを家族から聞くことも重要です。きちんとした態度で接することで患者さんとの良好な関係を築くことができれば，長時間の検査にも協力くださると思います。

（髙尾昌樹）

▷10　ALS の患者さんに対する神経心理学的検討などで，「こんなにたくさんの検査をして，患者さんは大丈夫だったのであろうか」と考えることがある。患者さんへ負担のない範囲（時間）での検査を念頭に置くことが重要である。

▷11　慢性硬膜下血腫
頭蓋骨の内面と脳の間に，硬膜というものがある。その硬膜と脳との隙間に血液が徐々にでて，脳を圧迫するもの。高齢者の転倒や脳萎縮が原因となる。軽い麻痺，いつもと少し様子が違うといった，はっきりしない症状が主体となることが多い。外科的治療で改善する。

第2部 具体的な実践例から学ぶ

IV 高次脳機能障害を神経心理学の視点からみる

高次脳機能障害とは

　高次脳機能障害は，本書 IV-2 以降に詳述されていますが，従来からの"広義な"症状として，失語・失行・失認・半側空間無視・記憶障害・注意障害・遂行機能障害等があります。前者4つ（失語・失行・失認・半側空間無視）の症状を古典的な神経心理症状などと述べるテキストもあります。一方で，頻度も比較的高い記憶障害・注意障害・遂行機能障害・社会行動障害の4つの症状を，いわゆる"狭義な"高次脳機能障害とします。これは「行政的な高次脳機能障害」ともいわれます。

　後者の"狭義な"定義の中では社会行動障害の定義がややわかりづらいですが，本書 IV-6 注意障害・遂行機能障害，IV-7 感情障害・意欲・発動性の障害の2つが混合した概念として理解してください。

　まずは歴史をひもといてみましょう。わが国において「行政的な"狭義な"高次脳機能障害」の意味づけがなされたのは，平成13（2001）年です。この年に開始された厚生労働省の「高次脳機能障害者支援モデル」にその起源があるといわれています（実態調査については後述します）。

▷1 岩田誠 2002 高次脳機能障害 失語症研究, **22**(3), 183-184.

　平成14（2002）年に，岩田は高次脳機能障害という用語が本邦に定着する背景に関して言及し，(旧)失語症学会が高次脳機能障害学会という名称に変遷する過程が存在したこと，またその当時の戸惑いも含めた状況を記しています。高次脳機能障害とは「みえにくい障害」といわれています。この障害をおった人たちへのよりよい治療をめざした症例検討，診断的に有用な検査方法の開発等，あるいは行政的，医療的視点，支援体制等をめざし地道に歩んだ結果として，現在の高次脳機能障害を理解する社会の基盤や概念，および医療体制ができたといえるでしょう。高次脳機能障害の用語については，いくつもの工夫と努力があったことも，われわれを含めたすべての医療者は忘れてはならないことです。

　臨床的に介入が必要な症例の検討，また臨床研究上の歩みにおいては，画像診断の進歩が高次脳機能障害理解の発展においては欠かせないものでした。その技術の有用性について異論を唱えるものはいません。しかし一方で，精密な頭部CT，MRI，SPECTなどの脳血流シンチグラフィの画像検査の設備がどの地域のどんな小さな医療機関にもあり，それを簡便に受けられるようになったのはここ10年程度のことです。頭部画像を撮影できても，微細な脳構造をみるにはいささか曖昧な所見しかあらわれないものでした。高次脳機能障害を呈

する患者さんの個人差がある症状に対して，「紙と鉛筆」を中心とした神経心理検査をつくり，そのいくつかの検査法を組み合わせて施行し，また専門医療職により健常者と比較するなどの精度の高い評価によって，詳細な症状（失語・失行・失認・半側空間無視・記憶障害・注意障害・記憶障害・注意障害・遂行機能障害・社会行動障害）を抽出できるようになってきたことは驚くべきことです。これは多職種が研鑽を重ねてきた結果です。医療を学ぶ心理系の学生等，初学者においては，この検査法の確立，そして高次脳機能障害の治療やリハビリテーションに応用していった歴史に対して敬意を表し，さらに実践を重ね現在にも未来にもつないでいく責務をもっているといえます。

鹿島は「要素的脳機能障害」[2]（すなわち，発声・構音・運動・感覚など意味にかかわらない脳機能の障害であるもの）と「高次脳機能障害」との2つの相違について，重要な指摘をしています。

1つ目の相違は，脳損傷の厳格さについてです。前者の「要素的脳機能障害」においては脳損傷をおっているどの症例においても，局在損傷の位置と症候がほぼ一対一の対応であらわれます。一方後者の「高次脳機能障害」においては，「要素的脳機能障害」ほどの厳格さはなく，小さい損傷から大きな損傷まで損傷領域と症状に個人差がみられます。また2つ目の相違は，「症状の一貫性」です。要素的脳機能障害においては運動を例にあげましょう。たとえば運動麻痺は状況にかかわらず常に認められます。一方で，高次脳機能障害の一つとしての失行症状は，必ずしもそうではありません。ひとつの動作（たとえばお茶を入れる，などの日常の場面でみられる系列的行為）においてできる場合とできない場合があります。それは個人差でもあり，自動性と能動性の乖離[3]として解釈される場合もあり，出現が状況に依存するという説明がされることもあります。

1 高次脳機能障害の原因

高次脳機能障害の原因は何らかの脳損傷によります。

脳血管障害（脳出血・脳梗塞・クモ膜下出血），外傷性脳損傷（スポーツ外傷，高所からの転落，交通事故等），脳腫瘍術後後遺症，低酸素脳症，脳炎後遺症，など多岐にわたります。下記に述べる高次脳機能障害支援モデル事業の調査において登録者が最も多い疾患は，外傷性脳損傷者でした。

前項で説明した“狭義な”高次脳機能障害として多い症状は記憶障害と注意障害で，この二つの症状がほぼ同程度の頻度でみられています。ついで遂行機能障害，病識欠落（欠如）などと続き，半側空間無視はやや少ない傾向でした。

古典的症状である失語・失認・失行・その他については，調査におけるエントリー基準の厳しさもあったのか，定義上“狭義な”高次脳機能障害にあてはまる数の半数以下の人数でした。しかしこのことは，失語症者が少ないという意味ではないことに留意してください。

▷2 鹿島晴雄 2015 その他の高次脳機能の評価法 山内俊夫・鹿島晴雄（編）精神・心理機能評価ハンドブック 中山書店 pp. 10-12.

▷3 失行の場合，日常生活の中で「やろう」と思わないでも行為ができるが，病院の検査場面で「やろう」とするとできなくなることがある。これが自動性と能動性の乖離という。

▷4 長岡正範 2012 高
次脳機能障害リハビリテー
ションの考え方 武田克
彦・長岡正範（編）高次
脳機能障害 その評価とリ
ハビリテーション 中外医
学社 pp. 28-43.
▷5 中島八十一 2006
高次脳機能障害の現状と診
断基準 中島八十一・寺島
彰（編）高次脳機能障害
ハンドブック：診断・評価
から自立支援まで 医学書
院 pp. 1-20.
▷6 渡邉修・山口武兼・
橋本圭司・猪口雄二・菅原
誠 2009 東京都における
高次脳機能障害者総数の推
計 日本リハビリテーショ
ン医学会誌，**46**（2），
118-125. 総合電子ジャー
ナルプラットフォーム J-
STAGE http://dx. doi.
org/10. 2490/jjrmc. 46. 118
（閲覧日：2019年2月7日）
▷7 蜂須賀研二・加藤徳
明・岩永勝・岡崎哲也
2011 日本の高次脳機能障
害者の発症数 高次脳機能
研究，**31**（2），143-150.
総合電子ジャーナルプラッ
トフォーム J-STAGE
http://dx.doi.org/10.2496/
hbfr. 31. 143 （閲覧日：
2019年2月7日）
▷8 融道男ほか（監訳）
2009 ICD-10 精神およ
び行動の障害：臨床記述と
診断ガイドライン 新訂第
7刷 医学書院
▷9 一般社団法人日本高
次脳機能障害学会 http:
//www. higherbrain. or.jp/
（閲覧日：2019年2月7日）
▷10 日本高次脳機能障害
学会の人数や構成は，職種
としては，言語聴覚士が約
6割，医師が約2割，作業
療法士が約1割，そのほか
は，心理士，研究者，PT，

② 高次脳機能障害の実態について

高次脳機能障害の実態についてまとまっているものとしては，長岡らのテキ[▷4]
ストでしょう。ぜひ成書をひもといていただきたいですが，以下に簡単にまと
めてみます。

平成13（2001）年度から5年間行われた高次脳機能障害支援モデル事業にお
いて，高次脳機能障害者数は，すべての年齢層をあわせて全国で約27万人，そ
のうち18歳以上65歳未満は約7万人と推定されました[▷5]。

一方，平成20（2008）年に東京都で実施された調査によれば，東京都内の高[▷6]
次脳機能障害者数は49,508人と推定され，ここからさらに類推すると全国の高
次脳機能障害者数は約50万人といわれています。これはすべての年齢層で，寝
たきりに近い重度の症例まで含んだ推計です。高次脳機能障害は長期化すると
認知症になっていきますが，それもふくめてこの数なのだと考えられます。

同じく平成20（2008）年に福岡県で実施された調査によれば，年齢を6歳か[▷7]
ら69歳に区切り，リハビリテーションにより社会復帰をめざす中等度障害の高
次脳機能障害者に限った場合，高次脳機能障害者は全国で年間に新規に2,884
人発症すると推定されています。

このようないくつかの大規模の調査によって，高次脳機能障害者の人数と，
様々な上記の原因による発症の増加，また，超高齢化社会において若年齢のと
きの高次脳機能障害の症状はそれほど深刻ではなかった事例についても，加齢
の影響により症状が顕著になる可能性を考えていかないといけません。見通し
としては予断を許さない障害者増加の予測となっています。

③ 高次脳機能障害者に対してなぜ心理士の介入が必要なのか

高次脳機能障害の症状は，発症した直後からしばらく病院のベッドに横に
なっている頃はその詳細な症状は明らかにならないことが多いです。なぜなら
ばこの急性期の時期にはたいてい意識障害を伴っており，骨折や内臓の損傷に
対する処置，血圧をはじめとした循環動態の管理等，まずは生命および身体の
治療が最優先されます。医師を中心とした看護師・介護士・リハビリスタッフ
等の治療介入が最も必要です。この時期において当事者は治療については受容
的立場であり「痛みに耐える」などが本人にとって中心であり，「どこまで自
分で考えて動けるか」という観点では暗中模索の状態です。しかし命の危険性
が去り，身体状態が回復する慢性期への治療経過の中で「病棟を車いすで移動
するようになる」「リハビリテーションの場所にいく時間を自分で予定管理す
る」「外泊のときに自分でなにを持っていくかを判断する」などの多様な状況
が生じます。そのときにどこまでできるか，できないかという問題が明らかに
なってきます。治療について主体者になっていくべきときでもあります。退院

できる日をむかえ、自宅等の病前の環境に戻ったときにはじめて、自己の高次脳機能障害に気づくこともあります。そのときの戸惑いは、大変大きな衝撃的なものでしょう。たいていの場合、当事者は「こんなこともできなくなってしまった」という失望の気持ちをもちます。また家族も「できないことが多い」「どこまで援助してあげればいいのだろうか？」と悩むことになります。主体性が生まれるべきときに、当事者も戸惑いを抱えてしまうのです。このようなときに、柔軟な態度と傾聴や雑談で患者の気をまぎらわせることができる心理士の存在は、患者と家族にとって大きな支えとなることでしょう。

運動麻痺や感覚障害など前述した「要素的脳機能障害」を伴っている場合は、「ついこのあいだまでは健常者として普通に生活をしていたのに、不測の事態により、手や足の不自由さを抱えてしまい、いままでどおりの生活ができない」「うまく話せない」などということで悲嘆にくれたり、病態受容が進まずになおさら精神面・心理面の不調・不安定を伴うことが多いといわれます。

交通事故等による脳損傷の場合は特に、加害者に対する気持ちが複雑であり、訴訟等が難航して何年間も交渉にいたるケースも多いです。精神面で抑うつ状態が多くみられる局在損傷例と（左前頭葉損傷の場合が多い）一方で脱抑制症状（前頭葉眼窩面損傷の場合が多い）や病識欠如（右前頭側頭葉損傷の場合が多い）など精神症状にもバリエーションがあります。

このように精神症状が強い場合は、精神科医師・心理士などの医療介入が必要となってきます。WHO の示す ICD-10（国際疾病分類　日本語版）[8]においては、高次脳機能障害者が精神症状を伴う場合に器質性精神障害（F06）という病名を付与し、精神療法・心理療法・薬物療法を含めた全人的な治療介入を行うことをめざします。今後は心理療法からの発展形としての認知行動療法の介入などにも期待が高まっています。

❹ どこで学んでいくかを考える・関連学術団体について

現時点で神経心理学や高次脳機能障害について学びの少ない初学者についてはぜひ学びの場所の情報を得てもらいたいと思います。研究・教育・教育分野でいちばん深く掘り下げて関与してきた学術団体としては、日本高次脳機能障害学会[9][10][11][12]と日本神経心理学会[13]があります。

ほかにも日本神経心理学会[13]、日本心理臨床学会[14]等、心理士が関連する学会でも適切な神経心理検査手技、介入、治療、あるいは臨床研究の方法論等を学ぶ機会を得る機会がさらに増えることが期待されています。さらに、学術団体には敷居が高くてもよりアットホームな雰囲気で治療的観点・心理的観点を学ぶ場所としては、認知リハビリテーション研究会[15]、という場所もあります[16]。

（穴水幸子）

看護師、学生などとなっている。正会員4,612名、賛助会員2社、名誉会員21名、特別会員32名、購読会員252施設と規模もとても大きい団体である。（2017年5月15日時点情報）。多職種連携ができる場所があること、仲間がいることがこの分野の勉強には最も重要な点であることを示している。

▷11　高次脳機能障害をもつ人の診断技術、検査、治療に関わる様々な臨床家や研究者が参加する年一回の学術総会にくわえて、教育の向上をめざして「夏期教育研修講座」「日本高次脳機能障害学会学術総会サテライト・セミナー」も開催されている。

▷12　また言語聴覚士がこの組織の中心的役割を担ってきた学会らしい点として5年に一度ほど「標準失語症検査（Standard Language Test of Aphasia：SLTA）指導者講習会」を開催している。もちろん記憶障害や前頭葉機能障害等、他の神経心理検査の講習会も受けられる。

▷13　日本神経心理学会 http://www.neuropsychology.gr.jp/（閲覧日：2019年2月7日）

▷14　一般社団法人日本心理臨床学会 https://www.ajcp.info/（閲覧日：2019年2月7日）

▷15　認知リハビリテーション研究会 http://reha.cognition.jp/（閲覧日：2019年2月7日）

▷16　各ホームページを参照し、治療に興味をもって、各症例に対して最も最適な評価・治療介入方法をみつけていく仲間としての心理士が増えていくことを切に望む。

Ⅳ 高次脳機能障害を神経心理学の視点からみる

失語のアセスメントと支援

失語症のアセスメントや訓練は，基本的には，**言語聴覚士**[▷1]が担当することになります。本書では，アセスメントと訓練の流れとポイントを紹介し，失語症者に対応する際の留意点や家族支援について触れます。

1 アセスメント

失語症のアセスメントの目的は，患者の言語の状態を正しく理解し，個々の状態に応じた適切な訓練と，生活での対応方法の指針を得ることです。患者の多くが，発症前の言語機能を完全に取り戻すにいたらず，コミュニケーション上の何らかの不具合を抱えて生活することになります。

アセスメントは，単に言語機能にとどまらず，患者の教育歴や職歴，生活歴，家族状況，趣味や価値観など，生活あるいは人生を支えるための広い情報収集が必要です。また，アセスメントは，**問診**[▷2]および**スクリーニング**[▷3]，総合的検査，必要に応じて各種の掘り下げ検査，生活での能力評価，という流れで進みます。

○問診およびスクリーニング

患者や家族に会って最初に行うことは，①主訴や現病歴などの基礎情報を収集する，②言語機能の障害の有無と程度を把握する，③生活でのコミュニケーション能力を把握する，ことです。「会話形式で本人に尋ねる」「スクリーニング検査として測定する」「家族に尋ねる」，これらの方法を，患者や家族の状況に応じて適宜用います。

①の基礎情報の収集に関しては，主訴，現病歴，既往歴，**社会歴**[▷4]などを問診というかたちで尋ねます。失語症の場合，社会歴の中でも教育歴と職歴は必ず確認します。訓練内容の難易度や，めざすべきゴールを設定するために欠かせない情報だからです。**利き手**[▷5]の確認も大切です。大脳の言語領域は，右利き者の9割は左脳にありますが，左利き者は右脳にある場合と左右両方にまたがっている場合があり，それによって失語症の回復度に差があるためです。[▷6]

②の言語機能の障害の有無と程度の把握，③の生活でのコミュニケーション能力の把握については，表Ⅳ-2-1に示すようなスクリーニング検査を行います。言語の4側面について，物品や文字カードを使って短時間（5～10分程度）で概略をつかみます。その結果から，日常生活でのコミュニケーション能力について推測します。また，家族に生活でのコミュニケーション状況や困りごとを尋ねます。

▷1 言語聴覚士
脳血管障害や事故などが原因でコミュニケーションに不自由が生じた人に専門的サービスを提供し，自分らしい生活を構築できるよう支援する国家資格。摂食・嚥下の問題にも対応。2016年現在の有資格者は約27,000人。

▷2 問診
診断，治療の参考にするために病状に関するいくつかの質問を患者さんに行うこと。

▷3 スクリーニング
ふるい分けテストとも呼ばれる。特定の診断上の異常を発見するために，正常か異常かをふるい分ける。

▷4 社会歴 (social history)
出身地，職業，日常の生活状況，趣味など。

▷5 利き手
左右の手のうち，優先的に使用する手のこと。利き手のテストとして，エディンバラテスト，チャップマン利き手テストなどがある。字を書く，栓抜きを使う，ボールを投げるなど，生活上の10前後の項目について尋ねる。

▷6 山鳥重・早川裕子・博野信次・三村將・先崎章（編）2007 高次脳機能障害マエストロシリーズ（1）基礎知識のエッセンス 医歯薬出版 pp.38-59.

表Ⅳ-2-1　失語症のスクリーニング項目

項　目	具体例
自発話	「お名前は何ですか」「ご気分はいかがでしょうか」
聴覚的理解	「手を挙げてください」「奥さん（付添者）はどこにおられますか」
呼　称	「これは何ですか」（鉛筆・爪切りなどを示す）
復　唱	「繰り返して言ってください」（みかん・かたつむり・雨が降る　など）
系列語	「1から10まで数えてください」
音　読	「これを読んでください」（鉛筆・えんぴつ，爪切り・つめきり　など。漢字・仮名の両方をカードに書いて提示する）
視覚的理解	「この字はどれのことですか」（音読で使ったカードと呼称で使った物品を対応させる）
書　字	「お名前を書いてください」「今日の日付を書いてください」

❍総合的検査

　スクリーニングで，言語機能に何らかの障害を認めた場合，総合的な検査を行います。わが国で最も多く使われているのが，1975年に日本失語症学会（現日本高次脳機能障害学会）によって開発された標準失語症検査（Standard Language Test for Aphasia：SLTA）[7]です。

　言語の4側面「聴覚的理解」「視覚的理解」「発話」「書字」と，「計算」について，26の下位検査で総合的に評価します。所要時間は60～90分です。結果はプロフィールで示され，非失語症者群，重症度別（軽度・中等度・重度）の失語症者群の基準値と比べることができます。このプロフィールをパソコン上で表記するためのソフトウエアは，学会HPより無料でダウンロードすることができます（higherbrain.or.jp）。

❍掘り下げ検査

　失語症の有無とその重症度，訓練の方向性は，総合的検査の結果で判断・考案することができますが，診断の精度を高め，訓練に必要な情報をより詳細に得るためには，掘り下げ検査が必要です。主なものに，標準失語症検査補助テスト（Standard Language Test of Aphasia- Supplementary test：SLTA-ST）[8]，失語症語彙検査（Test of Lexical Processing in Aphasia：TLPA）[9]，新版失語症構文検査（Syntactic Processing Test of Aphasia -Revised：STA）[10]があります。

❍生活での能力評価

　総合的検査や掘り下げ検査で得られた言語機能が，実際の生活場面でのコミュニケーション状況と異なる場合があります。たとえば，言語検査では2語文が話せるのに，家庭では単語しか言わない，あるいは，家族以外にはほとんど話さない。また，訓練でかなり回復しているにもかかわらず，知人・友人とまったく会おうとしないなどです。患者のもてる言語能力を生活の場，あるいは人生の場で使うことこそ，失語症訓練・支援の真の目的ですので，生活場面でコミュニケーション状況を詳細に知ることは極めて重要です。

[7] 標準失語症検査作製委員会 1975 標準失語症検査 鳳鳴堂書店（現在は，日本高次脳機能障害学会（編） Brain Function Test 委員会 2003 標準失語症検査（Standard Language Test of Aphasia：SLTA）改訂第2版 新興医学出版社）

[8] 日本高次脳機能障害学会（旧 日本失語症学会）（編） Brain Function Test 委員会 1999 標準失語症検査補助テスト（Standard Language Test for Aphasia- supplementary test：SLTA-ST）新興医学出版社

[9] 藤田郁代・物井寿子・奥平奈保子・植田恵・小野久里子・古谷二三代・下垣由美子・井口由子・笹沼澄子 2000 失語症語彙検査：単語の情報処理の評価（A Test of Lexical Processing in Aphasia：TLPA）エスコアール

[10] 藤田郁代・三宅孝子 2016 新版失語症構文検査（Syntactic Processing Test of Aphasia -Revised：STA）千葉テストセンター

▷11 綿森淑子・竹内愛子・福迫陽子・伊藤元信・鈴木勉・遠藤教子・高橋正・高橋真知子・笹沼澄子 1990 実用的コミュニケーション能力検査（Communicative Abilities in Daily Living：CADL）医歯薬出版

▷12 ハイケアユニット
重篤な急性機能不全の患者の容態を24時間体制で管理する高度治療室。ICU（集中治療室）と一般病棟の中間の位置づけ。類似の病棟として脳卒中ケアユニットもある。

▷13 予後予測
今後の病状，症状の進行具合，治療やリハビリテーションの効果などについての見通し。

▷14 日内変動
症状が1日の中で重くなったり軽くなったり変化すること。

▷15 地域包括ケア病棟
急性期の治療を終了し，すぐに在宅や施設に移行するには不安のある患者さんに対し，在宅復帰に向けた治療やリハビリテーションを行うことを目的とした病棟。

▷16 マッピングセラピー
失語症の文レベルの訓練方法の一つ。失語症者に多いマッピングの障害（主語・目的語に，動作主・対象といった役割を与えることが困難）を分析し，レベルに応じた訓練を行う。

実用的コミュニケーション能力検査（Communicative Abilities in Daily Living：CADL）[11]は，日常生活で最低限必要な34のコミュニケーション活動（「外出」では，エレベーターで利用階数を伝える，商品説明を読んで品物を選ぶ，値段を見て手持ちのお金で買えるか判断する，など）が含まれています。

② 訓練・支援と生活での基本的対応

失語症の訓練には，①言語機能への直接的訓練，②実生活への応用的訓練，③心理的問題への対応，④家族への支援，の4つの軸があります。発症からの経過時期に応じて，これらのうち，何に主軸を置くか考慮しながら支援を進めます。ここでは，発症から時系列で整理してみます。

○急性期（発症直後から1か月弱）

ほとんどの場合，脳損傷による意識障害があり，血圧，脈拍や呼吸などが不安定です。再発リスクも高く，**ハイケアユニット**[12]などの医学管理下に置かれます。問いかけに声を出せないことも多いですが，一方で急速に言語症状が回復する時期でもあります。

訓練・支援については，ベッドサイドで，短時間，会話や言語機能のスクリーニングを行い，どのようなコミュニケーション手段が使えるかを見極め，家族やスタッフと共有します。全身状態が安定したら，訓練室での訓練を始めます。家族に対しては，突然の発症による動揺や混乱を受け止め，共感的・支持的な態度で接することが必要です。長期的な**予後予測**[13]のもとに，家族の状態をみながら，現在の能力，訓練の方針，先の見通しなどの情報を伝えていきます。

本人に対する生活での基本的対応としては，短い文で，ゆっくりと，明瞭に話しかけます。質問に答えが返ってこないときは，「はい・いいえ」で答えられる形で質問することも有効です。症状の**日内変動**[14]が大きいので，時間を変えて訪室してみることも大切です。多くの患者は，まだ，自分に起きたことが完全に理解できていない状態にあります。受容的な態度で，信頼関係を築くことが重要です。

○回復期（発症後1か月～6か月）

全身状態が安定し，機能回復をめざして回復期リハビリテーション病棟や**地域包括ケア病棟**[15]などで集中的な言語訓練を行う時期です。訓練効果が最も期待できる反面，自分の失語症状を自覚して，喪失感や将来への不安を抱くことの多い時期でもあります。

訓練・支援については，総合的検査や掘り下げ検査で得られた結果を分析して，患者一人ひとりに応じたオーダーメイドの訓練を行います。認知神経心理学的モデルに基づいた語彙の訓練，**マッピングセラピー**[16]などの構文訓練，音読・読解・書字などの文字訓練を，言語聴覚士と一対一で，ほぼ毎日行います。

必要に応じてグループ訓練や自習も取り入れます。獲得した言語機能を生活で活かすための実用コミュニケーション訓練，たとえば，PACE[17]（Promoting Aphasic's Communicative Effectiveness）や，会話訓練なども併用します。また，患者が抱く喪失感や不安を受け止め支え続けていくことも，この時期の重要な責務です。

　一方，回復が著しい場合は1週間単位で言語機能が格段に向上します。回復具合に応じた言葉や文字を使ってコミュニケーションをとりますが，生活の中で能力を試すかのような関わり，たとえば，食事のときにスプーンを渡しながら「これは何と言うのだったっけ？」と問うようなことは避けるべきです。訓練と生活のメリハリを付けて対応することが重要です。

◯ 維持期（発症後6か月以降）

　回復期の後，機能回復が緩やかになる時期です。現行の医療保険制度では6か月経過した患者を「維持期」と位置づけますが，それ以降も回復が緩やかに続く場合が多いため，「生活期」と呼ばれることも多いです。自宅に住みながらデイサービスや当事者団体である失語症友の会などに通う，介護老人保健施設で言語訓練を受けるなど，場所や頻度を変えながら継続した訓練・支援が行われます。

　訓練・支援の目的は，回復期に獲得した能力を長期に維持し，その人らしい生活の質を支えることが主軸となります。言語機能は長期にわたって緩やかに回復しますから[18]，適度な機能訓練を継続しながら，先に述べた生活の場での実用的なコミュニケーションをさらに拡大するような働きかけをします。また，失語症友の会[19]や，各人に応じた趣味の会などへの橋渡しをするなど，人生の幅を広げる手助けをします。

　その人らしい生活は，それぞれによって異なります。また，患者本人や家族がそれを明確に意識していないこともあります。発症前の生活，家族とのエピソード，本人の性格や価値観を聴取しながら，これからの人生をどう構築するか，ともに考えることが大切です。また，言語機能は生活が不活発になると確実に低下します。定期的なフォローを続けられるような体制や関係性を保っておくことが必要です。

（飯干紀代子）

▷17　PACE
デイビスとウィルコックス（Davis & Wilcox）が1985年に考案した実用的コミュニケーション能力促進法。机上に伏せて積まれたカードを訓練者と患者が交互に引いて，相手にその内容を伝える。①訓練者と患者はメッセージの受け手と送り手として対等な立場，②新しい情報の交換，③伝達手段の自由な選択，④正確性ではなく，伝達できたかどうかを重視，の4原則に基づく。

▷18　佐野洋子・小嶋知幸・加藤正弘　2000　高次脳機能障害のリハビリテーションと長期予後：失語症のリハビリテーションと長期予後　リハビリテーション医学，**37**(3)，161-164.

▷19　**失語症友の会**
失語症当事者や家族のコミュニケーションの機会作り，社会生活や社会復帰への情報交換の場，社会への失語症の啓発などを目的とした当事者団体。各地域の友の会のほか，友の会を結ぶ代表としてNPO法人日本失語症協議会もある。http://japc.info/ （閲覧日：2019年2月3日）

IV 高次脳機能障害を神経心理学の視点からみる

3 失認のアセスメントと支援

▷1 臨床心理士
臨床心理学に基づく知識や技術を用いて、人（クライエント）の心の問題にアプローチし、クライエント自身の固有な、いわばクライエントの数だけある、多種多様な価値観を尊重しつつ、その人の自己実現を援助する心の専門職で、1988年に日本臨床心理士資格認定協会（現在は公益財団法人）による資格認定が始まり、2018年3月末現在の有資格者は約34,000人である。

▷2 公認心理師
心理学の専門職として、新たに2015年9月16日に国家資格としての公認心理師法が公布され、2017年9月15日に施行された。2019年に

失認のアセスメントや支援は，基本的には理学療法士および作業療法士や言語聴覚士のほか，**臨床心理士**[▷1]，**公認心理師**[▷2]などが連携して担当することになります。本節では，アセスメントや支援の留意点を述べます。

1 失認のアセスメント

視覚関連の神経心理学的障害には，ベントンとトラネル（1993）[▷3]によると，視覚認知障害，視空間障害，視覚構成障害があり，それらの状態を評価するために下記のような検査を用い，アセスメントを行います。

標準高次視知覚検査（Visual Perception Test for Agnosia：VPTA）は，日本失語症学会により[▷4]，視覚失認，視空間失認を中心とした高次視知覚機能やその障害を包括的に把握できるように開発された成人用の**テストバッテリー**[▷5]であり，初版は1997年に発行され，改訂版が2003年に発行されています。また，VPTAの検査項目には，7つの大項目があり，1）視知覚の基本機能，2）物体・画像認知，3）相貌認知，4）色彩認知，5）シンボル認知，6）視空間の認知と操作，7）地誌的見当識の機能を測定できるように構成されています。検査時間は，1時間40分程度かかり，必要に応じて分割実施をすることは可能ですが，検査開始から終了までの期間は原則として2週間以内とするようになっています。

また，視空間障害のうち半側空間無視の症状測定として，従来の半側空間無視の症状の存在だけでなく，日常生活の障害を予測することを目的として，ウィルソンら（1987）[▷6]が行動性無視検査（Behavioural Inattention Test：BIT）を開発し，日本版も開発されています。なお，BITは従来の検査法の集大成である通常検査と日常生活場面を模した行動検査の2つのパートからなる点が特徴です。日本版BITの「通常検査」は，1）線分抹消試験，2）文字抹消試験，3）星印抹消試験，4）模写試験，5）線分2等分試験，6）描画試験で構成され，「行動検査」は，7）写真課題，8）電話課題，9）メニュー課題，10）音読課題，11）時計課題，12）硬貨課題，13）書写課題，14）地図課題，15）トランプ課題で構成されています。

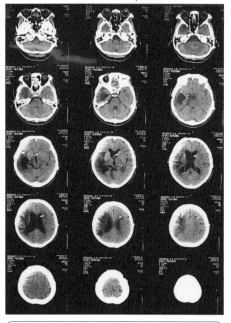

図IV-3-1 症例（59歳・女性。右手利き。くも膜下出血，正常圧水頭症）のBrain CT

IV-3 失認のアセスメントと支援

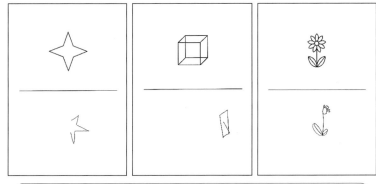

図IV-3-2 症例（59歳・女性。右手利き。くも膜下出血，正常圧水頭症）の BIT 模写試験結果

ここで，右頭頂葉の損傷により，左半側空間無視を呈した典型的な症例（59歳・女性。右手利き。くも膜下出血，正常圧水頭症（normal pressure hydrocephalus：NPH））を一つ取りあげてみます。脳の CT（Computed Tomography）により，右頭頂葉周辺領域に病巣が認められ，正常圧水頭症にて脳室の拡大が認められ，脳室‐腹腔短縮術（V-P シャント術（ventriculo-peritoneal shunt：V-P shunt））を受けています（図IV-3-1）。本症例に BIT 通常検査の模写試験を実施した結果は図IV-3-2に示す通りであり，ここから左側の描画が欠損しており，左半側空間無視の障害が顕著に認められていることがわかります。

さらに，視覚構成障害の症状測定としては，標準高次動作性検査（Standard Performance Test of Apraxia：SPTA）が適用されることが一般的です。これについては，失行との関連が深いので，失行の章を参照してください。

2 リハビリテーション

○視覚性失認

見て何かわからなくても聴覚や触覚には問題がないので，視覚以外の情報として物品の特徴的な音や手触りによる感覚入力により，物品を同定する訓練を行います。ただし，触れることで火傷をしたり手を切ったりなど危険な物品の場合もあるので，手を近づけて温度を確かめてから物品をつかんだり，包丁やハサミの刃の部分を触らないようにしたりなどの配慮が必要であることを知っておくことが大切です。また，物品を1つだけ提示して，それを呼称したりポインティング（指さし）したりすることから始め，複数の物品から指示したものをポインティングするというように，入力情報を単純化した段階から徐々に複雑な段階を提示し訓練するようにしたりもします。

○半側空間無視

手掛かりや目印を与え，意識的に無視側に注意を向けさせるトップダウンアプローチとして，1）**探索訓練法**，2）**空間動作手掛かり法**（spatiomotor cueing），3）**体幹回旋走査訓練法**などがあります。また，保存された感覚ルートまたは

実施された第1回公認心理師国家試験の合格者は約28,000人である。

▷3 Benton, A., & Tranel, D. 1993 Visuoperceptual, visuospatial, and visuoconstructive disorders. In Heilman, K. M. & Valenstein, E. (Eds.) *Clinical Neuropsychology*. 3rd ed, New York/ Oxford：Oxford University Press, pp. 165-213.

▷4 日本高次脳機能障害学会（編）日本高次脳機能障害学会 Brain Function Test 委員会（著）2003 標準高次視覚知覚検査 改訂版 新興医学出版社

▷5 **テストバッテリー**
クライエントを多面的（知能やパーソナリティなど異なる複数の特性），重層的（一つの特性に関しての複数の階層）にとらえ全体的な理解をするために，複数の心理検査を組み合わせて実施すること。

▷6 Wilson, B., Cockburn, J., & Halligan, P. 1987 *Behavioural Inattention Test*. England：Thames Valley Test Company.（BIT 日本版作製委員会代表石合純夫 1999 BIT 行動性無視検査日本版 新興医学出版社）

▷7 日本高次脳機能障害学会（編）日本高次脳機能障害学会 Brain Function Test 委員会（著）1999 改訂第2版 標準高次動作性検査：失行症を中心として 新興医学出版社

▷8 ⇨ I-3 失行参照

▷9 **探索訓練法**
（一般的な左半側空間無視の場合）①十分に頭部を左方に向けさせて右視野で標的を見る，②アンカーポイントとして空間の左側に開始の標的を提供する，③刺

激の密度を減らす，④空間の右側に視線が引きつけられやすい視覚走査を減速するために患者の探索のペースをとる訓練法。

▷10 **空間動作手掛かり法（spatiomotor cueing）**
（一般的な左半側空間無視の場合）単に左側を見るだけではなく，患側の左上肢を左空間内で動かし，それを見ることでフィードバックを行う訓練法。

▷11 **体幹回旋走査訓練法**
（一般的な左半側空間無視の場合）頭部や視線ではなく，左方の標的に触れるために体幹を左方へ回旋させる訓練法。

▷12 **一側性感覚刺激**
（一般的な左半側空間無視の場合）左外耳道を冷水で灌流すると左方に眼球が向いては急速に右方に戻る温度眼振を利用した訓練法や，左後頸部筋に振動刺激を与えると筋紡錘を通じて筋が伸張されたという求心性感覚入力が生じ，体幹が頭部に対して相対的に左方に向いた錯覚が起こることを利用して，身体中心の座標系の右方偏倚を矯正する訓練法。

▷13 **プリズム順応**
（一般的な左半側空間無視の場合）外界が10度右方にシフトして見えるプリズム眼鏡を利用する訓練法である。

▷14 **経頭蓋磁気刺激法**
（一般的な左半側空間無視の場合）左頭頂葉に低頻度反復経頭蓋磁気刺激（repetitive transcranial magnetic stimulation：rTMS）を与えることにより，その皮質の局所的神経活動を抑制することにより，病巣側への過剰な半球間抑制を減弱させる訓練法。

▷15 石合純夫 2016 脳

感覚－運動協調を通して無意識的に空間性注意の偏りを変容させようとするボトムアップアプローチとして，1）**一側性感覚刺激**[▷12]，2）**プリズム順応**[▷13]，3）**経頭蓋磁気刺激法**[▷14] などがあります。[▷15]

○ **相貌失認**

声，服装や髪型，仕草から情報を得て誰であるかを判断するように勧めますが，これらのヒントが使用できない状況では，無礼な人，愛想のない人と思われるおそれがあるので，周囲の人に説明して，障害をよく理解してもらうことが大切です。[▷16]

○ **地誌失認**

看板の文字や特徴的な音などを頼りにどの場所であるかを推定するように勧めます。また，一目で見渡せない場所にある対象同士の位置関係がわからない「道順障害」が合併していなければ，道順や間取りの記憶，標識や看板を記入した地図も有用となります。[▷16] さらに，道順障害が合併していても「何番目の曲がり角を左折する」「○○と書いてある電柱から10歩ほど」などと言葉で覚えたり，これを記したメモを携帯したりする方法があります。[▷17] これらを訓練し効率化します。

○ **バリント症候群（Bálint's syndrome）**

精神性注視麻痺に対しては紙面に書かれた数個の数字の両端に置いた指を手掛かりとして読み眼球運動の促通を図ったり，視覚性失調に対しては温存した手の方向や奥行き知覚を利用して左手で持った棒を右手で掴むことから開始し，徐々に左手の方向や奥行きの手掛かりを減らして視空間定位の促通を図ったり，視覚性注意障害に対してはパソコン画面中央に固視点を呈示し，その周辺に出現する刺激に触れることで周辺視の促通を図ったりするような訓練を行います。[▷18] また，職業リハビリテーションとして，代償手段による訓練や環境調整なども行います。[▷19]

○ **触覚性失認**

生活するうえで触覚だけにより物品を認知する必要性は高くなく，そもそも視覚や聴覚情報により代償的に認知できるので，この神経心理学的症状に対してのみのリハビリテーションの必要性はさほど高くないでしょう。なお，先天性脳梁欠損症（agenesis of the corpus callosum：ACC）に特異な半球間離断症状としての触覚性障害（触覚性呼称や触覚性読字）に関しても反復学習により一定の改善される可能性があることが示唆されるとの報告もみられます。[▷20]

○ **病態失認**

片麻痺の無認知がリハビリテーションの阻害因子となり，麻痺の存在を否定している期間は，代償的なアプローチも困難であるので，監視・介助する人の教育を含め周囲の環境設定などの危険管理を重点的に行う必要があります。また，注意覚醒レベルを上げることが改善の糸口になる可能性もあるので，早期

離床，適切な刺激，運動療法・認知療法などによる身体・精神機能の活性化を行ったりもします。[21]

○手指失認，左右失認，自己身体部位失認

呼称やポインティングによる身体概念を含む言語的意味の理解，表出などの認知訓練や，代償手段として触覚刺激を利用した身体感覚の同定訓練，理学療法的・作業療法的な認知運動訓練を行います。

○ゲルストマン症候群（Gerstmann's syndrome）

対処療法として，絵カードを利用してコミュニケーションを図ったり，電卓を使って買い物に行く訓練を行ったり，支持療法として，二次障害的な不安や抑うつ感に対する認知行動療法による心理面でのサポートを行ったりします。また，作業療法として，実際の物品を見たり触ってみたりして，体験を通して訓練を行ったり，道具を使ったり工夫をすることで，日常生活に支障がない状態に近づくための手段を習得できるよう訓練したり，言語療法として，ひらがなや漢字の書字訓練，物語の文脈理解訓練，算数の文章題による計算訓練などを行います。

③ チーム医療

高次脳機能障害を有する患者のリハビリテーションは，医師が総合診断・治療方針・心身管理，看護師が院内リスク管理・日常生活動作（activities of daily living：ADL）訓練，保健師が在宅安全管理・環境調整を行います。そのうえで，理学療法士が主に身体機能，作業療法士が主に生活機能，言語聴覚士が主に言語機能，臨床心理士や公認心理師が主に心理機能，精神保健福祉士や社会福祉士が主に社会機能など，それぞれの機能の改善をめざして，患者を中心に各専門職者が連携して支援することが大切です。

④ 失認のリハビリテーションのめざすところ

失認のリハビリテーションは，基本的には症状そのものの改善をめざすというよりは，生活障害を少しでも減じるように，代償機能を最大限有効に活用できるよう支援し，患者の生活の質（quality of life：QOL）の改善をめざすところにあるといえます。なお，ラスク（Rusk）通院プログラムの神経心理ピラミッドは，「神経心理ピラミッドで諸機能の欠損を理解し，戦略を学び，訓練することで，認知機能の働きを統合させ，最終的には自己同一性と自らの尊厳を復活できる」としており，脳損傷者と家族が自分の存在価値を再認識するためのツールと哲学のすべてが包含されているものでもあり，大切な考え方となります[22]（本書 IV-1 掲載の図 III-1-2 参照）。

（小海宏之）

血管障害（右半球損傷）：半側空間無視と関連症状 *The Japanese Journal of Rehabilitation Medicine*, **53**, 266-272.

[16] 平山和美 2016 失認に対するアプローチ *Monthly Book Medical Rehabilitation*, **192**, 47-55.

[17] 高橋伸佳 2009 街を歩く神経心理学 医学書院

[18] 菅原光晴・前田眞治・原麻理子・山本潤 2017 バリント症候群を呈した症例の視空間認知障害に対するアプローチ 慢性期のリハビリテーション学会誌, **4**, 128.

[19] 後藤祐之・高瀬健一・篠倉直子・田谷勝夫 1998 視空間性知覚障害（バリント症候群）を有する脳血管障害者への作業指導の試み 職業リハビリテーション, **11**, 9-15.

[20] 小海宏之・清水隆雄・近藤元治・亀山正邦・寺嶋繁典 2003 先天性脳梁欠損症（完全欠損）の神経心理検査における学習効果について 神経内科, **58**, 581-585.

[21] 前田眞治 2013 失認のリハビリテーション 平山惠造・田川皓一（編）脳血管障害と神経心理学 第2版 医学書院 pp. 508-513.

[22] Ben-Yishay, Y.・大橋正洋（監修）立神粧子（著）2010 前頭葉機能不全 その先の戦略：Rusk 通院プログラムと神経心理ピラミッド 医学書院

IV 高次脳機能障害を神経心理学の視点からみる

失行のアセスメントと支援

▷1 作業療法士
身体,精神,発達,高齢期の障害や,環境への不適応により,日々の作業に困難が生じている,またはそれが予測される人や集団に専門的サービスを提供し,基本的な運動能力から,社会の中に適応する能力まで,基本的動作能力(運動や感覚・知覚,心肺や精神・認知などの心身機能),応用的動作能力(食事やトイレ,家事など,日常で必要となる活動),社会的適応能力(地域活動への参加,就労・就学)を維持,改善し,「その人らしい」生活の獲得を目標とする国家資格。2018年現在の有資格は約85000人。(日本作業療法士協会ホームページより)

▷2 利き手⇒ IV-2 の側注を参照。

▷3 運動失調⇒ I-3 の側注を参照。

▷4 パーキンソン症状⇒ I-3 の側注を参照。

失行症のアセスメントや訓練は,基本的には,**作業療法士**▷1が担当することになります。本章では,アセスメントと訓練の流れとポイントを紹介し,失行症患者に対応する際の留意点や家族支援について触れます。

1 アセスメント

○インテーク(初回面接)

インテークの目的は,主訴や現病歴などの「基礎情報」を収集する,「動作能力の障害」の有無,程度,要因を把握する,「日常生活能力」を把握することです。会話形式で本人に尋ねる,スクリーニング検査として評価する,家族に尋ねる,といった方法を,患者や家族の状況に応じて適宜行います。

「基礎情報」の収集に関しては,主訴,現病歴,既往歴,社会歴など,通常の問診と同様の内容ですが,失行症の場合,教育歴,職歴に加えて病前の動作能力を確認します。これらの情報は訓練内容の理解やゴールの設定に必要な情報だからです。**利き手**▷2の確認も大切です。

○スクリーニング

「動作能力の障害」の有無,程度,要因の把握については,表IV-4-1に示すような2段階のスクリーニング検査を行います。まず,神経学的診察により,失行以外で動作能力に関係する運動麻痺,**運動失調**▷3,**パーキンソン症状**▷4,感覚障害や失語症,認知症による理解障害の有無を確認します。次に失行症に特異的な評価を短時間(5〜10分程度)で行います。失行症の評価では,慣習的動作(「げんこつ」「さよなら」などの身振り動作)と物品使用動作(歯ブラシ,スプーンなどの道具を使用する動作)を調べます。慣習的動作では,口頭命令(動作内容を言葉で指示する),模倣(検査者の動作を見て真似てもらう)を行い,物品使用動作では口頭命令,模倣,実使用(実際に物品を持って使用する)を行います

表IV-4-1 2段階のスクリーニング

①神経学的診察	運動麻痺
	運動失調
	パーキンソン症状
	感覚障害
	理解障害(失語症,認知症)
②失行症の評価	慣習的動作
	物品使用動作

IV-4 失行のアセスメントと支援

表IV-4-2 失行症の評価

	評価項目	例
慣習的動作	口頭命令 模倣	げんこつを作ってください。 手を振ってさよならをしてください。
物品使用動作	口頭命令 模倣 実使用	歯ブラシで歯を磨く真似をしてください。 スプーンで食べる真似をしてください。

（表IV-4-2）。検査は左右両方の手で行いますが，運動麻痺により評価が困難な場合は非麻痺側で行います。失行症の課題内容は表IV-4-2で例を示していますが，**WAB失語症検査**[▷5]の下位項目（VII行為）が短時間での失行症の評価に有用です。

　以上の結果から，動作障害，物品（道具）使用障害の状態を把握します。また，家族に日常生活で問題となっている内容を確認します。

○**総合的検査・掘り下げ検査**

　スクリーニングで失行による動作能力の障害を認めた場合に，総合的検査や掘り下げ検査を行います。わが国で多く使われている失行症の検査は，1985年（1999年改訂第2版）に日本失語症学会（現高次脳機能障害学会）によって開発された**標準高次動作性検査**（Standard Performance Test for Apraxia：SPTA）[▷6]です。所要時間は約90分です。結果はプロフィールで示されます。このプロフィールをパソコン上で表記するためのソフトウエアは，日本高次脳機能障害学会HP（http://www.higherbrain.or.jp/）から無料でダウンロードすることができます。

　また，リハビリテーションを進めていくときに，失行症による動作の誤り方（誤反応）の評価が重要になります。たとえば，歯ブラシを使えないときに歯ブラシが正しく把持できないのか，歯磨き粉がうまくつけられないのか，歯ブラシを口元に持っていけないのか，歯にあてられないのか，反復的に動かすことができないのか，といったどのような段階で誤反応がみられて動作が障害されているのかを確認することが重要です（表IV-4-3），そしてそれらを修正することで訓練が進められます。また，誤反応が物品の提示や検査者の模倣のような「視覚情報」，口頭命令によって動作するときの「聴覚情報（言語情報）」といった入力条件により異なるのかを比較します（表IV-4-4）。また，意味記憶へのアクセス障害により正しい動作と異なる内容の反応がみられたり，出力系（行為出力プラキシコン，神経支配パターン）の障害に関係して動作の方向や速さの誤りやぎこちなさがみられます（表IV-4-5）。このように誤反応の内容を確認し，行為産生過程モデル（[I-3]の側注を参照）のどの過程に問題が生じているのかを考察します。

　物品使用障害では，失行症以外に**意味記憶**[▷7]の障害自体が関係している場合があります。その物品（たとえば「歯ブラシ」）そのものが理解できない場合は意味記

▷5 WAB失語症検査
標準的な失語症検査であるが，失語症の評価以外に失行症，構成障害の評価も含まれている。
WAB失語症検査（日本語版）作製委員会（代表：杉下守弘）1986 WAB失語症検査（日本語版）医学書院

▷6 日本高次脳機能障害学会（旧日本失語症学会）Brain Function Test委員会 2003 標準高次動作性検査：失行を中心として改訂第2版 新興医学出版

▷7 意味記憶⇒[I-4]，[IV-5]を参照。

側注

▷8 視覚失認⇒ I-2, IV-3 を参照。

▷9 バーセルインデックス（Barthel index）
基本的動作10項目（食事, 移動, 整容, トイレ, 入浴, 歩行, 階段昇降, 行為, 便失禁, 尿失禁）を評価し, 合計最高100点。
Mahoney, R. I. & Barthel, D. W. 1965 Functional evaluation : the Barthel Index. *Maryland State Media Journal*, **14**, 61–65.

▷10 機能的自立度評価表（FIM）
運動項目13項目（セルフケア, 排泄コントロール, 移乗, 移動を細分化）と認知項目5項目（コミュニケーション, 社会的認知を細分化）を7段階で評価し, 合計最高126点。
Granger, C. V., Hamilton, B. B., Keith, R. A., Zielezny, M., & Sherwin, F. S. 1986 Advances in functional assessment for medical rehabilitation. *Topics in Geriatric Rehabilitation*, **1**, 59–74.

▷11 ロートン（Lawton）IADL 評価尺度
日常生活動作に関する8項目（電話の使用, 買い物, 食事の準備, 家事, 洗濯, 移送の形式, 服薬管理, 財産取扱い能力）について評価する。男女で一部の評価項目が異なる。
Lawton, M. P. & Brody, E. M. 1969 Assessment of older people : self-maintaining and instrumental activities of daily living. *Gerontologist*, **9**, 179–186.

表IV-4-3 誤反応へのアプローチ①

例	どのような段階の問題か
歯ブラシが使えない	正しく把持できない 歯磨き粉がつけられない 歯ブラシを口元に持っていけない 歯にあてられない 反復して動かせない

表IV-4-4 誤反応へのアプローチ②

入力条件	課題条件
視覚情報	物品の視覚提示 模倣
聴覚情報（言語情報）	口頭命令

表IV-4-5 誤反応へのアプローチ③

誤反応の内容	モデルの中の問題点
正しい動作と異なる内容の反応	意味記憶へのアクセス障害
動作の方向や速さの誤り ぎこちなさ	出力系の障害

憶の障害, 物品はわかるが使い方がわからない場合は失行（観念性失行）になります。使用する物品の名前を言ってもらう, どのようなときに使うのかを答えてもらうことで意味記憶の障害を確認できます。また, 物品を見ただけではわからず, 触ったり, 名前を聞いたりするとわかる場合は**視覚失認**[▷8]が考えられます。

○生活での能力評価

生活機能の概略は日常生活動作（ADL）, 手段的日常生活動作（IADL）で確認できます。ADL は起居動作, セルフケアなどの基本動作であり, **バーセルインデックス（Barthel index）**[▷9]や**機能的自立度評価表（FIM）**[▷10]で評価します。IADL はより複雑な高次の動作であり, 買い物, 電話, 家事などの動作能力です。**ロートン（Lawton）IADL 評価尺度**[▷11]などで評価を行います。

総合的検査や掘り下げ検査で得られた動作能力の評価内容と, 実際の生活場面での状況が, 異なることがあります。たとえば, 物品使用障害では物品の種類（歯ブラシとハサミ）や同じ物品でも個々の物品（病院の歯ブラシと家の歯ブラシ）により失行症の出現の頻度が異なる場合があります。このため, 使用する機会の多い物品については個々に失行症の有無を確認しておくことが有用です。また, 検査場面ではできないのに, 家庭ではできる場合もあります。生活の場での患者の動作能力の把握が本来の目的ですので, 生活場面での状況を確認しておくことが重要です。

② 訓練・支援と生活での基本的対応

発症からの経過時期に応じた訓練・支援の進め方を考えていくことが大切で

す。ここでは，頻度の多い脳卒中の経過を示して，発症から時系列で整理してみます。

○急性期（発症直後から1か月弱）

意識障害を伴っている場合が多く，全身状態は不安定です。再発リスクも高く，全身管理を含めた医学管理下に置かれます。

訓練・支援に関しては，ベッドサイドで短時間のスクリーニングから開始します。運動麻痺，失語症を伴っている場合もあり，どのような動作が可能かを見きわめ，家族と医療スタッフで共有します。全身状態が安定したら，訓練室での訓練を始めます。家族に対しては，突然の発症による動揺や混乱を受け止め，共感的・支持的な態度で接することが必要です。長期的な予後予測のもとに，家族の状態をみながら，現在の能力，訓練の方針，先の見通しなどの情報を主治医，医療スタッフで協調して伝えていきます。

多くの患者は，まだ，自分に起きたことが完全に理解できていない状態にあります。受容的な態度で信頼関係を築くことが重要です。

○回復期（発症後1か月から6か月）

全身状態が安定し，機能回復をめざして回復期リハビリテーション病棟や地域包括ケア病棟などで集中的なリハビリテーションを行う時期です。また，運動麻痺の改善，生活空間の拡大に伴い失行症が顕在化してくる時期です。訓練効果が最も期待できる反面，自分の機能障害を自覚して，喪失感や将来への不安を抱くことの多い時期でもあります。

訓練・支援については，総合的検査や掘り下げ検査で得られた結果を分析して，患者一人ひとりに応じたオーダーメイドの訓練を行います。また，患者が抱く喪失感や不安を受け止め支えていくことも，この時期には重要です。一方，回復が著しい場合は1週間単位で動作能力が向上します。回復具合に応じて生活動作訓練を進めていきます。

○維持期（発症後6か月以降）

回復期のあと，機能回復が緩やかになる時期です。失行症は経過中に改善している場合もありますが，後遺症として残存していることもあります。このため，動作能力に見合った生活環境の調整が必要になります。

また，訓練・支援については，自宅に住みながらデイサービスなどに通う，介護老人保健施設で訓練を受けるなど，間欠的な訓練・支援が継続されます。回復期に獲得した能力を長期に維持し，生活の場での動作能力をさらに拡大するように働きかけをします。適度な機能訓練を継続しながら，定期的なフォローを続けられるような体制や関係性を保っておくことが必要です。

（近藤正樹）

Ⅳ 高次脳機能障害を神経心理学の視点からみる

 記憶障害のアセスメントと支援

 記憶障害のアセスメント

　記憶障害の症状のあらわれ方や程度は患者によって違います。症状だけでなく，生活場面でどのような困難が起こっているか，本人や関係者（例，家族，仕事関係者，友人など）は障害をどう理解しているか，周囲の人からのサポートはどの程度期待できるのかなども人それぞれです。したがって，必要な治療や援助のあり方も一人ひとり違ってきます。すなわち，個人のニーズに応じた支援計画が必要となるのです。

　こうした計画の立案にとって欠かせないのが，アセスメントです。ここでは，神経心理学的評価はもとより，生活障害，本人の障害理解（例，記憶障害の認識，体験している苦悩など），家族を含む関係者の障害理解とサポート状況（例，どの程度サポートできる状況にあるのか）などが評価されます。これらの情報は，患者への問診，家族への問診，（可能な範囲での）日常生活の行動観察，神経心理学的検査などを通じて得ることができます。

　アセスメントにおける心理士（神経心理学を専門とする心理士）の重要な役割の一つは記憶を含む認知機能の評価です。記憶障害の評価では，記憶障害のあらわれ方や程度を詳しく調べます。評価に必要な情報収集の方法には，観察法，面接法，検査法があります。観察法は，行動観察によって情報を得る方法です。入院患者ならば院内における本人の行動を，外来患者ならば自宅などを訪問して観察したり診察やリハのために病院にやってきた際の様子（例，リハ室内での作業の様子）を観察したりします。面接も重要です。面接法は，対話を通じて情報を得る方法です。本人や関係者は障害をどう理解し，どう感じているのか，どうしたいと願っているのかなどを聞き取ります。検査法は心理検査を用いて情報を得る方法です。記憶障害のアセスメントでは，記憶障害を客観的に評価するために神経心理学的検査が用いられます。

　支援のためのアセスメントで重要なのは，障害された，あるいは，失われた能力だけに注目するのではなく，本人の現存能力[▷1]の把握にも重きを置くことです。「言語性記憶と視覚性記憶の両方に障害があるのか，それとも，どちらか一方だけなのか」「記憶障害はエピソード記憶だけなのか，それとも，意味記憶や手続き記憶にもみられるのか」「記憶以外の認知機能（例，言語，視空間認知）はどうなのか，全般的な知能は保持されているのか」といった見方が必要

▷1　残存能力とも呼ばれる（Ⅰ-4 記憶障害を参照）。

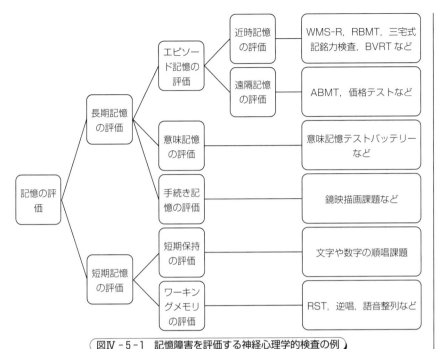

図Ⅳ-5-1 記憶障害を評価する神経心理学的検査の例

注：WMS-R=改訂版ウェクスラー記憶検査，RBMT=リバーミード行動記憶検査，BVRT=ベントン視覚記銘検査，ABMT=慶應版自伝的記憶検査，RST=リーディングスパンテスト。

です。なぜなら，記憶障害の支援，とりわけ，リハビリテーションの基本は，現存能力の活用による機能補償だからです。そのためには，患者に過度の負担をかけない範囲で，記憶障害以外の認知機能を含めた包括的なアセスメントができるとよいと思います。

❷ 神経心理学的検査によるアセスメント

記憶障害は，様々なタイプの記憶に起こります（図Ⅳ-5-1）。以下に代表的な検査法を紹介します。なお，各検査の詳細は，個々の検査マニュアルや，他の解説書を参照してください。

○エピソード記憶の評価

エピソード記憶の評価は，最近の出来事の記憶である近時記憶の評価と昔の出来事の記憶である遠隔記憶の評価に分けて考えることができます。

近時記憶の評価では，言葉や絵などの記憶素材の学習課題がよく使われます。代表的な検査は，改訂版ウェクスラー記憶検査（Wechsler Memory Scale-Revised：WMS-R）の日本版です。この検査は，言語性記憶，視覚性記憶，注意などを包括的に評価することができます。このほか，言語性記憶に関しては，三宅式記銘力検査やレイ聴覚言語性学習検査（Ray Auditory Verbal Learning Test：RAVLT）などを用いることができます。視覚性記憶に関しては，ベントン視覚記銘検査（Benton Visual Retention Test：BVRT）やRey-Osterriethの複雑図形検査（Rey-Osterrieth Complex Figure Test：ROCFT）などを用いることができます。

▷2 機能代替とも呼ばれる。
▷3 小海宏之 2015 神経心理学的アセスメント・ハンドブック 金剛出版
▷4 田中康文・橋本律夫 1999 エピソード記憶 松下正明（総編集） 浅井昌弘・鹿島晴雄（責任編集） 記憶の臨床 中山書店 pp. 75-87.
▷5 吉益晴夫 1999 自伝的記憶（遠隔記憶） 松下正明（総編集） 浅井昌弘・鹿島晴雄（責任編集） 記憶の臨床 中山書店 pp. 88-100.
▷6 村井俊哉・濱中淑彦 1999 意味記憶 松下正明（総編集） 浅井昌弘・鹿島晴雄（責任編集） 記憶の臨床 中山書店 pp. 101-112.
▷7 三村將・穴水幸子・師岡えりの 1999 手続記憶 松下正明（総編集） 浅井昌弘・鹿島晴雄（責任編集） 記憶の臨床 中山書店 pp. 113-123.
▷8 杉下守弘 2001 日本版ウェクスラー記憶検査法（WMS-R） 日本文化科学社
▷9 高橋剛夫 1966 BVRT ベントン視覚記銘検査 三京房
▷10 綿森淑子・原寛美・宮森孝史・江藤文夫 2002 日本版RBMT リバーミード行動記憶検査 千葉テストセンター
▷11 吉益晴夫・加藤元一郎・三村將・若松直樹・斎藤文恵・鹿島晴雄・浅井昌弘 1998 遠隔記憶の神経心理学的評価 失語症研究, **18**(3), 205-214.
▷12 山中克夫・田中邦明・一瀬邦弘・藤田和弘 1997 痴呆の病期の進行とともに現実認識は過去に遡るのか？：Price Test にみ

られた Alzheimer 型痴呆
患者の特徴　神経心理学,
13(3), 207-214.
▷13　仲秋秀太郎・吉田伸
一・古川壽亮・中西雅夫・
濱中淑彦・中村光　1998
Alzheimer 型痴呆におけ
る遠隔記憶に関する研究：
自伝的記憶の検査, Dead/
Alive test による検討　失
語 症 研 究, **18**(4), 293-
303.
▷14　Hodges, J. R., Sal-
mon, D. P., & Butters, N.
1992 Semantic memory
impairment in Alzheimer's
disease ; Failure of access
or degraded knowledge ?
Neuropsychologia, **30**, 301-
314.
▷15　Wechsler, D.（日本
版 WISC-IV 刊行委員会日
本版作成）　2010　WISC-
IV 知能検査　日本文化科
学社
▷16　Wechsler, D.（日本
版 WAIS-IV 刊行委員会日
本版作成）　2018　WAIS-
IV 知能検査　日本文化科
学社
▷17　苧阪満里子・苧阪直
行　1994　読みとワーキン
グメモリ容量：日本語版
リーディングスパンテスト
による測定　心理学研究,
65(5), 339-345.
▷18　綿森淑子・本多留美
2005　記憶障害のリハビリ
テーション：その具体的方
法　リハビリテーション医
学, **42**(5), 313-319.
▷19　三村將　1998　記憶
障害のリハビリテーショ
ン：間違った方がおぼえや
すいか？努力した方がお
ぼえやすいか？　失語症研
究, **18**(2), 136-145.

さらには，日常生活に関連した行動記憶については，リバーミード行動記憶検
査（Rivermead Behavioural Memory Test：RBMT ▷10）を用いることができます。

遠隔記憶の評価では，主として自伝的記憶や，商品の昔の値段や，ある時期
の流行歌や，災害や事件など，過去の社会的記憶に関する検査を用いることが
できます ▷5。これらの検査には，慶應版自伝的記憶検査 ▷11，価格テスト ▷12，デッド／
アライブテスト（Dead/Alive Test ▷13）などがあります。

◯意味記憶の評価

意味記憶の評価では，知識や言葉の意味理解などを問う課題が使われます。
意味記憶検査には，意味記憶テストバッテリー ▷6▷14があります。また，ウェクス
ラー知能検査 ▷15▷16に含まれる知識や語彙に関する下位検査（知識，単語）を利用す
ることもできます。

◯手続き記憶の評価

手続き記憶の評価では，実際の行為の様子を直接観察したり，周囲の人の観
察した様子を聞いたりすることが有用ですが，このほかに，鏡映描画，ひらが
な文字の音読，タッピングなどの課題を用いた評価方法があります ▷7。

◯短期記憶の評価

短時間の情報保持能力の評価では，文字や数字の順唱課題などを用いること
ができます。ワーキングメモリの評価では，リーディング・スパン・テスト
（Reading Span Test：RST ▷17），ウェクスラー知能検査の逆唱や語音整列 ▷15▷16などを用
いることができます。

❸　記憶障害に対するリハビリテーション

リハビリテーションの立場から，記憶障害に対する支援を紹介します。リハ
ビリテーションの究極の目標は患者の QOL を高めることです。それは，記憶
障害のリハビリテーションでも同様です。そのための方法は様々ありますが ▷18▷19，
ここでは以下の３つのアプローチから記憶障害のリハビリテーションを考えて
みることにします（図 IV-5-2）。

◯機能回復に焦点をあてたアプローチ

これは認知課題を繰り返し行うことで障害された機能の回復をめざすアプ
ローチです。再建法とも呼ばれます。機能回復は誰もが望む目標です。しかし，
多くの記憶障害では反復訓練や反復刺激による機能回復はむずかしいというの
が現実です。それどころか，無理にこうした訓練を強いることで，患者に大き
な心理的苦痛を与えてしまうことがあります。そのため，この種のアプローチ
を行う際には，訓練が本当に患者の QOL を高めることになっているのかに気
を配らなければなりません。

◯機能補償に焦点をあてたアプローチ

これは現存能力（内的資源）の活用による機能補償に焦点をあてたアプロー

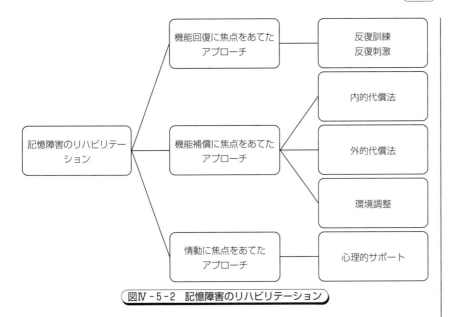

図Ⅳ-5-2 記憶障害のリハビリテーション

チです。この種のアプローチは，内的代償法，外的代償法，環境調整の3つに分類することができます。

内的代償法とは，本人の内的資源に応じた新たな記憶方略の獲得をめざします（例，**誤りなし学習**[20]，**PQRST法**[21]，**情報のチャンク化**[22]など）。

外的代償法とは，現存能力で利用可能な代替道具の使用による機能補償です。メモやアラームなどの道具（外部資源）の活用によって不全に陥った機能を補います。ICT[23]の進歩と普及は，今後の機能補償の可能性を高めるのではないかと期待されています。

環境調整とは，患者を取り巻く環境を患者にとってわかりやすいものに調整する方法です。現存能力に合った環境負荷の調整ともいえます。たとえば，どこに何がしまってあったのかを覚えられない患者に対して，引き出しの中身がわかるようにラベルをつけるといった方法があります。

○ 情動に焦点をあてたアプローチ

これは，記憶障害に関連して起こった様々な心理的な問題（例，受障後のショック，自尊感情の低下，怒り，不安，アパシー，抑うつ，絶望など）に対する心理的なサポートのことです（例，カウンセリング，支持的精神療法，心理教育など）。こうした問題の軽減を図るには，本人の苦悩や辛さを共感的・受容的に理解し，ともに困難な現実を乗り越えていくという姿勢が求められます。とはいえ，回復の見込みの少ない障害をもちながら，その後の人生をどう生きていくかといった課題は，そう簡単に乗り越えられるものではありません。家族や友人などによるインフォーマルなサポートも大切ですが，専門家による継続的なサポートや治療的介入が必要な場合もあります。

（松田　修）

[20] **誤りなし学習**
誤りを生じさせない学習法。

[21] **PQRST法**
Preview（ざっと目を通す），Question（質問を作る），Read（じっくり読む），State（質問に答える），Test（答え合わせをする）のこと。情報を整理した形で記憶する方法。

[22] **情報のチャンク化**
語呂合わせや意味などのまとまりを作ることによって，記憶する情報の単位（チャンク）を減らすこと。

[23] **ICT**
Information and Communication(s) Technology（情報通信技術）のこと。

Ⅳ 高次脳機能障害を神経心理学の視点からみる

注意障害・遂行機能障害のアセスメントと支援

▷1 注意の持続
一つのことに集中して続けて行動できる。

▷2 選択性注意
身のまわりのいろいろな刺激の中で1つの刺激を選択し、そこに注意を向けて行動できる。

▷3 同時処理
2つ以上の刺激に対して、同時に注意を向けて行動できる。

▷4 注意の変換
1つの刺激に対して行動を行っているときに違う刺激に注意を向け反応し行動できる。

▷5 行動の開始
様々な情報や意志に対応するには、発動性と動因が必要となる。認知システムが活性化されないと自発的に行動を開始することができなくなる。

▷6 行動の抑制
外的刺激や内的動因に左右されずに行動する能力に変化をきたさないようにするために必要な能力である。

▷7 TMT (Trail Making Test)
視覚性の注意検査。限定された紙面空間内で数字の刺激を用いて、数字の順序性や数字と文字の切り変えに取り組み、それに伴う注意機能の特徴、選択、視覚的探索や視覚運動協調の要素を確認するための検査。

▷8 PASAT (Paced Auditory Serial Addition Test)
聴覚性の注意 (容量や選択

脳損傷の後遺症として記憶障害とともに最も一般的に報告されるのが、注意や集中力の問題です。注意障害の場合は、軽度であっても長引く可能性があるため、長期にわたって注意障害がその後の生活や仕事に影響します。脳血管障害や脳外傷を負った人たちの予後に大きく影響する障害です。**注意の持続**、**選択性注意**、**同時処理**、**注意の変換**は、すべての行動のもととなる機能であるからです。そのため、注意障害では、どの機能がどのくらい維持されているか、あるいは低下しているかのアセスメントが必要となります。

行動の計画を立て、**行動を開始**し、**行動を抑制**する能力は、前頭葉の機能と他の脳領域との連携で成立します。脳損傷後の遂行機能障害は、特に、仕事などの社会復帰が可能かどうかを決定づけることになります。そのため、遂行機能障害では、遂行機能のどの機能に問題があるのかのアセスメントが必要となります。

1 アセスメント

○注意障害のアセスメント

視覚性の注意検査の代表は、**TMT (Trail Making Test)** で、PartAとPartBがあります。PartAはA4の用紙にランダムに配列された1～25までの数字を順に1→25までできるだけ早く線でつなげる検査です。PartBはランダムに1～13までの数字と「あ」～「し」までのひらがなが配列され、1→あ→2→い→3→う、と数字とひらがなを交互に線でつなげる検査です。PartAは選択性注意、PartBは同時処理、変換の評価です。PartAを中断した場合は注意の持続が不良であることを意味します。評価は年代別に平均値があり、それによってどの位置に属するのかがわかります。ほかに、かなひろいテスト（2分間文章を読みながら、「あ」「い」「う」「え」「お」に○をつけていく選択性の注意、変換の検査）、ひらがな抹消検査と数字抹消検査（52列6行に並んだひらがなの中から「か」を選択する、同様に数字の中から「3」を選択する、選択性注意検査）などがあります。

聴覚性の注意検査の代表は、**PASAT (Paced Auditory Serial Addition Test)** で、Part1（1秒間隔）とPart2（2秒間隔）があります。61個の数字を順番に聞いて、前の数字と言われた数字を足して答えていく検査です。1, 3と聞いて「1+3=4」と答え、次に7と聞いて「3+7=10」と答える検査です。自分で解答し

た答ではなく，前の数字を覚えておいて言われた数字と足す検査です。評価は年代別にあります。ほかに，**聴覚性検出検査**（Audio-Motor-Method：AMM）[9]では，テープで「ト，ド，ポ，コ，ゴ」の音をランダムに流し，「ト」のときに手で机をたたく検査です。

○遂行機能障害のアセスメント

遂行機能障害の検査の代表には，**遂行機能障害症候群の行動評価**（Behavioural Assessment of the Dysexecutive Syndrome：BADS）[10]があります。日常生活や就労など様々な状況での問題解決能力を総合的に評価します。成人対象の検査で，カードや道具を使った6種類の検査（規則変換カード検査，行為計画検査，鍵探し検査，時間判断検査，動物園地図検査，修正6要素検査）と一つの**遂行機能障害質問表**（Dysexecutive Questionnaire：DEX）[11]があります。6つの検査の評価は各検査の評価点の合計（24点満点）で「総プロフィール得点」を算出し，年齢補正した標準化得点に換算されます。評価は「きわめて優秀」「優秀」「平均上」「平均」「平均下」「境界域」「障害あり」の7段階で，問題がやや平易なため「きわめて優秀」「優秀」と判定されることが就労可能（職種による）と考えたほうがよいかもしれません。DEX は，「行動」「認知」「情動」に関する項目が含まれ，本人用と家族用があり，それぞれ20項目の質問に5段階（0～4点）で答える検査です。ほかに，**ウィスコンシン・カード分類検査**（Wisconsin Card Sorting Test：WCST）[12]では，48枚のカード分類（色・形・数）により，新しい概念形成とそれを変換していく柔軟さ，一つの概念が形成されるまでの試行錯誤過程，カテゴリー維持困難，固執を評価します。

② 生活での能力評価

○注意障害

日常生活全般にわたる行動の基盤となっている注意機能が障害を受けることによって，たとえば，難しい仕事の内容は理解できているのに，日常生活上の簡単なミス（家事の手順の違い，簡単な計算ミス，文章の内容の取り違い，約束の日にちや時間の聞き違い，など）が出現する頻度が障害を受ける前と比較して多くなるため，日常生活に支障をきたすことがあります。日常生活に支障をきたす理由として，①気をつけようとする力の低下（必要なことに対しての注意力，自分の中で確認する意識の欠如），②見つける力の低下（必要な内容を選択する力の欠如），③同時に見つける力の低下（2つ以上の情報を同時に処理する力の低下），④変える力の低下（状況の変化に対して合わせる力の欠如）があります。

脳損傷後の日常観察による注意評価スケール（Ponsford and Kinsella's Attentional Rating Scale）では，13項目（各項目：0点～4点）で評価し，得点が高いほど注意障害が重くなります（表IV-6-1）。

性，配分能力）の評価に関する検査。

▷9 **聴覚性検出検査**（Audio-Motor-Method：AMM）
機械的にランダムに聞こえる音声を監視し注意を向け正しい音声を再生できるかを評価する検査。

▷10 **遂行機能障害症候群の行動評価**（Behavioural Assessment of the Dysexecutive Syndrome：BADS）
日常生活上の遂行機能に関する問題点を検出するための検査。

▷11 **逆行機能障害質問表**（Dysexecutive Questionnaire：DEX）
自己評価と他者評価の違いにより日常生活上の問題点を把握するのに役立つ質問紙。

▷12 **ウィスコンシン・カード分類課題**（WCST）
強化学習の状態の変化に直面したときの柔軟な能力をみるための神経心理学的検査。

> 表Ⅳ-6-1　脳損傷後の日常観察による注意評価スケール（Ponsford and Kinsella's Attentional Rating Scale）

まったく認められない	0点	ほとんどいつも認められる	3点
時として認められる	1点	絶えず認められる	4点
ときどき認められる	2点		

評価項目	点数（担当者）
①眠そうで，活力（エネルギー）に欠けて見える	
②すぐ疲れる	
③動作がのろい*1	
④言葉での反応が遅い*2	
⑤頭脳的あるいは心理的な作業（例：計算）が遅い	
⑥言われないと何も続けられない	
⑦長時間（約15秒以上）宙をじっと見つめている	
⑧1つのことに注意を集中するのが困難である	
⑨すぐに注意散漫になる	
⑩一度に2つ以上のことに注意を向けることができない	
⑪注意をうまく向けられないため，間違いをおかす	
⑫何かをする際に細かいことが抜けてしまう（誤る）	
⑬1つのことに長く（5分以上）集中して取り組める	

▷13
出所：先崎・加藤，2004
＊1：麻痺がある場合には，身体部位の動作の障害は除外。
＊2：失語や認知症がある場合にも，それを含めて評価する。

> ▷13　先崎章・加藤元一郎 2004　注意障害　江藤文夫・武田克彦・原寛美・板東充秋・渡邉修（編著）高次脳機能障害のリハビリテーション Ver.2　医歯薬出版，p.23.

○遂行機能障害

　遂行機能障害が日常生活に及ぼす影響を明らかにするために利用できる質問紙があります。遂行機能障害の質問表（DEX）は，20問に回答し，それぞれの問題を発生頻度で評価します。0～80点の間で粗点がつけられ，得点が高くなればなるほど遂行機能の障害が重くなります。たとえば，「単純にはっきり言われないと，他人の言いたいことの意味が理解できない」「考えずに行動し，頭に浮かんだ最初のことをやる」「先のことを考えたり，将来の計画を立てたりすることができない」などの質問項目があります。

③ 訓練・支援と生活での基本的対応

> ▷14　意識障害
> 脳損傷により意識が清明でなくなった状態。

　注意障害・遂行機能障害の訓練には，全身状態が安定し**意識障害**▷14がなくなった時期から訓練を始めます。注意障害・遂行機能障害の訓練は，どの時期から始めても有効です。神経心理学的検査の評価は，その後の日常生活で起こってくる問題の予見に有効となります。本人，家族に説明する際には，その内容の理解を確実なものにするために，内容を文書にして提示し，説明の後に文書を手渡すことが必要です。注意障害や遂行機能障害を本人が理解し認識することは容易ではないため，家族に人的環境要因として理解してもらうために，家族教室で体験学習をしてもらうことも役立ちます。

IV-6 注意障害・遂行機能障害のアセスメントと支援

○注意障害の訓練と生活での対応

机上の訓練課題としては，数字，ひらがな，カタカナを見つけて印をつける[▷15]抹消課題（注意の持続，選択性注意，同時処理，変換）は，最初は短時間で簡易な課題から少しずつ難易度の高いものにしていきます。注意障害は自覚しにくいため，課題の施行前に「どのくらいの時間で終わるか，どのくらいミスがあるか」を予測させ，実際の結果と比較させ「思っているよりも時間がかかった」「簡単だと思ったけれどミスがある」など自分の言葉で確認させることが必要です。自分で確認することによって病態認識への意識づけを行います。訓練課題は，趣味や関心のあるものを取り入れ持続しやすくさせる工夫もします。たとえば，将棋の駒を短時間で種別することで選択性の注意の改善をめざします。生活の中では，見落とし，聞き落とし，見間違い，聞き間違いがないように意識づけます。なお，訓練課題中は神経疲労に配慮しながら休憩を取るようにします。また，「よく見ていますか」「見直しをしましたか」など作業の途中での声かけは有効です。

○遂行機能障害の訓練と生活での対応

机上の訓練課題としては，「目標→計画→効率→実行」の手順を意識づけるために，Tower of Toronto の課題では，実際に積木を動かし，次に何をする[▷16]のかを言葉にしてもらいながら，先読みする考え方を意識づけていきます。たとえば，「赤い積木の上に白い積木を乗せるとバーが一つ空くので，次の黄色い積木を移動できます。……」のように先読みをしながら手順を自分の考えた言葉で説明してもらいます。このような方法を自己教示法といいます。自分の考えを確認しながら先に進める方法です。トランプを使って，「色で分ける」「数字で分ける」「記号で分ける」などルールを変えながら課題を実行することで，注意の変換ができ柔軟な思考につながります。1日のスケジュールを作成し，スケジュールどおりに実行できるように手帳を見ながら実行する習慣をつけます。スケジュールは簡単なものから複雑なもの（1時間の中で2つ異なる課題がある，など）へ移行します。日記を使って自分の考えをまとめる練習も効果があります。

（中島恵子）

▷15　中島恵子　2013　みんなでわかる高次脳機能障害「注意障害編」　保育社

▷16　Tower of Toronto
手続き記憶と遂行機能を測定する問題解決課題。

IV 高次脳機能障害を神経心理学の視点からみる

感情障害・意欲・発動性の障害のアセスメントと支援

　高次脳機能障害者の感情障害・意欲・発動性の障害に対するアセスメントや介入はリハビリテーションの中では心理士が中心となって行います。なぜなら人の感情や意欲といったパーソナリティに関することや怒りや抑うつといった問題行動に対する支援は以前から心理士が**心理療法**の中で取り扱ってきた分野だからです。本節ではアセスメントと支援の流れのポイントと，高次脳機能障害者に対応する際の留意点について述べます。

1 アセスメント

○アセスメントの意義

　高次脳機能障害のアセスメントは認知機能の評価が主になりますが，感情面と行動面の評価も不可欠です。認知機能の評価では高次脳機能障害によって患者の注意，記憶，遂行機能にどの程度障害が発生しているのか，また患者の認知機能の中で強い側面と弱い側面は何かを明らかにします。感情面と行動面の評価では高次脳機能障害によってどのような感情障害が発生しているのか，また認知障害・感情障害の結果として生活の中でどのような行動上の問題が生じているのかを評価します。障害によって発生している現在の問題は何かを明らかにし，その問題の程度を評価するためには，患者の生育歴，教育歴，職業歴，障害をもつ以前の性格などについての情報を収集することも必要です。

　アセスメントによって患者のもつ認知障害，感情障害，行動障害は何かを把握することは，リハビリテーションの治療対象とするのは何かを決定することにつながります。また患者が抱える様々な問題の根底にある障害を特定することは，患者の苦しみを理解し，患者と**治療同盟**を築き，長いリハビリテーションの過程をともに進んでいくための基礎となります。

　またリハビリテーションの開始前に客観的指標を用いてアセスメントを行い，リハビリテーションの中期，あるいは終盤で再度アセスメントを行い比較することでリハビリテーションの効果を判断することができます。

○アセスメント尺度

　感情障害を評価するためにはこれまで精神医学・臨床心理学の領域で用いられてきた不安検査，抑うつ検査，気分状態検査を使用します。これらの検査は自己記入式の質問紙形式による検査です。患者本人に回答してもらいますが，質問を読む・回答を記入するのが困難な患者には，検査者が質問と回答選択肢

▷1　心理療法
主に治療者と患者の対話，相互交流によって心の問題を解決する治療法のこと。カウンセリング，精神分析療法，行動療法など非常に多くの種類がある。

▷2　治療同盟
治療における治療者と患者の関係であり，治療課題に対して協力，共同作業的に取り組んでいくような関係を指す。これを早期に確立することによって患者は治療に対する動機が高まり，治療が促進される。

を読み上げ，患者が答えたものを検査者が記入するという方法でも実施できます。

不安検査としては，状態－特性不安検査（State-Trait Anxiety Inventory：STAI）[3]があります。この検査では，最近の不安の状態（状態不安），性格特性としての不安（特性不安）をそれぞれ20項目の質問によって測定します。所用時間は10分です。

抑うつ検査としては，20項目の質問からなるうつ病自己評価尺度（Center for Epidemiologic Studies Depression Scale：CES-D）[4]，21項目の質問からなる，ベック抑うつ質問票（Beck Depression Inventory Second Edition：BDI-Ⅱ）[5]等があります。どちらも所要時間は10分程度です。

また単一の感情状態ではなく複数の感情状態を測定することができる質問式検査として気分プロフィール検査2（Profile of Mood State Second Edition：POMS-2）[6]があります。これは65項目からの質問により「怒り・敵意」「混乱・当惑」「抑うつ」「疲労・無気力」「緊張・不安」「活力」「友好」を測定します。

感情面だけではなく，生活上の様々な場面でどのような障害が発生しているのかを評価する尺度として患者の能力評定（Patient Competency Rating Scale：PCRS）[7]があります。これは30の質問に5段階（できない～容易にできる）で回答するもので本人用と家族用があります。質問には日常生活技能，対人関係，欲求・感情コントロールの領域が含まれており，患者が障害によってどのような領域に困難が発生しているかをとらえることができます。また同じ質問内容を家族にも評価してもらうことによって，本人に障害の認識が乏しい場合でも客観的な障害の程度が把握できるだけでなく，本人評価と家族評価の差の大きさから本人の障害認識の程度を知ることもできます。本人の障害の認識が乏しい場合，本人は困難は少ないと評価し，家族は困難が多いと評価するために両者の差が大きくなります。

○観　察

患者の感情障害や意欲・発動性の障害は，障害の認識が低下している高次脳機能障害患者自身による自己記入式の質問紙検査ではとらえきれない側面が多くあります。そのため家族による行動観察が必要になります。具体的には，家庭の中で起こる家族を困らせる感情障害や意欲・発動性の障害によって生じている行動を特定し，一定の期間（たとえば1週間や1か月）に，いつ，どのような文脈で，どのくらいの頻度で起こっているのかを観察し記録します。この観察記録は，この後，問題となっている行動に対して介入計画を立てる際に重要な情報となります。

[3] 肥田野直・福原眞知子・岩脇三良・曽我祥子・Spielberger, C.D. 2011 新版 STAI 状態－特性不安検査（State Trait Anxiety Inventory-Form JYZ）実務教育出版

[4] 島悟 2008 CES-D うつ病自己評価尺度（Center for Epidemiologic Studies Depression Scale：CES-D）千葉テストセンター

[5] Beck, A.T., Steer, R.A., & Brown, G.K.（著）小嶋雅代・古川壽亮（訳）2003 日本語版 BDI-Ⅱ ベック抑うつ質問票（Beck Depression Inventory Second Edition：BDI-Ⅱ）日本文化科学社

[6] Heuchert, J.P., & McNair, D.M.（著）横山和仁（監訳）2005 POMS-2 気分プロフィール検査2（Profile of Mood State Second Edition：POMS-2）金子書房

[7] Prigatano, G.P. et al.（著）八田武志ほか（訳）脳損傷のリハビリテーション：神経心理学的療法，患者の能力評定（Patient Competency Rating Scale：PCRS）医歯薬出版

▷8 応用行動分析
標的行動（B：Target Behavior）を先行事象（A：Antecedent Events）と結果（C：Consequent Events）の流れの中でとらえていく方法。ABC 分析ともいう。たとえば，怒りの爆発（B）を呈している患者の場合，感情の爆発が生じる場面を観察し，爆発のきっかけになっている出来事（A：たとえば，患者の自尊心を傷つけるような周囲の言動）や，怒りの爆発を持続させている出来事（C：たとえば，周囲の叱責）を特定し，これらを取り除くことによって標的行動（怒りの爆発）の低減をめざしていく。

▷9 自律訓練法
シュルツ（Shultz, J. H.）が体系化しルーテ（Lute, W.）によって展開されてきた心理生理的治療法。標準公式「両腕両脚（あし）が重たい」，背景公式「気持ちがとても落ち着いている」を頭の中で繰り返し，受動的注意集中を行う。この練習によって心身の状態を緊張・興奮・消耗の状態から，弛緩・鎮静・蓄積の状態へ切り替えることができるようになる。

▷10 瞑想法
古代から宗教の中で修行法として瞑想が行われてきたが，1970年頃から宗教的背景を切り離して心理療法の技法として瞑想法が開発されてきた。最近ではマインドフルネス瞑想法（Kabat-Zinn, J. 1990）が様々な領域のメンタルヘルス，ストレスマネジメントで用いられている。呼吸に意識を向け，頭の中に浮かぶ思考や感情にとらわれず呼吸に意識を戻すことを繰り返す。

② 訓練・生活場面での介入

　高次脳機能障害患者が示す感情障害や意欲・発動性の障害は，受傷後の様々な段階で異なった様相を示します。初期にみられる障害は，患者が自らの障害に気づいておらず，環境からの刺激に対して自らをコントロールする力をほとんどもたないことから生じます。そのためこの時期には環境管理による介入が主になります。

　環境管理とは患者の行動に対する外的，状況的，文脈的影響を安定させることで問題行動を減少させることです。方法としては**応用行動分析**（Applied Behavior Analysis：ABA）▷8 が用いられます。応用行動分析は，問題となっている行動（標的行動）を特定し，観察によって，問題行動のきっかけとなっている先行事象，問題行動を持続させる要因となっている結果事象を特定し，先行事象を減らす，結果事象を取り除くなどの介入によって問題行動の減少をめざします。このような介入によって問題行動の減少がみられない場合は，再度観察を行い，先行事象 − 標的行動 − 結果事象のつながりを見直します。

○ 発動性の障害

　言葉や合図によって患者に何かをするように求めるプロプティング（促し）といわれる技法を用います。この技法は一つの手掛かりで一つの行動だけを要求するようにし，患者が行動を行ったら褒める等によって行動を強化することが重要です。障害の初期の頃には周囲の人や家族による声かけによって行動を開始できるようにします。自然回復やリハビリによって患者が自ら行動を起こす力が回復してきたら，紙に書かれたものを患者が見ることによって行動を開始できるように移行していきます。

　受傷後の中期における感情障害は，患者が困難に直面し，自分自身の能力の喪失や限界によって欲求不満を認識し経験することから生じます。この時期には前述の環境管理のような外的コントロールから，内的な自己コントロールができるように移行していきます。

○ 不安や緊張，疲労の軽減

　リラクセーション技法を習得させます。そのためにまず患者と，緊張や不安が身体的，知的，情動的健康に悪い影響を及ぼすことを話し合い，次に緊張の原因，どのようにそれに気づくか，どのようにリラクセーションを行うかを訓練していきます。リラクセーション練習用の CD を毎日聞くように勧めることから始め，呼吸法や**自律訓練法**▷9 や**瞑想法**▷10 を教え，毎日の生活の中で実践してみるように勧めます。様々な方法を試してみて患者本人に一番効果的な技法を選ばせるのが良いでしょう。それは患者が無理なく，いつでも実践できるリラクセーション法を身につけることが第一だからです。

IV-7 感情障害・意欲・発動性の障害のアセスメントと支援

○自身の能力の喪失を認識し抑うつ的になっているとき

認知行動療法による介入が効果的です。認知行動療法[▷11]は，その人の持つ考え方（認知・自己陳述・信念）が，その人の行動や感情に影響するという前提に立っています。否定的な自己陳述（例：「私は役立たずだ」）や信念（例：「私は決してよくならないだろう」）は抑うつ気分を引き起こします。そこで患者に特有な否定的な考え方（極端で非現実的，非機能的な考え方）を探り，ほかの考え方（より適応的で対処的な考え方）ができるように援助していきます。具体的には非機能的思考の日常記録用紙を用い，毎日の生活の中で考えている否定的な考えを記録し，より適応的で肯定的な考え方はないかについて，初めは治療者と一緒に考えるようにします。そして次第に患者が一人で自分の考え方に気づき修正できるようにしていきます。

また認知行動療法では考え方の修正だけではなく，生活の中での良い出来事や活動を増やすことにも取り組みます。これは日常の行動を観察し，その中からできる活動を少しずつ増やし，活動を行ったあとの気持ちや考えを記録することによって行います。これは認知行動療法が行動は感情や考え方に影響を与えるという前提に立っているからです。

○怒りの爆発

怒りのコントロール法を訓練します。これは，①怒りの兆候（早口，大声，早い呼吸等）に気づく，②怒りの悪循環を止める（外に出る，深呼吸する），③元の場所に戻る（謝る，説明する，話す），④評価する（自分はうまくやれたか）の4つのステップから成り立っています。最初にやり方を説明したあと，ビデオなどを用いて自分の怒りの兆候に気づけるようにします。次に**ロールプレイ**[▷12]などによって，深呼吸や外に出る，戻って謝るなどの練習を行います。このような練習を経た後に，実際の生活の中で怒りが生じた場面でどのくらい実践できたかを記録するようにしていきます。

患者は自分の怒りの兆候と怒りを止めるための方法を書いた紙を常に持ち歩くようにし，一日の終りにその日の怒りが起こった時間，状況，怒りのレベル，自分がしたこと，うまくやれたかどうか，どのように感じたかを記録するようにします。これは怒りが生じたときにそれをいかに低下させるかという自己制御の訓練であり，自分が怒っていることに気づき，どう対処しているかに気づくことができるようにする**メタ認知訓練**[▷13]でもあります。

（上田幸彦）

▷11 上田幸彦 2017 心理社会的行動障害を持つ高次脳機能障害者への認知行動療法：症例研究 行動療法研究，**43**(1)，49-60.

▷12 **ロールプレイ**
実際に近い場面を想定し，役割を設定して演じる技法。自分や他者の気持ち・行動の理解が促進され，実際の場面での行動の変容が期待できる。行動療法のソーシャル・スキル・トレーニング（SST：社会で必要な技術の訓練）やアサーション・トレーニング（適切な自己主張ができるようになるための訓練）でよく用いられる。

▷13 **メタ認知訓練**
自分自身の認知過程に関する知識あるいは信念のことをメタ認知（Metacognition）という。高次脳機能障害者は認知障害からモニタリングの能力が低下しており，このメタ認知も上手く機能していない。そこで訓練の過程で，自分の感情状態，何を訓練しているのか，訓練は上手くやれているか，訓練後の気持ちはどうか，に気づけるようにすることでメタ認知を高めていく。メタ認知が高まると学習効果が上がることがわかっている。

97

V 発達障害を神経心理学の視点からみる

1 発達障害とは

▷1 定型発達
大多数の人に該当する発達特性や発達経過を定型発達と呼ぶ。子どもでは，発達障害のある子どもに対して，発達障害のない子どもは定型発達児と称される。

▷2 非定型発達特性
言葉の遅れや多動など，発達障害に特有の発達特徴を非定型発達特性と呼ぶ。

▷3 適応行動の問題
日常生活を大きな支障なく送るために必要なスキル（知識を含む）を適応スキルという。適応行動の問題とは，適応スキルの習得や習熟がうまくいかず，そのスキルを必要とする生活において生じている困難のことである。大きな支障なく生活を行うために支援を必要としている状態が，適応行動の問題がある状態ということもできる。

▷4 DSM-5
米国精神医学会は，精神疾患の分類と診断基準（Diagnostic and Statistical Manual of Mental Disorders；精神疾患の診断・統計マニュアル）を定期的に改訂して刊行している。DSM はその略語で，DSM-5 は第5版で2013年に発行された。DSM-5 では，発達障害に関して多くの改訂が行われた。

▷5 ICD-10
世界保健機構（WHO）は，定期的に国際疾病分類（International Classification of Diseases；ICD）を

1 発達障害とは

　発達障害とは，**定型発達**[▷1]の人とは異なる発達特性（**非定型発達特性**[▷2]）があり，そのために**適応行動の問題**[▷3]が生じ，結果として日常生活や社会生活において様々な困難を抱えている状態をいいます。発達障害にみられる非定型発達特性には，発達の遅れ（言葉の遅れなど），発達の偏り（著しい多動など），発達の歪み（場に合わせた行動ができないなど）があります。遅れは，できる・できないという成績の問題として表面化しますが，偏りや歪みは行動の問題として表面化しやすいという特徴があります。発達の偏りや歪みを中心とする場合，知能の遅れがないのに理解しがたい行動がみられやすくなります。このことが，発達障害が広く注目されるようになった大きな要因の一つといえます。

　ところで，非定型発達特性だけでは発達障害と診断されません。同時に適応行動の問題つまりは生活上の困難が認められる場合に，はじめて発達障害と診断されることになります。そうした問題や困難がなければ支援の対象とされることもなく，診断する必要性もないと考えられるからです。

　発達障害とは，特定の非定型発達特性があり，そのために適応行動の問題が生じている状態ということができるでしょう（図V-1-1）。非定型発達特性があっても，適応行動の問題がなければ，その人は個性的な人あるいはちょっと変わった人といわれるだけです。一方，非定型発達特性がなくても，難聴やその他の身体問題，悩み事や精神疾患で適応行動の問題が生じることもあります。病気の場合は，身体疾患や精神疾患の診断名が付けられることになります。

2 発達障害の分類

　発達障害の分類と診断基準について，医学領域では2つの国際的基準があります。米国精神医学会による **DSM-5**[▷4] と世界保健機構（WHO）による **ICD-10**[▷5] です。DSM-5 は臨床分野で，ICD-10 は厚生統計分野で用いられるのが一般的で，医療機関における発達障害診療では DSM-5 が使われています。表V-1-1に DSM-5 による発達障害の分類を示します。なお，DSM-5 では，発達障害の用語は神経発達症群／神経発達障害群という用語に変更されています。

3 発達障害の訳語の変更

DSM-5における疾患名は，原則，疾患名の最後にdisorderという用語が付いています。これまで，このdisorderは「障害」と訳されてきました。しかし，障害という用語がdisabilityの障害と混同されやすいことや，一生涯変化しないで持続するという誤解を与えかねないということなどから，日本精神神経学会は，児童青年期の疾患とその他一部の疾患に関し，disorderという用語を「症」と訳することを決定しました。▷6

ただし，「〜障害」という用語がこれまでに広く使われてきていることなどを考慮し，当面，症が付く用語と障害が付く用語を併記することとしています（表Ⅴ-1-1）。この措置は，どちらの用語を使用してもかまわないという意味と理解することができるでしょう（それぞれの障害については，後述の⑤で紹介します）。

4 発達障害の頻度

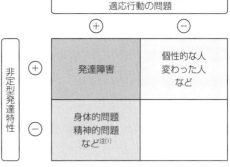

図Ⅴ-1-1 発達障害とは

注(1)：難聴による言葉の遅れ，不安による集中困難，うつ病による判断力低下など。

表Ⅴ-1-1 神経発達症群／神経発達障害群の分類

1. 知的発達症／知的発達障害
2. 自閉スペクトラム症／自閉症スペクトラム障害
3. 注意欠如・多動症／注意欠如・多動性障害
4. コミュニケーション症群／コミュニケーション障害群
5. 限局性学習症／限局性学習障害
6. 発達性協調運動症／発達性協調運動障害

出所：DSM-5から作成
注：「症」と「障害」，どちらの診断名を使用してもよいが，日本精神神経学会は「症」の診断名を推奨している。

頻度といわれる数字には，2つの種類があります。**有病率**▷7と**発生率**▷8です。発達障害の頻度として報告されているのは，有病率が一般的です。

発達障害の頻度は，地域や時代によっても異なってきます。たとえば，400年前の時代であれば，学校もまだ普及しておらず，子どもたちの中に文字の読み書きができない子がいてもめずらしくありませんでした。そうした時代では，文字の読み書きができないという限局性学習症の子どもは気がつかれないでしょう。

こうしたことから，発達障害の頻度は，報告により一致はしていません。それでも，ある程度，世界的に共通理解されている頻度の値はあります。それらは，知的発達症（知的能力障害）で1％，自閉スペクトラム症（ASD▷9）で1％，注意欠如・多動症（ADHD▷10）で3〜5％，コミュニケーション症群の中の言語症（話し言葉の遅れ）で3〜5％，限局性学習症（SLD▷11）で5〜15％，発達性協調運動症で5〜6％などです。限局性学習症の頻度幅が大きいのは，文字の読み書きや計算などの算数的処理の能力を評価する方法の違いや言語体系の違いなどが影響しているといわれています。

日本では，文部科学省が全国の公立小中学校1,200校の児童生徒を対象に平成24（2012）年に行った頻度調査があります。結果は，知能障害はないが学習▷12面や行動面のいずれかに著しい困難を示すとされた児童生徒は小中学校合わせて6.5％でした。内訳は，限局性学習症と思われるものが4.5％，ADHDと思

公表している。ICD-10は，その第10版で1990年にWHO総会で採択された。ICDは，あらゆる疾病を網羅しているが，精神疾患に関する部分が別冊にされている（WHO, 1992）。第11版であるICD-11が2019年に公表された。ICD-11の発達障害に関する内容は，DSM-5とかなり類似したものになっている。なお，ICD-11が日本で正式に任用されるのは2021年以降の予定である。

▷6 日本精神神経学会精神科病名検討委員会 2014 DSM-5病名・用語翻訳ガイドライン 初版 精神神経学会雑誌, **116**(6), 429-457.

▷7 有病率
ある時点のある地域における病気や問題の頻度を横断的に調べたものが有病率である。たとえば，2016年，A市に在住する小中学生を

対象に ADHD の有無を調べたところ，6,000人中250人が該当したという場合，その時点でのA市における有病率は 250／6,000 = 0.0416で約4.2%であるということになる。

▷8　発生率
ある地域において生まれた子ども全員のうちで成人になるまでに何人がある病気や問題を抱えるかを調べたものが発生率である。たとえば，B市で1990年に2,000人の子どもが生まれ，その子どもが20歳になるまで追いかけたところ，23人が知的発達症と判断されたという場合，知的発達症の発生率は 23／2,000 = 0.0115で約1.2%となる。

▷9　ASD
自閉スペクトラム症の英語名 Autism Spectrum Disorder の頭文字をとった略語である。日本でもよく使用されている。

▷10　ADHD
注意欠如・多動症の英語名 Attention-Deficit/ Hyperactivity Disorder の頭文字をとった略語である。日本でも，略語の方がよく使われ，一般的となっている。なお，DSM-5 の略語では，AD と HD の間の「／」は入れていない。

▷11　SLD
限局性学習症（Specific Learning Disorder）の頭文字をとった略語である。

▷12　文部科学省 2012 通常の学級に在籍する発達障害の可能性のある特別な教育的支援を必要とする児童生徒に関する調査結果について。
http://www.mext.go.jp/a_menu/shotou/tokubetu/material/1328729. htm （閲覧日：2017.12.20）

われるものが3.1%，ASD と思われるものが1.1%でした。この値は，世界的にいわれている頻度とも近い値です。ただし，この調査では，コミュニケーション症群や発達性協調運動症は含まれていませんので，全体の頻度として出された6.5%は，知能障害のない発達障害児全体の頻度ではないことに注意する必要があるでしょう。

⑤　個々の発達障害の特徴

○知的発達症

知能の遅れと適応行動の問題が発達期[▷13]に現れる状態をいいます。知能の遅れは，知能検査結果と臨床的評価結果から総合的に判断します。知能検査の結果つまり知能指数（IQ）では，一般的に**知能指数70未満**[▷14]が遅れの基準とされています。ただし，IQ には誤差があること，IQ は概念機能を評価するには有用ですが生活上の知恵などの評価には不十分であることなどから，総合的な判断が必要とされているのです。知的発達症は，IQ と適応行動の問題の程度から，軽度，中等度，重度，最重度の4段階に重症度が分類されます。

○自閉スペクトラム症（ASD）

自閉症あるいは類似の状態は，以前は広汎性発達障害と呼ばれ，自閉症やアスペルガー症候群など4つに下位分類されていました。一方，自閉的な状態に対する知見が積み重なり，そうした4つの下位分類は別々のものではなく，その時々の状態を見ていたに過ぎないと考えられるようになりました。そこで，4つの下位分類は必要ないということになり，下位分類を想定しない概念である自閉スペクトラム症の用語が新しい診断名として DSM-5 で設定されたのです。

ASD の特徴は，コミュニケーションや対人交流が上手くできず，限定された行動や関心に基づく活動を繰り返す，というものです。前者では，状況に合わせたあるいは流れに沿った会話や対人交流ができず，自分の視点だけからの言葉や行動が多くなりがちです。後者では，一度何かが気になるとしばらくそのことを言い続けたり，気に入るとしばらくそればかりになったり，いつも同じようにやっていることが変更されると不安になるなどがみられます。これらの特徴を日常的な表現にしますと，マイペースで，話が通じにくく，しつこい，となります。

なお，以前は，自閉症では知能障害を伴うことが多いといわれていましたが，今では知能障害のない人の方が多いと考えられるようになってきています。

○注意欠如・多動症（ADHD）

ADHD の特徴は，不注意，多動，衝動性です。不注意では，集中が苦手，気が散りやすい，忘れ物やなくし物が多いなどがみられますが，ときに気に入ったものに没頭して切り替えられないということもあります。ADHD の不

注意の特徴は，注意のコントロールが上手くできないと考えるとよいでしょう。多動は，文字通り，動きが多い状態です。走り回る，授業中に離席する，常に体のどこかが動いているなどですが，10歳くらいまでには動きまわるような多動は落ち着くのが一般的です。しかし，大人になっても，じっとしているのが苦手と感じていることは少なくありません。衝動性は，待てないということです。順番が待てない，授業中に勝手な発言をする，ほかの人がやっているところに割り込むなどです。このほか，時間感覚が乏しいということもいわれています。時間の流れがわからず，時間が迫っているのに慌てない，遅刻が多いなど，いわゆる時間にルーズという状態が少なくありません。

　なお，ADHD と ASD の特徴の両方をもつ人が少なくないことがわかってきています。

○コミュニケーション症群

　音声言語つまり話し言葉の発達の問題を中心とするものです。言葉の遅れを中心とする言語症，不明瞭な発音を中心とする語音症，話し言葉のリズムの問題が中心の小児期発症流暢症（吃音），かみ合った会話ができないなどの言葉の使い方の問題である社会的コミュニケーション症などが含まれます。

○限局性学習症（SLD）

　知能に遅れがなく，普通に教育を受けているにもかかわらず，文字の読み書きや算数的処理の習得や習熟が進まないものです。読み書きができないといっても，全く読み書きができないという人は少なく，読み書きに時間がかかるという方が特徴といえます。算数的処理の問題では，計算特に暗算ができない，概算ができない，算数的推論ができないなどがみられます。

　なお，読みに問題があっても，文章を暗記してあたかも読んでいるようにふるまう子どももいます。また，算数が苦手な子どもは少なくありませんので，算数的処理の問題があってもおかしいと思われにくいことがあります。限局性学習症の子どもは，学校内で気づかれないことも少なくありません。

○発達性協調運動症

　極端な不器用さが特徴です。幼児期には，衣服の着脱が上手くできないことも少なくありません。縄跳びができない，自転車に乗れない，はさみなどの道具が上手く使えないなど，日常生活に支障をきたすほどのときに診断されます。

（宮本信也）

▷13　発達期
一般的には生まれてから18歳未満までの期間を指す。なお，人は生涯にわたって発達するという考え方もあり，その観点からは18歳未満までを発達期とすることに疑問が生じる。従来いわれてきた発達期の期間は，身体のサイズ（身長）がそれ以上大きくならなくなるまでの期間，つまりは成長期ととらえる方が実際的である。

▷14　知能指数70未満
世界的に標準とされる知能検査は，ビネー式（田中・ビネー式など）とウェクスラー式（WISC，WAIS など）の2種類であるが，後者がよく使用されている。ウェクスラー式知能検査では，知能指数の平均が100で標準偏差が15となるように標準化されている。70という値は，平均から2標準偏差分下回った値という意味で，知能低下の目安とされてきた。

V　発達障害を神経心理学の視点からみる

 # 自閉スペクトラム症のアセスメントと支援

① 自閉スペクトラム症とは

　自閉スペクトラム症／自閉症スペクトラム障害（autism spectrum disorder：ASD）は，前節でも紹介のあったように（1）社会的コミュニケーションおよび相互関係における障害，（2）限定的で反復的様式の行動，興味，活動（こだわり）を主症状とする，生まれつきで生涯続く障害です。近年，その有病率は1～2％と報告されており[1]，決してまれな障害ではありません。

② ASDのアセスメントの意義

　ASDの診断は，精神科の診断基準に基づいて行われますが，世界で広く使われている診断基準であるDSM（Diagnostic and Statistical Manual of Mental Disorders）は，実際に観察可能な行動に基づく操作的診断基準をとっています。これは，精神科の疾患の多くについてエビデンスのある生物学的な指標がなく，症状に基づいて診断をせざるをえないためです。操作的診断基準では，ある精神疾患について，行動上の特徴がリストアップされており，その項目のいくつに合致するかによって診断がつけられます。これにより，同一の診断名をもつ群の行動特性や認知特性に一定の均質性が担保されるように意図されています。

　しかし，診断基準があれば，正確な診断がつけられるかというと難しさも残ります。行動上の特徴がリストアップされていても，目の前のASDの疑いのある児・者の行動がそれに合致するかどうかを判断するときに迷いが生じるときがあります。特に典型例ではよいのですが症状が微妙だったりすると誤診断につながりかねません。そのために，欧米では，診断基準に適合するかどうかを調べる検査が90年代から開発されてきました。これらの検査は，診断をより正確に行うためのものでしたが，同時に，行動を詳細に評価するという意味では支援においても重要な役割を果たすものとなりました。こうした検査が，診断的アセスメントといわれるものです。

③ ASDのアセスメントの尺度

　ASDのアセスメントは，「スクリーニング」と「診断と評価」に分けて整理します（図V-2-1参照）。スクリーニングには，1次スクリーニングと2次スクリーニングの2種類があります。1次スクリーニングは，一般母集団を対象

▷1　Kim, Y. S., Leventhal, B. L., Koh, Y. J., et al. 2011 Prevalence of autism spectrum disorders in a total population sample. *American Journal of Psychiatry*, **168**(9), 904-912.
Kawamura, Y., Takahashi, O., & Ishii, T. 2008 Reevaluating the incidence of pervasive developmental disorders: impact of elevated rates of detection through implementation of an integrated system of screening in Toyota, Japan. *Psychiatry and Clinical Neurosciences*, **62**(2), 152-159.

に，何らかの問題がある児・者を特定するために実施されます。一方，2次スクリーニングは発達障害のリスクの高い群，つまり，1次スクリーニングで発達障害の疑いがあると判断されたケースや，すでに療育・医療・福祉機関で何らかのサポートを受けているケースが対象となります。発達障害の可能性があると大きく括られた対象を，さらにASD，ADHD（V-3 参照），SLD（限局性学習症）（V-4 参照）などに弁別的方向づけをするアセスメントということになります。スクリーニング後，対象者の特性を詳細にみていくのが「診断と評価」です。アセスメントを実施する場合，アセスメントがスクリーニングなのか診断・評価なのかをきちんと意識しておくことが重要です。スクリーニングのみで診断をすることは慎まなければいけません。

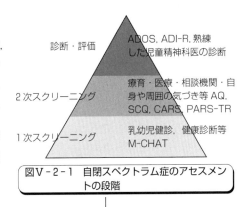

図V-2-1 自閉スペクトラム症のアセスメントの段階

1次スクリーニングの代表的なものに，乳幼児期自閉症チェックリスト修正版（Modified Checklist for Autism in Toddlers：M-CHAT）[2]があります。これは，16～30か月児を対象とし，養育者を回答者とする記入式質問紙です。共同注意，社会的参照，模倣などの非言語性コミュニケーション，音を嫌がる聴覚過敏や手のひらをひらひらさせる衒奇的運動などASD独特の行動について尋ねる全23項目から構成されています。「はい」「いいえ」の二肢選択で回答し所要時間は約5分です。標準的なスクリーニング手続きは，子どもの発達の個人差を考慮し，①質問紙への回答と②1～2か月後の電話面接の2段階となっています。早期支援に直結する早期発見において非常に有効であり，特に，地域全体の乳幼児集団を対象として悉皆的に行う1次スクリーニングとして適しています。日本では，1歳6か月健診で使われることが多く，この月齢では，「指さしによる要求」「ふり遊び」「模倣」「指さしの追従」「言葉の理解」「興味のあるものを見せる」，以上6項目が特に重要です。[3]

2次スクリーニングとして使われているものは，対人コミュニケーション質問紙（Social Communication Questionnaire：SCQ）[4]，親面接式自閉スペクトラム症評定尺度 テキスト改訂版（Parent-interview ASD Rating Scale-Text Revision：PARS-TR），自閉症スペクトラム指数（Autism-Spectrum Quotient：AQ）[5]，小児自閉症評定尺度（Childhood Autism Rating Scale：CARS）[6]などがあります。これらでは，質問紙や面接を行い，それぞれにASDのカットオフ値が決められており，カットオフ値をこえるとASDの可能性が大きいと考えます。

診断・評価のアセスメント・ツールのゴールド・スタンダードとされるのは，自閉症診断面接改訂版（The Autism Diagnostic Interview-Revised：ADI-R）と自閉症診断観察検査第2版（The Autism Diagnostic Observation Schedule-Second Edition：ADOS-2）です。この2つのツールは，診断の妥当性を担保するために研究用に開発されたものですが，もちろん臨床的にもきわめて有用です。診

[2] Robins, D.L., Fein, D., Barton, M.L., & Green, J.A. 2001.

[3] Kamio, Y. et al., 2015.

[4] Rutter, M., Bailey, A., & Lord, C. 2003.

[5] Baron-Cohen, S. Wheelwright, S. Skinner, R., Martin, J. & Clubley, E. 2001.

[6] Schopler, E., Reichler, R.J., & Renner, B.R. 1986.

断に必要となる情報を系統的かつ効率的に収集でき，アルゴリズムを使って診断分類ができるため，熟練した精神科医でなくとも高い精度の診断を実現できます。

○ADI-R

ADI-R は親への半構造化面接で実施され，所要時間は90-150分程度です。２歳の幼児から成人までの対象に使用でき，発達早期および現在の行動特性や対象者の強みである能力など，きめ細やかに聞いていき，診断だけでなく支援に役立つ多くの情報をえることができます。約90項目について聞きとり，聞きとった内容について，評定基準に従って段階評定されます（主に，０＝問題とされる行動はない，１＝なんらかの問題がある，２＝明確な問題がある，３＝明確な問題がありそれが日常生活の大きな支障となっている）。評定された項目の約40項目で診断アルゴリズムと現在症アルゴリズムが作られています。ASD の診断は主として幼少期の特性をもとに判定されます。

○ADOS-2

ADOS-2 は，12か月の乳幼児から成人までの幅広い年齢帯を対象とし，言語水準と年齢に応じた「乳幼児モジュール」と「モジュール１～４」の５つのモジュールから構成されています。ADOS-2 は対象者の行動や回答内容をみるため，遊びなどの活動や質問項目が設定された半構造化面接です。乳幼児モジュールやモジュール１，２では，遊びの中での対人相互性やコミュニケーションについて観察が行われますが，モジュール３，４になると会話の部分が増え，その中でのコミュニケーションや対人相互性について観察が行われます。さらに，課題が重複しながら上のモジュールへと移行するようになっており，乳幼児期から成人期までの連続性が保たれています。各課題で観察されるべき行動は複数あり，特定の働きかけがどのような行動特徴をみるためのものなのか熟知しておく必要があります。実施にあたっては，観察後の評定を念頭に置きながら把握すべき行動（アイコンタクト，表情，身ぶり，対人コミュニケーション）を記録します。たとえば，乳幼児モジュール，モジュール１，２の共通課題であるシャボン玉遊びも，ただ，子どもと楽しく遊んでいるわけではなく，シャボン玉を見たときに子どもがどのように喜びを表現するのか，その気持ちを大人と共有しようとするのかをみたり，わざとシャボン玉を作るのをやめて，子どもがシャボン玉をもっと作ってほしいという要求をどのように表すのか，言葉なのか発声なのか，それに視線を組み合わせたり指差しなどの身ぶりを組み合わせられるのかなどをみていきます。観察された行動について評定を行います。評定基準は，ADI-R と同じです。一般的な検査と ADOS-2 との大きな違いは，「観察」でみたそれぞれの行動を評定するのではなく，検査全体を通してみられた行動すべてを総合して「評定」する点です。さらに評定項目の中から，現在の診断基準に最も適合する項目が抽出され，診断アルゴリズムが構成されています。これを用いて「自閉症」「自閉症スペク

トラム」「非自閉症スペクトラム」という診断分類（乳幼児モジュールでは懸念の程度で分類）を行うことができます。またモジュール1，2，3の診断アルゴリズムには言語水準・年齢と合計得点に基づく変換表があり，ADOS 比較得点が得られます。これは0から10までの段階で ASD の重症度を示しています。

ADOS-2 の臨床的有用性は，対人コミュニケーション行動を検査場面で最大限引き出せるような課題が設定され，養育者の記憶や子どもの症状への感受性に依存することなく，専門家が直接観察で行動を段階評定できる点にあります。その一方で，最も重篤だった過去の症状を知ることができないという限界，また反復的・常同的な行動様式や興味の局局は検査場面で観察されにくいため，把握が難しいという限界もあります。その場合には，養育者から回答を得る ADI-R などの援用が必要です。すなわち，ADI-R は「過去の行動特性」から，ADOS-2 は「現在の行動特性」から診断に必要な情報を収集でき，両者は相補的役割を果たしているといえます。

4 ASD の支援

ASD の支援は，今まで述べてきたアセスメント，特に診断・評価のアセスメントと同時に，発達検査や認知検査，適応水準，心理的・環境的アセスメントなども実施し，それらに基づいて計画を立てる必要があります。支援方法の主なものとしては，応用行動分析（applied behavioral analysis：ABA）と TEACCH（Treatment and Education of Autistic and Communication Handicapped Children）があげられます。ABA は，Antecedents（先行条件）と Behavior（行動）と Consequence（結果事象）の関係の中で行動を変容しようとする方法で，ASD 児・者に直接働きかけることで適応行動を促進するアプローチです。TEACCH は環境の構造化，つまり時間的・空間的構造化を行うことで ASD 児・者の精神的安定と適応行動を促進します。この2つの療法は包括的療法と位置づけられ，世界の多くの ASD の心理療法の基本となっています。

同時に，ASD の支援においては，日々の対応が重要であり，家族の影響は非常に大きいのです。家族支援で有名なものに**ペアレント・トレーニング**[7]や**ペアレント・メンター**[8]などがあります。現在，ペアレント・トレーニングを改訂して地域で容易に実施できる**ペアレント・プログラム**[9]も開発されています。これはペアレント・トレーニングの技法を使いながら，親の認知を変えていくことにより重点をおいています。また，カウンセリングという形で，親自身が子どもの対応について，心理士に相談を継続していることも多くあります。特に，子どもが不登校やひきこもっていて直接的支援を受けられない場合でも，親が発達障害に応じた対応をすることで，子どもが変化することもあります。そのためには，発達障害と子どもの独自の特性および，具体的な対応方法を親へ教えることが必要です。

（黒田美保）

▷7 **ペアレント・トレーニング**
子どもの養育者を対象に，行動理論の技法の学習，ロールプレイなどを通して，保護者や養育者のかかわり方や心理的なストレスの改善，子どもの発達促進や不適切な行動の改善を目指すグループ・プログラム。

▷8 **ペアレント・メンター**
発達障害のある子育てを経験し，かつ相談支援に関する一定のトレーニングを受けたメンターが，同じような発達障害のある子どもをもつ親に対して，共感的なサポートを行い，地域資源についての情報を提供すること。組織化されたメンター制度をもつ地域もある。

▷9 **ペアレント・プログラム**
子どもの養育者を対象に，子どもを行動の視点からみて，適応行動をほめるという認知変更を促すプログラムで，地域の支援者（保育士，保健師，福祉事業所の職員等）が効果的に親支援できるよう設定された，グループ・プログラム。

参考文献
黒田美保（著）2018 公認心理師のための発達障害入門 金子書房
黒田美保（編著）2015 これからの発達障害の診断・アセスメント：支援の一歩となるために 金子書房
黒田美保 2014 発達障害の理解と支援 臨床心理学，**15**(1)，71-74.

V 発達障害を神経心理学の視点からみる

ADHD のアセスメントと支援

▷1 Nigg, J. T. 2012 Future Directions in ADHD Etiology Research. *Journal of Clinical Child & Adolescent Psychology*, **41**(4), 524-533.

▷2 American Psychiatric Association 2013 Diagnostic and statistical manual of mental disorders, Fifth edition. APA.（日本精神神経学会・日本語版用語監修, 髙橋三郎・大野裕（監訳）2014 DSM-5 精神疾患の診断・統計マニュアル 医学書院）
American Psychiatric Association 2016 DSM-5 selections Neurodevelopmental Disorders. American Psychiatric Publishing.（髙橋三郎（監訳）2016 DSM-5 セレクションズ 神経発達症群 医学書院）

▷3 文部科学省 2012 通常の学級に在籍する発達障害の可能性のある特別な教育的支援を必要とする児童生徒に関する調査結果について. http://www.mext.go.jp/a_menu/shotou/tokubetu/material/__icsFiles/afieldfile/2012/12/10/1328729_01.pdf （閲覧日：2017年2月8日）.

▷4 ⇒ V-1 参照

▷5 Barkley, R. A., Fischer, M., Smallish, L., & Fletcher, K. 2002 Persistence of attention deficit hyperactivity disorder into adulthood as a function of reporting source and definition of disorder.

1 ADHD とは

　注意欠如・多動症（attention-deficit/hyperactivity disorder：ADHD）は，DSM-5 では神経発達症群に属する発達障害の一つで，年齢や発達レベルに不釣り合いな不注意，多動，衝動性を主な症状とし，その背景に生物学的，心理学的等，種々の要因が推定されています。この定義はアメリカ精神医学学会発行の『DSM-5 精神疾患の診断・統計マニュアル』に基づくもので，ほとんどの文化圏で子どもの約5％，成人の約2.5％に存在するとされています。日本では，ADHD に限定した疫学的調査はなされていませんが，文部科学省の調査で，小・中学校の通常の学級において不注意や多動，衝動性の特徴を示す子どもは3.1％含まれるとされ，この数値は国内における ADHD が疑われる子どもの割合と考えることができます。

　ADHD は，発達障害の中でも限局性学習症／限局性学習障害（specific learning disabilities：SLD）や自閉スペクトラム症／自閉症スペクトラム障害（autism spectrum disorder：ASD）といった，他の特徴を併せもつことも多く，その区別も難しいといわれます。そのため適切な支援につながりにくいことが多く，症状のために日常生活において不適応状態が継続することにより，抑うつや不安，自尊心の低下といった二次障害が生じやすく，精神疾患としての対応が必要となる場合もあります。また，小児期に ADHD の診断を受けた約70％が，成人期においてもその症状が継続していることが指摘されています。このことからも，小児期から成人期にわたって継続したアセスメントと支援の枠組みが求められているといえます。

2 アセスメント

　ADHD の症状は行動面からの規定である点からも，生育歴の聴取とともに直接的な行動観察による行動アセスメントがもっとも重要です。ADHD の診断は医師によって行われますが，診断にあたっては構造化面接を通した客観性の担保が必要といえ，ADHD の診断・治療指針に関する研究会・齊藤では医師による ADHD の診断には「子どもの ADHD 臨床面接フォーム」を用いた構造化あるいは半構造化面接が推奨されています。

　ADHD 児・者に対する心理教育的な支援にあたっては，行動観察や面接に

106

加え，ADHD に関連する日常生活上の困難さやニーズの把握には，標準化されたものを含め，養育者や教師，支援者あるいは本人に記入を求める評定尺度が主に用いられます。[7] 現在，日本で多く用いられている評定尺度として，子どもを対象としたものに ADHD-RS（ADHD-Rating Scale-IV）や Conners3，18歳以上を対象とした CARRS（Conners' Adults ADHD Rating Scales）などがあげられます。これらの評定尺度は，子どもを対象としたものでは養育者や教師による評定，18歳以上を対象としたものでは本人自身による評定に用いられます。評定尺度に含まれる項目はその多くが先に述べた DSM-5 や，その前版であるDSM-IV，およびこのテキスト改訂版の DSM-IV-TR にある ADHD の診断基準に基づいています。それぞれの評定尺度においては，全体的な得点だけでなく，どのような項目にどのような評価がなされているかを確認することも，本人の状態を知るための手がかりとなります。また，ADHD の症状を評価するもの以外にも様々な側面からの特性評価に用いられる評定尺度がありますが，中でも適応行動の評価は，本人が学業的，社会的，職業的に困難が生じている程度がどのくらいなのかを客観的に評価できることから重要視されています。世界的に用いられている適応行動の評価尺度として，ヴァインランド適応行動尺度第2版（Vineland-II）があげられます。

　あわせて認知特性の把握には，日本で標準化された個別実施検査が用いられます。学齢期の子どもの知的発達や認知特性の評価によく用いられる個別検査には，WISC-IV 知能検査や DN-CAS 認知評価システム（Das-Naglieri Cognitive Assessment System：DN-CAS），KABC-II（Kaufman Assessment Battery for Children Second Edition）が代表的なものとしてあげられます。これらの検査はADHD の特徴を直接調べるものではありませんが，検査に含まれる尺度間の得点パターン（プロフィールパターン）から個々の認知特性の把握につながる点で有用といえます。たとえば WISC-IV ではワーキングメモリ指標や処理速度指標といった，認知の習熟度を測ると考えられる指標における得点低下や，DN-CAS 認知評価システムにおいて，「同時処理」や「継次処理」に比べて，「プランニング」と「注意」の標準得点が相対的に低下することが示されています。総じて，ADHD 児・者にみられる認知特性は，知識や推論する力そのものは定型発達児と同水準にあるものの，学習を支える基盤となる心理機能（実行機能／遂行機能やプランニング）が相対的に低下した特性を示しやすいといえます。これらの心理機能はワーキングメモリやメタ認知などとともに，脳の高次機能の統括を担うとされる前頭葉，とりわけ前頭前皮質が大きく関与することが知られており，ADHD における行動面を中心とした種々の困難の背景要因と考えられることから，アセスメントにおける重要な観点といえます。

　しかしながら，これらのアセスメントはそれぞれ，ADHD の特徴がどの程度見られるか，あるいは個人の認知特性がどのようなものかを評価するための

Journal of Abnormal Psychology, **111**, 279-289.
▷6　ADHD の診断・治療指針に関する研究会　齊藤万比古（編集）2016　注意欠如・多動症−ADHD−の診断・治療ガイドライン第4版　じほう
▷7　Sparrow, E. P., & Erhardt, D. 2014 *Essentials of ADHD Assessment for Children and Adolescents.* New Jersey：Wiley.

ものであり，いずれも ADHD であるかどうかを判別する情報の一つにすぎず，診断に直結するわけではないことに注意が必要です。

③ 支援の基本的対応

ADHD への支援は，大きく「環境調整」と「行動修正」に大別されます。加えて，医学的な治療としての，「薬物療法」があげられます。

ADHD のある子どもは，先に述べた脳の機能が大多数とは異なることを背景に，待つべき状況を理解できていても待つことが難しい，環境内の複数の情報の中から必要な情報を選び出して用いることが難しいといった困難が生じやすいといえます。脳の機能の違いが背景にあることをふまえ，これらの困難さを本人の努力不足に帰着するのではなく，周囲がその人に本質的な困難さがあることを理解したうえで，状況を理解しやすくすること，行ったことに即時的に結果を返すといった，環境調整の側面からの支援が重視されます。そのうえで，適切な行動を増やし，不適切な行動を減らす行動修正を促すことを通して，本人の自尊心低下や自己否定といった，二次的な障害といえる状態像を軽減することが大きな目的となります。

環境調整の側面からは，口頭指示だけでなく見えるものを用いた視覚的な指示を行うなど，手掛かりになるものを工夫することが考えられます。また，指示には場面や人との間でできるだけ一貫性を持たせることも重要です。そのうえで，子ども自身が自分なりに行動をコントロールできたことを自覚できる機会があることが望ましいといえます。そのような場面では，行動修正の方法の一つとして，予定表やがんばり表のようなものを用いて適切な行動が見られた場合にその都度シールや丸つけを与え，一定の数に達するとなんらかのごほうびが与えられるようにする方法（トークン・エコノミー法）が用いられます。子ども自身に自分の行動をよりよいものにするやり方やコツを考えてもらい，実際に練習してみるといった方法は，自分の物事のとらえ方（認知）をふまえ，行動の調整を行うという点で，認知行動的アプローチと呼ばれる支援の一つです。類似した手法として，自己教示訓練と呼ばれる，子ども自身が自分の言葉で自分の行動をコントロールできるようになることをめざした方法もあります。

近年では，保護者に対する訓練も周囲の環境調整という点で重視されてきており，国内でも保護者への支援の方法としてペアレント・トレーニングが各地で用いられるようになってきています。▷8 ペアレント・トレーニングは少人数の親を対象に10回程度のプログラムで構成されます。保護者に子どもの行動変容のための方法を学んでもらうことで，親に効果的な子どもの問題解決に関わってもらうことをねらうとともに，親の養育ストレスの低下やうつ状態の軽減，親子の相互作用の改善にも効果があることが報告されています。

また，ADHD への医学的な治療として，薬物療法が有効な場合があります。

▷8 原仁（責任編集）2014 最新 子どもの発達障害事典 合同出版

現在のところ ADHD の治療薬として承認されているのは，メチルフェニデート塩酸塩徐放薬（商品名コンサータ），アトモキセチン塩酸塩（商品名ストラテラ），グアンファシン塩酸塩（商品名インチュニブ）です。コンサータ，ストラテラは成人期にはじめて診断がなされた場合を含め，成人の ADHD 者にも適用が認められており，インチュニブは2017年 3 月より，18歳未満の小児に限り使用が認められています。これらの薬物はそれぞれの作用機序が異なりますが，共通するのは脳内の神経伝達物質による情報伝達をスムーズにする作用です。一方，重篤な場合はほとんどないものの，それぞれの薬物への副反応もあることから，いずれも医師の処方箋に基づく薬です。

このほか，ADHD の治療に用いられる薬物には，抗てんかん薬，抗精神病薬，抗うつ薬などがあげられ，主に小学校高学年以降に生じがちな衝動性の高まりに対しては予防的に感情安定薬が用いられ，激しい興奮に対して抗精神病薬が用いられる場合もあります。なお，これらの薬物療法は周囲が問題行動の減少を期待することよりもむしろ，子ども自身が成功経験を得られる機会が確保でき，それにともない自己評価や自尊心の向上につながることが目的であることを理解しておくことが重要です。

❹ アセスメントにおける留意点

ADHD に限定したことではありませんが，小児や発達障害を対象としたアセスメントにおいては，考慮すべき事項がいくつかあることが指摘できます。Sparrow & Erhardt は，ADHD のアセスメントにおいてもつべき観点の原則（Principles）として，表Ⅴ-3-1をあげています。

ADHD 児・者を対象とした特性に関する実験研究を中心に，多くの研究や実践から彼らのパフォーマンスの個人差の大きさ，不均一性（heterogeneity）を指摘されてきています。アセスメントとアセスメントに基づく支援においては，これらの観点を考慮することが重要といえます。

（岡崎慎治）

表Ⅴ-3-1 ADHD のアセスメント原則

- 包括的であること：広範囲の可能性を考慮したアセスメントにより，他の専門家の問合せや確認にも対応しうることを想定すること。
- 複数の情報源と複数の状況から情報を収集する；判断エラーを最小限にし，妥当性を増やす。
- カテゴリカルなアプローチ（障害があるか，ないか等）とディメンショナルなアプローチ（いくつもの次元を連続体として扱う）を組み合わせる；カテゴリカルなアプローチは，個人差が大きく発達の途上にある子どもを対象としたアセスメントとしては限界がある。年齢や性別等，ディメンショナルなデータを組み合わせることが重要で，評定尺度はそのよい方法。これらのアプローチを組み合わせることでアセスメントはより強固になる。
- 発達の要因を考慮する；発症年齢，経過，定型発達からの偏りを同定すること，評価を進めていくことにあたっては，子どもの発達レベルを考慮するべき。
- 文化や他の背景となる要因の影響を考慮する；それらによって ADHD に類似した状態が生じること，ADHD としての状態に影響することを考慮する。子どもの状態が環境要因によるものよりもむしろその子どもにある特性かどうかを評価するべき。
- 子どもの強さ，利用できる資源，資質を見いだす；総合的な判断と指導支援の計画を立てるうえで重要。これらの肯定的な事項への気づきを促すことは子どもと保護者との間のコンピテンスやコンプライアンスの向上にも寄与する。
- 科学的な根拠に基づくこと；仮説－検証のアプローチをとる。適切なデータを収集する以前に結論を導かないよう意識する。ADHD であることの証拠を探すことと同様に，ADHD の診断を覆しうる疑問点を積極的に持とうとすべき。

▷9 岡崎 慎治 2011 ADHD への認知科学的接近 心理学評論，**54**(1)，64-72.

V 発達障害を神経心理学の視点からみる

 LD のアセスメントと指導・支援

 LD という用語について

　LD とは，Learning Disabilities（教育界）や Learning Disorders（医学界）といった「学習障害」という用語の短縮形だけではなく，Learning Difficulties「学習困難」や Learning Differences「学習の違い」という意味でも用いられることがあるため注意を要します。本節では，LD を学習障害の短縮形として用い，解説します。

 LD の定義について

　LD については，教育界での定義と医学界での定義があります。教育界では，「学習障害とは，基本的には全般的な知的発達に遅れはないが，聞く，話す，読む，書く，計算する又は推論する能力のうち特定のものの習得と使用に著しい困難を示す様々な状態を指すものである。学習障害は，その原因として，中枢神経系に何らかの機能障害があると推定されるが，視覚障害，聴覚障害，知的障害，情緒障害などの障害や，環境的な要因が直接の原因となるものではない」（文部科学省，1999）と定義されています。全米 LD 協議会（2016年改定）の定義でも，類似した内容です。

　一方，医学界の米国精神医学会での DSM-5 では，限局性学習症／限局性学習障害（specific learning disorders：SLD）(DSM-5) と呼ばれ，標準化された尺度および総合的な臨床評価を用いて，習得度が暦年齢から期待されるよりも，著明にかつ定量的に低く，学業または職業遂行能力，または日常生活活動に意味のある障害を引き起こす場合とされています。下位分類としては，読み（読めない，読めても速度が遅い，読めても意味がとれないなど），書き（文字が想起できない，文で伝えることが困難など），計算や数学（計算が困難，数学的推論が困難など）と記載されています。

 LD の分類

　LD の中核は文字の習得が困難な，すなわち読みや書きの習得が困難な症状です。教育界，医学界の定義においても共通の障害で，発達性読み書き障害（発達性ディスレクシア，developmental dyslexia：DD）と呼ばれています。「読み」の障害とは文字（列）から音（列）への変換の障害，すなわち音読や黙読（頭の

▷1　Sprenger-Charolles, L., Siegel, L. S. et al. 2011 Prevalence and Reliability of Phonological, Surface, and Mixed Profiles in Dyslexia：A Review of Studies Conducted in Languages

中で音にしている状態）が困難な状態で，「書き」とは，文字の想起が困難な状態です。想起された（書かれた）文字の形態が整っていないことではありません。「読み」の障害に関して，英語圏では10%以上の出現頻度であると報告されることも少なくありません。日本語では，ひらがなで0.2%，カタカナで1.2%，漢字で6.9%と報告されています。[2]

次に，教育界において「話す」ことの障害に相当する症状は，話し言葉において，目標とする単語の想起が困難で発話が止まってしまったり，意味が類似している他の単語で言い換えてしまう（引き出し→たんす），失語症で生じる語性錯語によく似た発話が観察されます。また，「聞く」の障害に関しては，聴力は正常で聞いても単語や文の意味を理解できない，復唱できても音読できても意味の理解が困難な症状です。したがって，非言語性の知能は高くとも「話す」「聞く」の障害がある子どもは，言語発達のみが障害されている**特異的言語（発達）障害**[3]ともいわれている障害に相当します。医学界の DSM-5 でも音読ができても理解が困難な症状は限局性学習症／限局性学習障害に分類されているのですが，医学界での分類では，特異的言語（発達）障害はコミュニケーション症（障害）に分類されているため関係が複雑です。

❹ 検査と評価

LD の定義に沿って検査，評価をすることが診断につながります。すなわち，暦年齢相当の，知能や読み書きの習得度が十分であるのか，環境要因が直接の原因でないことを示すため文字習得に関連のある認知障害があるかどうかについて評価します。知能検査としては，ウェクスラー児童用知能検査（Wechsler Intelligence Scale for Children‐Fourth Edition：WISC-Ⅳ），[4]レーヴン色彩マトリックス検査（Raven's Coloured Progressive Matrices：RCPM），[5]読み書きの習得度検査としては，標準読み書きスクリーニング検査（STRAW-R），[6]KABC-Ⅱ（Kaufman Assessment Battery For Children Second Edition）[7]があります。WISC-Ⅳは世界的に使用され日本語版が標準化されています。RCPM は，数分で検査が実施できる簡易版で，WISC との相関係数が有意に高いことが報告されています。読み書きの習得度検査としての STRAW-R は，ひらがな，カタカナ，漢字の３種類の表記別に習得度が測定できる唯一の検査です。したがってどの表記から練習や指導を始めるのかに関して調べるためには臨床家にとっては必須の検査かと思われます。また，小学１年生から高校３年生までの読みのスピードを測定できます。すなわち，大学入試センター試験で読みのスピードが遅い受験生に1.3倍の試験時間の延長の支援を受けるための根拠として使用できます。また，表記別には測定できませんが，18歳までを検査対象としているKABC-Ⅱも有用だと思われます。しかし，すべての項目を実施すると時間がかかりますので，場合によっては読み書きに関連する必要な項目をピックアッ

Varying in Orthographic Depth. *Scientific Studies of Reading*, **15**(6), 498-521.

[2] Uno, A., Wydell, T.N., & Haruhara, N., et al. 2009 Relationship between Reading/Writing Skills and Cognitive Abilities among Japanese Primary-School Children：Normal Readers versus Poor Readers (dyslexics). *Reading and Writing*, **22**, 755-789.

[3] **特異的言語（発達）障害（Specific Language Impairment）**
適切な教育を受ける機会があり知能が正常であったとしても，言語能力と非言語的能力に有意な乖離が認められる言語の発達障害。知的障害や自閉スペクトラム症における言語発達障害とは異なる（e.g., Bishop, 2001；Williams et al., 2000；Botting and Conti-Ramsden, 2003）。

[4] 上野一彦・藤田和弘・前川久男・ほか 2010 WISC-Ⅳ 知能検査 日本文化科学社（Wechsler, D. *Wechsler Intelligence Scale for Children*. 4th ed., NCS Pearson, Inc.）

[5] 杉下守弘・山崎久美子 1993 レーベン色彩マトリックス検査（Raven's Coloured Progressive Matrices）日本文化科学社

[6] 宇野彰・春原のりこ・金子真人ほか 2015 標準読み書きスクリーニング検査（STRAW-R）インテルナ出版

[7] 藤田和弘・石隈利紀・青山真二ほか 2014 K-ABCⅡ心理・教育アセスメントバッテリー 丸善出版（Kaufman, A.S., & Kaufman, N.L.：*Kaufman Assessment Battery for Children*. 2nd ed., NCS Pearson, Inc.）

▷8 加藤醇子・安藤壽子・原惠子・縄手雅彦 2016 ELC：Easy Literacy Check 図書文化

▷9 奥村智人・三浦朋子・竹田契一（監修）2014 『見る力』を育てるビジョン・アセスメント「WAVES」学研

▷10 春原則子・金子真人・宇野彰（監修）2002 標準抽象語理解力検査（SCTAW） インテルナ出版

▷11 上野一彦・名越斉子・小貫悟 2008 PVT-R 絵画語い発達検査 日本文化科学社

▷12 宇野彰・春原則子・金子真人ほか 2015 発達性読み書き障害児を対象としたバイパス法を用いた仮名訓練：障害構造に即した訓練方法と効果および適応に関する症例シリーズ研究 音声言語医学，**56**(2).

▷13 粟屋徳子・春原則子・宇野彰ほか 2012 発達性読み書き障害児における聴覚法を用いた漢字書字訓練方法の適用について 高次脳機能研究，**32**(2)，294-301.

プしても良いのではないかと思います。なお，音読成績から相当の音読年齢を測定できる検査は KABC-Ⅱ と STRAW-R の漢字音読課題です。この KABC-Ⅱ の音読課題と STRAW-R の漢字音読課題とは，相関係数が0.9以上の強い相関関係を有しています。認知検査としては，文字習得に関連のある認知能力，音韻能力，自動化能力，視覚認知能力，語彙力を測定します。

音韻検査としては，単語の逆唱や非語の復唱などが用いられます。小学2，3年生を対象とした検査ではありますが，読み書き困難児のための音読・音韻処理能力簡易スクリーニング検査（Easy Literacy Check：ELC）[8]があります。自動化能力を測定する検査としては RAN（Rapid Automatized Naming）を用います。RAN は，STRAW-R に含まれている検査です。絵や数字などの名称を，できるだけ素早く呼称していく課題で，意味や記号からの素早い音韻変換が求められています。ひらがな1文字の習得に音韻認識能力よりも自動化能力の貢献度が大きいことが報告されているように，双方の能力を測定する検査を実施することが重要だと思われます。

視覚認知検査の中の視知覚検査としては線画同定課題，視覚記憶検査として模写，直後再生，遅延再生課題から構成される ROCFT（Rey-Osterrieth Complex Figure Test）があります。WAVES（Wide-range Assessment of Vison-related Essential Skills）[9]は，日本人の小学生を対象に本格的に標準化されている数少ない視覚認知検査です。

語彙力検査については，受容性語彙力検査として，標準抽象語理解力検査（Standardized Comprehension Test of Abstract Words：SCTAW）[10]や絵画語い発達検査（Picture Vocabulary Test-Revised：PVT-R），KABC-Ⅱ の「理解語彙」[11]などが，表出性語彙力検査としては，KABC-Ⅱ の「表現語彙」「なぞなぞ」，WISC-Ⅳ での単語問題が使用可能です。

⑤ 指 導

近年，科学的な根拠に基づく効果が検証された指導法が開発されています。それも従来の単一症例実験計画法ではなく，症例ごとの検討を複数の症例に適用した症例シリーズ研究法での報告のため，信頼性が高いばかりか，その指導法の適用範囲や限界についてもわかってきています。発達性読み書き障害のある児童群への，ひらがなの読み書きに関する正確性と流暢性に関する研究[12]や，漢字書字障害に対する漢字書字の正確性に関する研究[13]などです。そのどちらの指導法にも共通する適用条件は3点あり，①対象となる児童に今までとは異なる方法で練習することに関する明確な意思があること，②知能が正常であること，そして③音声言語を繰り返して学習した場合の長期記憶が良好であること，でした。音声言語に関する記憶に関しては，上述の検査においても数唱や数列の逆唱のような短期記憶を測定しています。しかし，学習とは，意味のあるこ

とを繰り返して覚えることであり，意味記憶であり長期記憶でもあるため，学習する能力を測定するために必要な検査項目について従来の項目では対応できてはいません。RAVLT（Rey Auditory Verbal Learning Test）やカリフォルニア言語性学習検査（California Verbal Learning Test：CVLT）などの検査を実施し，音声言語の記憶力が良好なことを確かめる検査の実施が重要であると思われます。

6 支　援

　専門的な指導と並行して，総合的な支援も欠かせません。通常の授業時に，黒板に板書した文字列を，ただ書き写させるのではなく，音声化して理解していることを確認してから，短い文字列だけを書き写してもらうことが望まれます。ある社会科の授業で，生徒があらかじめ準備をして，授業中に他の生徒の前で要点を板書し発表する授業の形式を採用していました。その際には，あらかじめ担当教員と相談して，たとえば模造紙に板書する内容を家で書いてきて，授業時にその模造紙を黒板に貼るようにするなどの代替策もあると思われます。漢字の練習では，書き写すにしても書いて覚えにくい子どもたちには，課題数を少なく調整することも必要になるかもしれません。

　試験時には，試験時間の延長，試験問題文の漢字部分へのルビ振り，国語以外の科目での解答時に漢字で書けなくとも，ひらがなやカタカナで正しく記載していれば正解とするような採点方法の採用，などが支援策としてあげられます。一方，漢字の試験で一定の点数より低い児童生徒に，何十回も同じ漢字を書いてくるような要求をすることは避けたいものです。障害のある児童生徒は，何回練習しても学習できる効率が低いからです。

　このような支援には，本来は科学的な根拠に基づくニーズがあると良いと思います。たとえば，試験時間の延長という支援を行うには，対象児の読みのスピードが遅いという客観的な評価があるといいのではないでしょうか。前述のSTRAW-R を用いることをお勧めします。現在のところ，小学生から高校生までの音読速度を測定できる唯一の検査だからです。また，ひらがなのルビ振りがあれば読めるが，漢字単独では読むことがむずかしい，ということを把握するためにも，ひらがな，漢字の音読習得度がわかっていると支援しやすいのではないでしょうか。同様に，ひらがな，カタカナ，漢字それぞれにおいて，どのくらい書けるのかという習得度の把握も，上述の支援のために重要な情報になると思います。

（宇野　彰）

V　発達障害を神経心理学の視点からみる

 発達性協調運動症（DCD）の
アセスメントと支援

▷1 American Psychiatric Association 2013 *Diagnostic and Statistical Manual of Mental Disorders, 5th ed.* Arlington, VA: American Psychiatric Association（日本精神神経学会（日本語版用語監修）髙橋三郎・大野裕（監訳）2014 DSM-5 精神疾患の診断・統計マニュアル　医学書院）

▷2 協調運動（motor coordination）
運動協応性ともいわれ，身体の各部分が調和して，統一した一つの動きをつくりあげることを指す。たとえば目と手の協応の場合，目と手がばらばらの動きをするのではなく，ある物を見てそれに応じた手の動きがとられることで，全体的に調和した動きとなる。

▷3　発達障害者支援法では，定義（第二条）のなかで，「この法律において「発達障害」とは，自閉症，アスペルガー症候群その他の広汎性発達障害，学習障害，注意欠陥多動性障害その他これに類する脳機能の障害であってその症状が通常低年齢において発現するものとして政令で定めるものをいう」とされ，DCDは直接明記されてはいない。しかし，同法施行令第一条のなかで「発達障害者支援法第二条第一項の政令で定める障害は，脳機能の障害であってその症状が通常低年齢において発現するもの

1　発達性協調運動症（DCD）の定義

　発達性協調運動症（developmental coordination disorder：DCD）は，DSM-5 において，神経発達症のひとつとしてあげられています。**協調運動**に困難がみられる状態で，いわゆる動きの不器用さを主訴とする発達障害です。

　DCD の診断基準は，要約するとおおむね以下の4点です。すなわち，A. 生活年齢から期待される水準以上に運動協応性を含む動き（動きの遅さや不正確さ，タイミングの悪さ，物をよく落としたりぶつかったりすることなど）が顕著に稚拙であること，B. A の困難が，学業・学校生活や職業，余暇や遊びなどの日常生活に支障をきたしていること，C. A の状態が発達初期（幼少期）から存在していること，D. A の困難を説明できる他の障害がないこと（たとえば，知的発達症があるなら知能の発達水準と比べて運動発達が極端に劣っていると考えられる場合。あるいは，視力障害や，脳性麻痺や筋ジストロフィーといった筋・神経疾患などに起因するものではない場合），の4つをすべて満たす必要があります。

　つまり，運動スキルが稚拙であるということだけでなく，神経系や筋系に明白に診断のつく障害が認められる場合や，身辺処理や学校生活がそれほど問題になることなくそれなりにこなし余暇や遊びを楽しむことができていれば，DCD の診断基準を満たしていない，ということになります。

　なお，DCD は，有病率は，5〜11歳児において5〜6％，男女比は2：1〜7：1と男児に多くみられるといわれています。あわせて，他の発達障害との合併が多いのも特徴的です。ASD とは80％以上，ADHD とは50％以上，限局性学習症とも17〜30％程度で，それぞれ DCD との合併が報告されています。

2　DCD の発達的問題

　運動の困難を主症状とする DCD が，精神疾患を扱う DSM-5 で扱われていることに違和感をもつ人もいるかもしれません。その理由について，2点考えられます。

　1点目は，DCD が生じるメカニズム（発症機序）が明らかにされていないことです。そのため定義でも，発生機序よりもむしろ，身体の動きがぎこちない・ぎくしゃくしているという彼らの症状に焦点を絞って診断・評価しようと

しています。DCD 児・者の多くは，空間把握や視覚運動知覚に弱さが目立つので，DCD の生じる発症機序として小脳等の機能不全が疑われてこそいますが，未だ明らかにはされていません。

2点目は，二次的な心理情緒的問題です。DCD 児・者には，身体運動や生活課題を回避しようとしたり，わざと活動をめちゃくちゃにして援助者を困らせるときがあります。無理にさせようとすると，爆発的に怒ったりするような行動問題に発展することもあります。つまり，幼児・児童期のうちは，そのぎくしゃくした動きのために，遊びや運動，生活活動の諸場面がうまくこなせないという直接的問題が大きいのですが，次第に思春期・青年期へと発達がすすむと，二次的な問題が起こるようになり，身体運動の問題だけでとどまらなくなってきます。

身体を使った活動は，結果が目で見てわかりやすいという特徴があります。そのため，成功したときの達成感が大きい反面，失敗したときの挫折感・無力感も大きいのです。そして，いろいろ努力してもうまくできない経験の蓄積から，動きの不器用さが「できない」という失敗感と結びつき，様々な情緒や人格形成の歪みにつながりかねないのです。その歪みはいじめやからかいの対象になりやすかったり，自信をもって取り組めず苦手なことを避けるようになったり，あるいはわざとふざけたり大人を困らせる対応をするようになり，不適応行動や低い自己肯定感として表面化します。つまり，DCD の発達的問題は，運動発達に限らず，むしろその予後にて二次的に生じる情緒・社会性への影響が大きいのです。

③ DCD のアセスメント

DCD の実態把握をするうえで最重要なのは，援助につながる情報を得るために，子どもの日常に即したかたちで困難を明らかにすること，つまり子どもが運動課題に取り組む場面をつぶさに観察することです。そのとき，課題ができていないかどうかはすぐにわかることですが援助につながる情報にはなりにくいため，むしろどのようにできていないかに注意して観察しなければなりません。写真や動画も使いながら，課題がどのようにできていないのか記録することも有用です。

さらに客観的情報を組み合わせることも大切です。現在 DCD のアセスメントツールとして国際的に用いられている代表的なものに，MABC-2（Movement Assessment Battery for Children-Second Edition）[5]と DCDQ'07（Developmental Coordination Disorder Questionnaire 2007）[6]があります。

英国で発刊された MABC-2 は，「手先の器用さ」領域（3つの下位検査：片手のみ，及び両手を用いるそれぞれの目と手の協応課題，迷路・描線課題），投捕スキル領域（2つの下位検査：ボールのキャッチング課題，的当て課題），バランス領域

のうち，言語の障害，協調運動の障害その他厚生労働省令で定める障害とする」とあり，DCD も，ASD や ADHD，限局性学習症と同じく同法に基づく合理的配慮の対象となる存在である。

[4] 宮原資英 2017 発達性協調運動障害：親と専門家のためのガイド スペクトラム出版社

[5] Henderson, S. E., Sugden, D. A. & Barnett, A. 2007 *Movement Assessment Battery for Children.* 2nd ed., manual. UK : Psychological Corporation.

[6] Wilson, B. N., Crawford, S. G., Green, D., Roberts, G., Aylott, A., & Kaplan, B. 2009 Psychometric Properties of the Revised Developmental Coordination Disorder Questionnaire. *Physical & Occupational Therapy in Pediatrics,* **29**（2），182-202. なお，ウェブサイト（http://www.dcdq.ca/）から入手可能。ただし短縮版（Little DCDQ）は有料である。日本語訳については，Nakai, A., Miyachi, T., Okada, R., Tani, I., Nakajima, S., Onishi, M., Fujita, C., & Tsujii, M. 2011 Evaluation of the Japanese version of the Developmental Coordination Disorder Questionnaire as a screening tool for clumsiness of Japanese children. *Research In Developmental Disabilities,* **32**（5），1615-1622.

（3つの下位検査：姿勢保持課題，歩行課題，跳躍課題）で構成されており，年齢層に応じて異なった課題内容が設定されています。下位検査の粗点結果は，月齢によって細かく得点化され，領域別および総合的に協調運動の評価が行われます。

DCDQ'07は，カナダの作業療法士により作成され，保護者が記入できるように作成された簡便なチェックリストです。5〜15歳の子どもを対象としており，「動作における身体統制」「書字・微細運動」「全般的協応性」からなる全15項目にて構成され，スクリーニングツールとして広く用いられています。

ただし，MABC-2もDCDQ'07も，日本語版の発刊に向けてすでに具体的な準備の動きはあるものの，現在，どちらも日本語版として市販されていないため，英語の原典を私家版として翻訳し，研究上の使用に留まっているのが国内の現状です。DCD児・者支援につなげるアセスメントが，大きな課題になっているのは否定できないところです。

そのため，すでに標準化されているアセスメントを参考として活用することもあります。たとえば，デンバー式発達スクリーニング検査改訂版（Japanese version of Denver Developmental Screening Test-Revised：JDDST-R）や新版K式発達検査等を用いて運動発達の里程標からの遅れを確認したり，ヴァインランド適応行動尺度第2版（Vineland-II）等を用いて日常生活における適応の程度を明らかにしたりする方法です。もちろん，DCDの主症状である協調運動の困難そのものに直接アプローチしているわけではありませんが，DCD児・者の抱える生活上の困難の大きさを推測することができます。

④ DCD児・者支援の方向性

DCDの主症状である動きの不器用さは，学校教育や保育，福祉援助の現場においても，未だに「年齢を重ねればそのうち大丈夫になる」「周囲の励ましがあれば，自然に気にならなくなる」と楽観視されることが少なくありません。しかしDCDに関する先行研究では，加齢により症状が自然消失するとは限らず，症状の消失・軽減には適切な支援が前提になることが報告されています。[7]

DCD児・者への適切な支援につなげるため，方向性として2点から考えてみたいと思います。

第一に，その子どもに合わせた支援をどう考えるかです。DCD児・者の動きをよく観察してみると，動きのすべてができていないというのでもないのです。スープを自席までこぼさずに運ぶ場面を例に考えてみましょう。この場面で求められる動きを分析すると，"自席へ移動する""スープをこぼさない""あまり時間をかけない""仲間や机にぶつからない"のような，複数の要素が同時に要求されていることに気がつきます。DCD児・者は，それぞれの要素一つずつであればおそらく失敗することはほとんどありません。しかし，これ

▷7 Kurtz, L. A. 七木田敦・増田貴人・澤江幸則（監訳）2012 不器用さのある発達障害の子どもたち：運動スキルの支援のためのガイドブック 東京書籍

らが複数で同時に求められたとき，困難が顕在化し，複雑さが増すほどその困難が大きくなっていきます。

　発達障害が背景にある場合，他の子どもが一度で覚えられたり自然に身についたりすることも，同じようにできるようにはなりません。単に何度も反復練習させるだけでは，コツが理解できないままなのでうまくできず，楽しくない苦痛な活動を何度もさせられることになり，劣等感を増幅させ運動嫌いにつながることは明白です。スープの例のように，活動内容をいくつかの構成要素に分解し，構成要素ができるだけ少ない状態から少しずつ多くするように練習するようにします。このとき「背筋を伸ばして歩きなさい」のように子どものパフォーマンスを変えようとする教示は，子どもにとって構成要素を増やすだけですので，環境設定に手を加えるようにします。「スーッといくといいよ」「かっこよくもっていって」のようにあえて感覚的に伝えたり，タイムトライアルの形式にしてどうすればより素早くできるかを自分で試させるようにしたり，手順の各段階を言葉に出しながら一緒に取り組んであげて運動のプランニングの習得を促したり，よかったところを具体的にしっかりとフィードバックしたりする援助は，効果的な方法の一例です。

　第二に，達成感をどうもたせるかです。DCD児・者は，日常生活の中で，他の子どもたちができる活動を自分ができないという劣等感や屈辱感を何度も感じており，実際に援助されていたとしても自分が援助を受けた実感に乏しいことが報告されています。

　たとえば，テストでとても頑張って高得点をとっても，DCD児・者は，「よくできたね」と教師や保護者から手放しに褒められる経験はあまりありません。続けて「でも字が汚いね」と，余計な一言が加わることが多いからです。教師や保護者には決して悪意がなかったとしても，またその一言がそのときは小さな出来事だとしても，積み重なれば無力感へと発展します。そこに，周囲の子どもたちから嘲笑されたりからかわれたりするとなれば，その無力感・屈辱感は計り知れなく大きくなりますから，仲間関係に配慮した集団のマネージメントは援助者の重要な役割になります。

　失敗しても単に賞賛しておだてるだけでは，仲間からの評価も下がり逆に歪んだ自己評価にもなりかねません。仲間からも認められるような，実質的な達成感をめざす必要がありますので，そのためにもその子どもに合わせた援助が重要となります。DCD児・者が，その活動を「下手だけど，でも楽しくて好きだから続けたい」と感じるように，自ら取り組もうとする状況をつくっていくことが，一生涯を見据えた支援として必要となるといえます。

（増田貴人）

V 発達障害を神経心理学の視点からみる

6 知的能力障害のアセスメントと支援

1 知的能力障害とは

これまで知的障害と一般的に呼ばれていましたが米国精神医学会の DSM-5▷1 では，知的能力障害（知的発達症／知的発達障害，intellectual disability：ID／intellectual developmental disorder：IDD）と表記されています。知的能力障害のアセスメント・支援は心理士や言語聴覚士，指導員などが担当します。医学的な診断は小児科，小児神経科や精神科医師が行います。

2 アセスメント

知的能力障害は論理的思考，問題解決，計画，抽象的思考，判断，学校や経験での学習など全般的な精神機能の支障によって特徴づけられる発達障害の一つです。しかし困難さの内容や程度は個人間で異なり，評価の目的は，患者の知的ならびに生活全般の獲得状態を明らかにして，年齢や重症度に応じた学習，日常生活，就労に関する支援策の提案につなげることにあります。

医学的な定義では▷2 A. 全般的知能が同年齢の平均よりも明らかに低下し，B. 日常生活活動における適応機能が障害され，C. 発達期（おおむね18歳まで）に発症するとされ，これらの3基準を満たすものとされます。また，米国知的・発達障害協会の定義でもほぼ同様（知的障害は知的機能と適応行動［概念的，社会的および実用的な適応スキルによって表される］の双方の明らかな制約によって特徴づけられる能力障害である。この能力障害は18歳までに生じる）▷3 です。

ここで注意するべき点は，知能指数（Intelligent Quotient：IQ）の値だけで知的能力障害の有無を判断することは避けることです。生後の運動発達，言語発達，社会性など諸々の能力の発達を養育者に確認して，言語や読み書きの能力などの概念的スキル，対人的な関わり，社会的責任を果たすことなどの社会的スキル，そして身の回りの世話や職業能力，金銭使用などの日常生活で発揮される実用的スキルの3点について現在の段階を総合的に評価し，判断するべきです。

○初回面接（インテーク）

知的能力障害は始語の遅れなど言語発達の遅れとして幼少期に顕在化することもありますが，軽度の場合は成人期にいたるまで気づかれないこともあります。一方，重度の場合は頸定（けいてい：首がすわること）などの運動発達から

▷1 American Psychiatric Association 2013 *Diagnostic and Statistical Manual of Mental Disorders, 5th ed.* Arlington, VA: American Psychiatric Association. 日本精神神経学会（日本語版用語監修）髙橋三郎・大野裕（監訳）2014 DSM-5 精神疾患の診断・統計マニュアル 医学書院

▷2 American Psychiatric Association 2016 DSM-5 Selections Neurodevelopmental Disorders. American Psychiatric Association Publishing. (髙橋三郎（監訳）2016 DSM-5 セレクションズ 神経発達症群 医学書院)

▷3 太田俊己・金子健・原仁・湯汲英史・沼田千妤子（共訳）2012 知的障害 定義，分類および支援体系. 第11版 AAIDD 米国知的・発達障害協会 日本発達障害福祉連盟

V-6 知的能力障害のアセスメントと支援

表V-6-1 日本人小児の粗大・微細運動，言語発達の達成年月齢（90パーセンタイル）

粗大運動		微細運動		言語発達	
首がすわる	3.9月	両手を合わす	4.3月	声を出して笑う	3.9月
寝返りをする	6.1月	物に手を伸ばす	5.7月	声に振り向く	6.0月
一人で座る	10.6月	両手に積み木	8.9月	喃語	10.5月
上手に歩く	17.4月	積み木持ち替え	9.0月	有意味語	17.6月
走る	20月	なぐり書き	16.6月	絵の名称	2.3年
両足ジャンプ	2.6年	積み木2つで塔	19.2月	2語文	2.4年
1秒片足立ち	3.2年	縦線模倣	3.2年	色の名（1つ）	3.3年
5秒片足立ち	5.0年	十字模写	4.2年	用途の理解	4.4年
		四角模写	4.9年	5まで数える	5.1年

出所：Frankenburg, 2009 より作成[5]

注：90パーセンタイルとは90％の小児が各項目について獲得する月齢・年齢。

遅れる場合もあります。したがって初回面接の際は定型小児の言葉や運動発達[4]の里程を知っておく必要があります[5]（表V-6-1）。

また，小児は両親に付き添われて病院に受診しますが，そのきっかけは自身の困り感というよりも，保護者の養育困難，教師や保育士の勧めで受診する例が多いでしょう。小学生以降では学習困難ばかりでなく，かんしゃく，多動，不登校やいじめなどの問題行動のため受診にいたる場合もあり，知的能力障害に，その他の発達障害（神経発達症）たとえば自閉スペクトラム症／自閉症スペクトラム障害（ASD）（DSM-5）の合併を疑われて紹介受診される場合もあります。

このように初回面接では生育歴の聴取が大切です。上記の運動発達，言語発達（始語，2語文，3語文等），1歳半，3歳児健診の指摘事項，幼稚園や保育園でのエピソード，同年代児との遊びや対人関係，就学後の様子，学業成績，放課後の様子などを確認します。小児の場合，ASD や注意欠如・多動症（attention-deficit/hyperactivity disorder：ADHD）（DSM-5）のアセスメントの節（V-2，V-3）で紹介した ADHD-RS（ADHD-Rating Scale），SNAP-Ⅳ（Swanson, Nolan, and Pelham-Ⅳ），高機能自閉症スペクトラム・スクリーニング質問紙（Autism Spectrum Screening Questionnaire：ASSQ），親面接式自閉スペクトラム症評定尺度テキスト改訂版（Parent-interview ASD Rating Scales-Text Revision：PARS-TR）などの各種質問紙を保護者に付けてもらい，不注意，多動衝動性，対人社会性，こだわりなどについて検討します。

○総合検査

初回面接で知的能力障害が疑われた場合，診断のための検査が必要となります。そのうちの一つ，知能検査は言葉のやりとりや物の操作等を求めるため1～2時間程度かかります。患児（患者）の協力は不可欠であり，すぐに検査可能かどうかを初回面接で見極めて，無理強いにならないように計画しましょう。

▷4 野村健介 2016 知的能力障害（中等度・重度）小児期以降も含む 改訂版精神科・わたしの診察手順 臨床精神医学，**45**，60-62.

▷5 Frankenburg, W. K. 2009 DenverⅡ デンバー発達判定法 日本小児保健協会（編） 日本小児医事出版社

表Ⅴ-6-2 主な知能検査

検査名	適用年齢 (診療報酬点数)	内容
田中ビネー知能検査Ⅴ(ファイブ)	2歳～成人 (280点)	言語,動作,記憶,数量,知覚,推理,構成などの内容からなる多目的総合検査。「年齢尺度」が導入され,各課題の年齢的な基準が示されている。
WPPSI-Ⅲ知能検査(ウィプシ・スリー)	2歳6か月～ 7歳3か月 (280点)	全検査IQの計測が可能である。認知発達の変化に対応し,4歳を境に下位検査の組み合わせを変えている。4歳未満は言語理解と知覚推理指標,語彙総合得点を,4歳以上は加えて処理速度指標の合計得点を得ることができる。
WISC-Ⅳ知能診断検査(ウィスク・フォー)	5歳0か月～ 16歳11か月 (450点)	全検査IQの計測が可能である。一般的知的能力を計測する言語理解・知覚推理と認知熟達度指標を計測するワーキングメモリ・処理速度の4つの指標からなる。
WAIS-Ⅳ知能検査(ウェイス・フォー)	16歳0か月～ 90歳11か月 (450点)	WAIS-Ⅲ成人知能検査の改訂版であり,10の基本検査により全検査IQ(FSIQ)と言語理解指標(VCI),知覚推理指標(PRI),ワーキングメモリ指標(WMI),処理速度指標(PSI)の5つの合成得点が算出される。
KABC-Ⅱ	2歳6か月～ 18歳11か月 (450点)	知的活動を認知処理過程と習得度から測定し,検査結果を教育的な働きかけに結び付け得る点が特徴。継次処理能力,同時処理能力,計画能力,学習能力,流動性推理や結晶性能力などの能力を測定する。

　知的能力障害の重症度は一般に,軽度,中等度,重度,最重度に分類されます。知的機能の重要な要素としては,言語理解,ワーキングメモリ,知覚推理,定量的推理,抽象的思考,認知効率があげられます。検査法は個別に施行できて,妥当性があり,包括的で文化的に適切でかつ信頼性に長けたものが必要になります。実際にはウェクスラー式知能検査を実施する場合が多く,5歳から16歳11か月小児を対象とした日本語版小児用は第4版(WISC-Ⅳ)が用いられています。日本で使用される主な知能検査は表のとおりです(表Ⅴ-6-2)。

　本検査は平均値が100,標準偏差が15に設定されているため,患児(患者)のIQ値が平均の約2標準偏差またはそれ以下(65～75以下)を低下の目安とします。しかしながら,仮にIQ値が70以上であっても,実生活における適応機能の障害が明らかな場合は知的能力障害と判断します。その他の全般的知能検査法には,KABC-Ⅱを用いる場合もあります。

　日常生活の適応機能は3つの領域,すなわち概念的領域,社会的領域,実用的領域の状態で示すことが指示されています。たとえば,概念的領域は,記憶,言語,読字,書字,数学的思考,実用的な知識の習得,問題解決,および新規場面における判断においての能力についての領域です。社会的領域は,特に他者の思考・感情・および体験を認識すること,共感,対人的コミュニケーション技能,友情関係を築く能力,および社会的な判断についての領域です。

　実用的領域は,特にセルフケア,仕事の責任,金銭管理,娯楽,行動の自己管理,および学校と仕事の課題の調整といった実生活での学習および自己管理

▷6 Wechsler, D. 2003 Wechsler intelligence scale for children. 4th ed. (WISC-Ⅳ). Psychological Corporation. (日本版WISC-Ⅳ刊行委員会 2011 日本版WISC-Ⅳ知能検査 日本文化科学社)

▷7 Kaufman, A.S., & Kaufman, N.L. 2004 *Kaufman Assessment Battery for Children.* 2nd ed. Pearson. (日本版KABC-Ⅱ制作委員会 2013 心理・教育アセスメントバッテリーKABC-Ⅱ 丸善出版)

V-6 知的能力障害のアセスメントと支援

表V-6-3 ヴァインランド適応行動尺度（Vineland-Ⅱ）

領域および下位領域	内容
1. コミュニケーション領域	
受容言語	どのように話を聞き，注意を払い，理解しているのか。
表出言語	何を話し，情報を集めて提供するために，どのような単語や文を使うのか。
読み書き	文章の組み立て方について何を理解し，どのように読み書きするのか。
2. 日常生活スキル領域	
身辺自立	食事，衣服の着脱，衛生に関する行動をどのように行うのか。
家事	どのような家事を行っているのか。
地域生活	時間，お金，電話，コンピューターおよび仕事のスキルをどのように使っているのか。
3. 社会性領域	
対人関係	他の人とどのように関わっているか。
遊びと余暇	どのように遊び，余暇の時間を使っているのか。
コーピングスキル	他の人に対する責任と気配りをどのように示しているか。
4. 運動スキル領域	
粗大運動	運動や協調運動のために腕と脚をどのように使っているのか。
微細運動	物を操作するために手と指をどのように使っているのか。
適応行動総合点	コミュニケーション領域，日常生活スキル領域，社会性領域および運動スキル領域の総合評価。
5. 不適応行動領域（オプショナル）	
不適応行動指標	適応機能を妨げるおそれのある内在性，外在化，その他の望ましくない行動の総合評価。
不適応行動重要事項	臨床的に重要な情報であるより重度の不適応行動。

▷8
出所：日本版 Vineland-Ⅱ 適応行動尺度　面接フォーム

▷8 Sparrow, S. S., Cicchetti, D. V., & Balla, D. A. 2014 日本版 Vineland-Ⅱ 適応行動尺度　面接フォーム　マニュアル　日本文化科学社

についての領域です。日常生活の適応機能は日常生活・学校・職場など多方面における機能状態の困難さ，支援の必要性を評価したうえで判断する必要があります。

　わが国における適応行動評価の客観的尺度として最近，ヴァインランド適応行動尺度第2版（Vineland-Ⅱ）が発行されました（表V-6-3）。本尺度は世界的に使用され標準化されたもので，対象者の保護者や介護者を回答者とする半構造化面接バッテリーにより適応行動の全体的な発達水準を算出できます。対象年齢は0歳から92歳までの幅広い年齢層における適応行動を明確に得点化でき，コミュニケーション，日常生活スキル，社会性，運動スキルの4つの適応行動領域に分けて評価し，不適応行動も明らかにする構成となっています。▷8
Vineland-Ⅱは医療分野だけでなく，教育や福祉分野の個別支援計画の立案や現状の支援程度評価の課題を補う意味でも有用な情報を提供してくれるアセスメントツールとして普及が期待されるものです。本尺度は対象者の日常生活における適応機能を評価するすべての場合に適用でき，適応行動の個人間差や個

表Ⅴ-6-4　主な知的能力障害の原因疾患

a	染色体異常症	ダウン症候群, Prader-Willi 症候群など
b	神経皮膚症候群	結節性硬化症, Sturge-Weber 症候群など
c	神経発生異常	脳梁欠損, 全前脳胞症, 滑脳症, 異所性灰白質など
d	周産期神経疾患	低酸素性虚血性脳症, 頭蓋内出血, 新生児低血糖, TORCH 症候群など
e	先天代謝異常症	アミノ酸代謝異常症, 有機酸代謝異常症など
f	神経変性疾患	脊髄小脳変性症, ハンチントン病など
g	感染症	細菌性髄膜炎, 急性脳炎・脳症後遺症など
h	中毒	胎児性アルコール症候群, 鉛中毒など
i	事故・外傷	脳挫傷, びまん性軸索損傷, クモ膜下出血など
j	てんかん	West 症候群, Lennox-Gastaut 症候群など
k	神経筋疾患	福山型先天性筋ジストロフィー, 筋強直性ジストロフィーなど
l	神経発達障害	自閉スペクトラム症, 注意欠如多動症など
m	文化・生育環境	虐待など

▷9
出所：加賀, 2008 より作成

▷9　加賀佳美　2008　精神遅滞（知的障害）有馬正高（監修）小児神経学診断治療社　pp. 425-432.

人内差を調べることが可能です。

○医学的検査

　知的能力障害の原因疾患（表Ⅴ-6-4）は多岐にわたります[9]。医師は病歴，診察所見を確認し診断の手掛かりを検索します。a. 染色体異常症や b. 神経皮膚症候群に代表されるように，特徴的な顔貌や外表奇形，皮膚母斑，行動の特徴により疑われる疾患があります。c. 神経発生異常は極めて重度な知的能力障害の場合が多く，**重症心身障害**[10]の様相を呈します。d. 周産期神経疾患は周産期の病歴が診断のきっかけとなります。e. 先天代謝異常症，f. 神経変性疾患には治療法のある疾患が含まれます。新生児マススクリーニング検査の結果を確認することが大切です。また，知的退行（運動退行の合併もあり）や家族歴が診断の手掛かりとなることがあります。

　医師は必要に応じて，血液生化学検査，尿検査，脳波検査，頭部 CT，MRI 等の画像検査，聴性脳幹反応（ABR）等の誘発電位検査を行います。神経・筋，肝臓等の生検や骨髄検査，染色体・遺伝子検査を行う場合もあります。

　軽度知的能力障害の原因は不明であることが多いですが，近年の網羅的遺伝学的診断技術の開発で新規の方法（染色体マイクロアレイ解析（Chromosomal Microarray Analysis：CMA）と次世代シーケンシング）が試みられています。染色体マイクロアレイ解析とは，ゲノムを広くカバーする多数のプローブを使ってそのコピー数を記録し，染色体異常を推定するもので，染色体分析では検出できない微細な異常も検出でき自動化が可能です。原因不明の発達遅滞，知的能力障害の原因探索法として2010年以降，専門家が提案している手法です。次世代シーケンシングは数千から数百万もの DNA 分子を同時に配列決定可能な強力

▷10　**重症心身障害**
重度の肢体不自由と重度の知的障害とが重複した状態をいい，その状態にある子どもを重症心身障害児という。成人した重症心身障害児を含めて重症心身障害児・者と呼ぶ。児童福祉での行政上の措置を行うための定義。

な基盤技術で，塩基配列決定量が飛躍的に高まりました。本方法により知的能力障害の原因遺伝子を見出す試みが始まっています。これらは臨床的に診断の手掛かりがなくても診断が下せる可能性がある点が最大の強みです。原因不明の知的障害の約15％に染色体マイクロアレイ解析でコピー数異常が見つかり，約20％に次世代シーケンシングで病因変異を同定できたとの報告もあります[11]。実際に応用するためには，遺伝カウンセリング，フォローアップ体制の整備と充実が必要になります。また，現時点で，知的能力障害の原因疾患で治療可能な疾患はごくわずかですが，遺伝子の機能が明らかになることで，治療可能な疾患が増える可能性もあります。

[11] 齋藤伸治 2016 知的障害の遺伝学 日本医事新報，**4825**，53.

③ 支　援

　心理士は学校教育，福祉，医療のそれぞれの分野で，知的能力障害児・者のライフステージの支援に携わります。言語発達や生活全般の支援にくわえて，コーディネーターとしての役割，つまり家族や児・者の友人，保育所幼稚園や学校，さらには職場等の環境調整を行うこと，また他の専門職種と連携を図ることも重要です[12]。

[12] 河崎佳子 2005 臨床心理士　発達臨床に関わる人々　麻生武・浜田寿美男（編）　よくわかる臨床発達心理学　ミネルヴァ書房　pp. 222-223.

　就学前には，保健所や保健センターで，乳幼児健診の際の知的能力障害の早期発見，育児相談や発達相談における保護者への支援が主となります。学童期には，知的能力障害児・者自身が，学習についていけない，友人との関係が上手くいかない，などの問題に直面することが増え，いじめや不登校につながることがあります。

　学校心理士は，学校教育場面の問題状況の解決のための支援を行います。個別教育支援計画を立てる際のアドバイザーを務める可能性もあります。学校教育卒業後は，知的能力障害者の能力や地域の社会資源に応じて，知的障害者援護施設（入所・通所）やデイサービス，障害者雇用による企業就労など，進路は多岐にわたります。知的能力障害者（成人）の相談窓口は福祉事務所が担っていることが多いようです。心理士によるコミュニティ支援は現時点で十分ではありません。

　また，知的能力障害児・者の支援者として，福祉関連制度の全体像を把握することが大切です。知的能力障害児・者が一貫した療育・援護を受けられるように**療育手帳**[13]の取得について保護者からの相談を受けて，特別児童扶養手当や障害児福祉手当，障害基礎年金など社会支援費の支給についても保護者や医療関係者との間を調整することが大切な役割と考えられます。知的能力障害は小児期から成人までの長期間にわたってサービスを受ける必要があるため，定期的なフォローを続けられるような関係性を保つ必要もあると考えられます。

（稲垣真澄・上田理誉）

[13] **療育手帳**
知的障害児・者に対して，一貫した指導・相談等が行われ，各種の援助措置を受けやすくすることを目的に，都道府県・指定都市が交付している。窓口は市町村，管轄の児童相談所，障害者センターが判定する。援助内容は，①特別児童扶養手当，②心身障害者扶養共済，③国税，地方税の諸控除及び減免税などがあり，サービス内容は居住地により異なっている。

VI　認知症を神経心理学の視点からみる

 認知症とは

 事例でみる認知症

　小野さん（75歳女性）は，現在，夫と二人暮らし。市役所を定年退職した後は，夫婦で旅行に出かけたり，趣味の書道仲間と食事会をしたり，展覧会を催したりと活動的に過ごしていた。子ども二人は独立して，それぞれ県外に家庭をもっている。年に数回，孫を連れて帰省する。

　ある朝，家に電話があり，夫が出ると，書道仲間が「食事会の場所に奥さんが来ない」とのこと。びっくりした夫が妻の携帯を鳴らすが，出ない。警察に連絡すべきかと逡巡していたときに，再び電話があり，少し離れた場所で途方に暮れていた妻を発見したとのこと。家に連れ帰ってくれた書道仲間に聞いてみると，実は半年ほど前から，展覧会の打ち合わせをしても前回決めたことをすっかり忘れていたり，ずっと前の展覧会の話を始めたりということがあり，怪訝に思っていたらしい。

　そういえば，自宅でも，以前はバラエティ豊かな献立だったのに，決まったものしか作らなくなったり，塩辛くて食べられない味付けの料理が出てきたり，同じ食材を次々に買ってきて冷蔵庫に入りきらなくなったり，ということがあった。疲れているのかな，と思っていたが，よく考えてみると，明らかに以前の妻とは異なっているような気がした。

　子どもたちに相談したところ，時間を作って帰省してくれた。妻は大喜びし，楽しそうにお喋りしたり，一緒に買い物に出かけたりして，子どもたちも最初は「前と変わらないじゃないか，お父さんは考え過ぎなのでは」と思った。しかし，しばらくすると，前に喋った内容をあたかも初めて話すように2度3度繰り返したり，料理の段取りが取れなかったりすることに子どもたちも気づいた。

　何でもできてしっかり者だった母が，もしかしたら，認知症かもしれない……子どもたちは暗澹たる気持ちになった。しかし，このまま放っておくわけにいかない。とにかく，まずは，病院を受診しなくては。

 認知症とは

　認知症は，「いったん正常に発達した知能が，徐々に確実に減退・消失してしまい，日常生活や社会生活が行えない状態」をいいます。米国精神医学会の

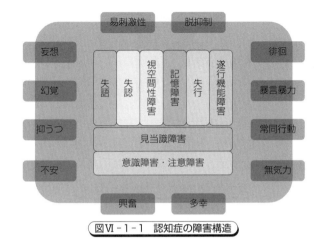

図Ⅵ-1-1　認知症の障害構造

診断基準（DSM-5）[1]によると，一つ以上の認知機能の低下（注意・遂行機能・記憶・言語・社会認知など）があること，明らかに以前の状態と異なっていること，複数の神経心理検査で機能低下が確認されていること，その症状によって日常生活に支障が起こっていること，が条件とされます。

認知症の症状は，注意障害・記憶障害・言語障害・視空間認知障害・遂行機能障害などの知的機能が低下する「中核症状」と，暴言・暴力・徘徊・抑うつ・幻覚・妄想・無気力などの「行動・心理症状」に分かれ，相互に関連しています（図Ⅵ-1-1）。これらの症状の現れ方は，認知症の原因疾患ごとに特徴があります。

現在の医学において，認知症を根本的に治療する方法はまだ見つかっていませんが，症状の進行を遅らせる薬が日本では4種類あり[2]，保険診療で使えます。適切な薬物治療と，認知症の人を取り巻く人々による適時適切な看護・リハビリテーション・介護により，症状を和らげ，その人らしい生活を維持・支援することができます。

認知症になったとしても，認知機能のすべてが失われることは極めて少なく，できることは必ずあります。これを残存機能といいますが，もっと積極的に「認知症の人の強み」といい換えることもできるでしょう。くわえて，これまで歩んでこられた人生の中で培ってきた，ご本人なりの「智慧」も持ち合わせているはずです。できることは積極的に活かし，できないことを補い，安心して生活できる環境を整えることが大切です。

3 原因疾患

認知症のうち，およそ半数はアルツハイマー型認知症です。次いで，レビー小体型認知症，血管性認知症，前頭側頭型認知症と続きます[3]（図Ⅵ-1-2）。これらの認知症についての具体的な症状や支援方法は次節に詳しく記載されています。

[1] 米国精神医学会が発行する「精神障害の診断と統計マニュアル（Diagnostic and Statistical Manual of Mental Disorders）」の最新版で，国際的な診断マニュアルとして使われている。統一された基準のもとで根拠に基づいた医療行為を行う環境を整えるものであり，臨床および研究における共通言語の役割を果たしている。
日本精神神経学会（監修）2014　DSM-5 精神疾患の診断・統計マニュアル　医学書院

[2] 症状の進行を遅らせる薬：アリセプト（ドネペジル），メマリー（メマンチン），レミニール（ガランタミン），リバスタッチ（R）パッチ／イクセロン（R）パッチ（リバスチグミン）。このうち，上から3つが内服薬，4つ目が貼り薬。

[3] 朝田隆　2011　厚生労働省科学研究費補助金（長寿科学研究事業）認知症の実態把握に向けた総合研究．H21～22年度報告書

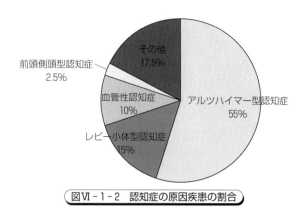

図Ⅵ-1-2　認知症の原因疾患の割合

表Ⅵ-1-1　治療可能な認知症

正常圧水頭症
慢性硬膜下血腫
脳腫瘍
甲状腺機能低下症
栄養障害など

　一方，数としては少ないですが，表Ⅵ-1-1に示す病気による認知機能低下は，外科的手術や内科的治療により，機能をある程度回復させることができます。

　また，65歳未満で認知症を発症する場合もあり，「若年性認知症」と呼ばれます。若年性認知症はアルツハイマー病が多く，特に40代，50代で起こると，高齢期発症の認知症よりも進行が早く，症状も重くなる傾向があります。多くの人は，現在の仕事を続けることができない，あるいは配置転換などを余儀なくされるため，経済的問題，子どもの養育，場合によっては若年性認知症の配偶者と，アルツハイマー型認知症の両親の介護を背負う，といった，高齢者の認知症とは違う切実な悩みを抱えるため，手厚いサポートが必要になります。

4　罹患者数

　厚生労働省によると，日本の認知症患者数は約462万人であり，65歳以上の高齢者の約7人に1人と推計されています。また，認知症の前段階とされる「軽度認知障害（mild cognitive impairment：MCI）」の人は約400万人とされ，両者を合わせると，高齢者の約4人に1人が認知症あるいはその予備群ということになります。また，若年性認知症は3万8千人と推計されていますが，これは厚生労働省が2006年から2008年に行った調査がもとになっており，実際はもう少し多いと思われることから，2017年から2019年にかけて新たな調査が行われました。

　なお，これらの数値は，医療機関を受診して認知症と診断された人だけです。

▷4　厚生労働省　2015　認知症の人の数　新オレンジプラン
http://www.mhlw.go.jp/file/04-Houdouhappyou-12304500-Roukenkyoku-Ninchishougyakutaiboushitaisakusuishinshitsu/02_1.pdf　（閲覧日：2018年11月5日）

VI-1 認知症とは

表VI-1-2 老化現象・認知症・抑うつの鑑別点

	老化現象	認知症	抑うつ
物忘れ	あり（一部を忘れる）	あり（全体を忘れる）	あり
物忘れの自覚	あり	なし	あり（とても気に病む）
判断力の低下	なし	あり	△（うつの重症度による）
抑うつ気分	△（症例による）	△（症例による）	あり
日常生活への支障	なし	あり	△（うつの重症度による）

　症状は出ているのにまだ受診していない人も含めると，患者数はもっと増える
と考えられます。冒頭の事例に示した小野さんのように，家事の一部ができな
くなった，外出先で迷う，同じことを何回も言う，などが，認知症の初期によ
く見られる症状です。しかし，そのような変化に薄々気づいていながら，本人
もご家族も，それを認めたくない，向き合いたくない，という気持ちが当然な
がら起こります。何らかの認知機能の低下に気づいてから，実際に医療機関を
受診するまで，平均1年半かかるという報告もあります。本人や家族の戸惑い
や葛藤は十分想像できますが，できるだけ早い時期に医療機関を受診し，適切
な支援を受けることが望まれます。

5 認知症と他の症状との鑑別

　認知症の多くは高齢期に発症しますから，加齢による認知機能低下，あるい
は抑うつ状態と，鑑別が難しいことがあります。認知症，老化現象としての物
忘れ，抑うつ状態の鑑別点を表VI-1-2に示します。これらの鑑別は最終的
には主治医が行いますが，患者本人の言動の細やかな観察，神経心理検査や抑
うつ検査などの所見が，正確な鑑別診断に大いに役立ちます。心理士が力を発
揮できる活躍の場の一つといえるでしょう。

（飯干紀代子）

VI 認知症を神経心理学の視点からみる

 ## アルツハイマー病（AD）の アセスメントと支援

▷1 実行機能障害
実行機能（Executive Function）は遂行機能とも呼ばれ，目的のある一連の行動を段取りよく計画的に行うために必要な高次の認知機能である。具体的には，①目標を立てる，②計画を立てる，③立てた目標に向かって計画を実行する，④順序立てて効率的に行動を行う，といった4つの過程から成り立つ。実行機能障害があると，何から手をつけていいかわからなくなり，料理ができなくなったり，仕事の効率が悪くミスばかり起こすようになったりと，日常生活で様々な支障をきたすようになる。

▷2 見当識障害
時間，場所，人物などから，自分のおかれた状況を判断する認知機能を見当識という。見当識が低下することを見当識障害，もしくは失見当識と呼び，日付や曜日の把握がむずかしくなる，今いる場所がわからなくなる，今対面している人が誰なのかわからなくなる，などが起こる。通常，時間の見当識，場所の見当識，人物の見当識の順で障害されやすく，人物の見当識は，認知症が進行しても比較的保たれやすい傾向がある。

▷3 記憶障害
記憶とは，過去の経験を保持し，後にそれを再現して利用する機能といわれる。記憶は内容や保持時間によっていくつにも分類され

① アルツハイマー病のアセスメントに有用なツール

アルツハイマー病（Alzheimer's Disease：AD）では，見当識障害，記憶障害，言語障害，視空間認知障害，注意障害，**実行機能障害**[▷1]など様々な認知機能の低下が生じます。特に初期では，**見当識障害**[▷2]や**記憶障害**[▷3]がみられることが多いですが，症状の発現や程度には個人差があります。認知機能検査を用いたアセスメントを行うことで，認知機能障害の重症度や，低下している機能のみならず，残存能力なども含めた本人の特徴を客観的にとらえることができ，認知機能障害へのサポート方法を考える一助となります。

本節では，ADの認知機能障害を評価するにあたって知っておきたい，認知機能障害のスクリーニングとして代表的な検査，さらに精査する場合の認知機能検査について紹介します。

●スクリーニング検査

MMSE（Mini-Mental State Examination）は，ベッドサイドで実施可能な簡便な認知機能検査として開発され，現在は国際的にも認知症のスクリーニング検査として普及しています[▷4]。表VI-2-1に示す通り，時間と場所の見当識，記憶，注意と計算，構成能力などをみる11項目からなり，カットオフ得点として，30点満点中23点以下だと認知機能の低下が疑われるとされる基準が一般的に知られています[▷5]。所用時間は10分程度で実施可能です。日本語版MMSEには様々なバージョンがありますが[▷5][▷6][▷7]，現在はMMSEの版権の問題から，日本文化科学社から出版されているMMSE-Jを用いることが推奨されています[▷7]。

改訂長谷川式簡易知能評価スケール（Hasegawa Dementia Scale-Revised：HDS-R）は，長谷川によって作成された長谷川式簡易知能評価スケールを，加藤らが改訂したものです[▷8]。表VI-2-1の通り9項目で構成されており，MMSEとも重複する項目があります。カットオフ得点として，30点満点中20点満点以下だと認知機能の低下が疑われるとされています[▷8]。こちらも10分程度で実施が可能です。

なお，上記で述べたカットオフ得点は，認知機能障害の存在をスクリーニングするうえでの一つの目安にはなりますが，点数以外に失点した項目やどんな間違いをしたかなども併せて検討することが重要です。また，学歴や職歴などにも影響を受けるため，こうした背景情報も考慮して結果を理解することが大

VI-2 アルツハイマー病（AD）のアセスメントと支援

表VI-2-1 MMSEとHDS-Rの検査項目

MMSE 検査項目	点数	HDS-R 検査項目	点数
時間の見当識 （年，季節，曜日，月，日）	5点	年齢	1点
場所の見当識 （県，市，病院，階，地方）	5点	時間の見当識 （年，月，日，曜日）	4点
3単語の直後再生	3点	時間の見当識 （自発的な正答で2点，ヒントによる正答で1点）	2点
100から7の減算（5回まで）	5点	3単語の直後再生	3点
3単語の遅延再生	3点	100から7の減算（2回まで）	2点
物品呼称	2点	逆唱（3桁，4桁）	2点
復唱	1点	3単語の遅延再生 （自発的な正答で2点，ヒントによる正答で1点）	6点
口頭命令	3点	5つの物品の視覚記憶	5点
読字	1点	流暢性：野菜の名前 （0〜5=0点，6=1点，7=2点，8=3点，9=4点，10=5点）	5点
書字	1点		
図形模写	1点		

▷6　　　　▷8
出所：北村，1991，加藤ら，1991をもとに作成

切です。初期ADの場合，MMSE 27点とカットオフ得点を超えている場合でも，遅延再生で3点すべて失点していて記憶障害の存在が疑われる場合や，もともとの学歴が高い人では日常生活で認知機能の低下を訴えていても，スクリーニング検査上では何ら問題がうかがえないことも十分あり得ます。こうした場合は，スクリーニング検査のみならず，より詳しい検査を行うことが重要となります。

　時計描画検査（Clock Drawing Test：CDT）は，指定された時刻の時計を描画する課題で，▷9 数分で実施できる簡便な検査ながら，視空間認知，言語理解，注意力，実行機能，干渉刺激に対する抑制など多様な認知機能をとらえることが可能です。

　具体的な施行方法としては，白紙を提示して「時計を描いてください。文字盤に数字をすべて書き，11時10分を指す時計にしてください」と指定された時刻の時計を描かせる方法から，あらかじめ円が描かれた用紙を提示して「これを時計の盤面だとします。この中に数字をすべて書いて，11時10分を指す時計にしてください」と時計を完成させる方法，11時10分の時計が描かれた絵を提示して「この時計と同じものを描いてください」と模写させる方法などがあります。採点方法は複数あり，教示させる時刻も11時10分，1時45分，2時45分，10時10分など現場によって様々な方法が用いられていますが，代表的な評価方法の一つとして，ここではルーローら（Rouleau et al.）の方法を▷10 表VI-2-2に

る。内容による分類では，記憶の内容を言語的に説明することができる「宣言的（陳述）記憶」と，言葉で説明することができない「非宣言的（非陳述）記憶」に大別される。さらに，前者は「意味記憶」と「エピソード記憶」に，後者は「手続き記憶」や「プライミング記憶」などに分類される。記憶の保持時間による分類では，即時記憶（記銘直後），近時記憶（数分〜数日前），遠隔記憶（数か月〜数十年前）に分類される。なお，心理学の分野では，即時記憶と近時記憶は短期記憶，遠隔記憶は長期記憶と呼ばれることも多い。記憶の過程は，情報を覚えられる形で記憶として取り込む「記銘」，記銘したものを保存しておく「保持」，保存されていた記憶を思い出す「想起（再生）」の3つのプロセスからなり，どのプロセスが障害されても記憶障害は起こりうる。

▷4　Folstein, M. F., Folstein, S. E., & McHugh, P. R. 1975 Mini-mental state : A practical method for grading the cognitive state of patients for the clinician. *Journal of Psychiatric Research*, **12**（3），189-198.

▷5　森悦朗・三谷洋子・山鳥重 1985 神経疾患患者における日本語版Mini-Mental State テストの有用性　神経心理，**1**，82-90.

▷6　北村俊則 1991 Mini-Mental State（MMS）大塚俊男・本間昭（監修）高齢者のための知的機能検査の手引き　ワールドプランニング　pp. 35-38.

▷7　杉下守弘 2012 Mini-Mental State Exami-

表Ⅵ-2-2 ルーロー法によるCDT評価法

採点項目		得点
盤面	粗大な歪みなし	2
	不完全，あるいは，いくらか歪みがある	1
	欠如している，あるいは，描かれていても不適切である	0
数字	全ての数字が順序正しく配列され，ほとんど誤りがない	4
	全ての数字が描かれているが，配列に誤りがある	3
	数字が足りない，あるいは，余分な数字が加わっているが，他の数字に大きな歪みはない。数字が反時計回りに配列されている。数字は描かれているが，空間的配置に粗大な歪みがある（半側空間無視，数字が枠からはみ出している）	2
	数字が足りない，あるいは，余分な数字が付け加えられている。加えて，配列に粗大な歪みがある	1
	数字の欠如，あるいは，描かれていても表記が拙劣である	0
針	針は正しい位置にあり，長針と短針の区別がなされている	4
	針の位置に若干の誤りがあり，長針と短針の区別がない	3
	針の位置に大きな歪みがある	2
	針が1本しかないか，2本あっても表記が拙劣である	1
	針がないか，針の保続がみられる	0

▷10
出所：Rouleau, et al. 1992をもとに作成

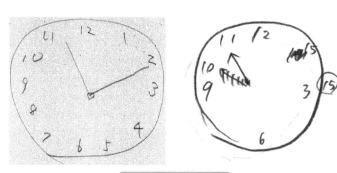

図Ⅵ-2-1 CDTの例

注：（左）盤面2/2，数字4/4，針3/4，計9/10 ※針の長短の区別が曖昧なため1点失点。
（右）盤面2/2，数字0/4，針1/4，計3/10 ※数字が足りず，かつ，余分な数字が付け加えられ，配列に粗大な歪みがあり，表記が拙劣といえる。針も最終的に1本のみしか描かれていない。

掲載しています。この方法では，11時10分の時刻を使用し，盤面（2点満点），数字（4点満点），針（4点満点）について評価し，計10点満点で点数が高いほど時計の完成度が高いことを示します（図Ⅵ-2-1）。さらに，CDTの中でも特に実行機能の評価に鋭敏とされるCLOX（Executive Clock Drawing Task）日本版も妥当性が検証されており，ホームページ上からもダウンロード可能です。▷11 ▷12

CDTは施行が簡便で患者に受け入れられやすく，認知機能障害を視覚的にとらえられ，家族へ説明する際にも利用しやすいという特長があります。また，上述したMMSEやHDS-Rより教育や言語の影響が少なく▷9，かつ，これらの検査では言語性課題の比重が高く実行機能の障害はとらえにくいため，CDT

nation-Japanese（MMSE-J）精神状態短時間検査日本版 日本文化科学社 pp. 35-38.
▷8 加藤伸司・下垣光・小野寺敦志・植田宏樹・老川賢三・池田一彦 1991 改訂長谷川式簡易知能評価スケール（HDS-R）の作成 老年精神, **2**（11），1339-1347.
▷9 Shulman, K. I., & Feinstein, A. 2003 The Clock Drawing Test. In K. I. Shulman, & A. Feinstein (Eds.), *Quick cognitive screening for clinicians ; mini mental, clock drawing and other brief test.* London : Taylor and Francis.（成本迅・北林百合之介（訳）2006 時計描画検査 福居顯二（監訳）臨床家のための認知症スクリーニング：MMSE，時計描画検査，その他の実践的検査法 新興医学出版社 pp. 43-77.）
▷10 Rouleau, I., Salmon, D. P., Butters, N., Kennedy, C., & McGuire, K. 1992 Quantitative and qualitative analyses of clock drawings in Alzheimer's and Huntington's disease. *Brain and Cognition*, **18**(1), 70-87.
▷11 Matsuoka, T., Kato, Y., Taniguchi, S., et al. 2014 Japanese versions of the executive interview (J-EXIT25) and the executive clock drawing task (J-CLOX) for older people. *International Psychogeriatrics*, **26** (8), 1387-1397.
▷12 CLOX日本語版用紙&マニュアル https://researchmap.jp/mupkki2kc-56600/?block_id=56600&active_action=multidatabase_view_main_detail&multida-

を併用することで鑑別能力が高まることも見出されています。一方，**特異度**[13]の高さに比べて**感度**[15]が低く，認知症患者でも問題なく時計を描画できる場合もあるため注意を要します[16]。実行機能障害をよく反映する反面，記憶障害が主体の場合や軽度認知症の症例においては CDT のみでは判別が不十分であり，単一のスクリーニング検査としては限界がある点も知っておく必要があります。

○ 認知機能の精査

スクリーニング検査では初期の軽微な認知機能の低下を検出できない場合や，本人，家族の主訴に応じて，特定の認知機能をより詳しく評価することが求められる場合があります。その際，表VI-2-3に示すような様々な認知機能検査を組み合わせることになります。ここではすべてについて概説することはできませんが，特に AD を対象とした場合に知っておきたい検査について取りあげます。

① ADAS-Jcog.

まず，認知症の重症度の把握に用いられる検査として，AD では ADAS-Jcog.（Alzheimer's Disease Assessment Scale-cognitive subscale Japanese version）が知られています[17]。元々 AD を対象とした抗認知症薬の効果を評価する目的で開発された検査で，認知機能障害を評価する認知機能下位尺度と，精神障害を評価する非認知機能下位尺度の2つから成りますが，前者のみを独立して使用することが多いです。AD で低下しやすい記憶，言語，行為・構成の3領域に関する11項目の下位検査からなります。本検査に含まれる立方体模写は，MMSE の図形模写であるダブル・ペンタゴンの課題よりも難易度が高く，AD で生じやすい視空間認知障害の検出に有用です。また，即時記憶について単語再生と単語再認の2種類の課題で評価でき，それぞれ3施行行うことから練習効果の有無や程度も把握できます。70点満点で失点方式であり，得点が高いほど認知機能障害が強いことを示します。ADAS-Jcog. は継時的な認知機能レベルの変化を把握するために用いられる検査として有用であり，多くの治験で使用されていますが，9/10点をカットオフ得点と設定することで認知機能障害の有無のスクリーニング検査としても有用であることが報告されています[18]。

② リバーミード行動記憶検査

認知症の中核症状である記憶障害を評価する検査としては，リバーミード行動記憶検査（Rivermead Behavioural Memory Test：RBMT）があります[19]。日常生活場面を想定した課題で記憶障害を評価し，治療による変化を観察することを目的に作成されました。**展望記憶**[20]を評価することができる唯一の検査で，繰り返し施行による練習効果を排除するために4種類の平行検査が用意されています。実施時間は30分程度です。臨床上，MMSE や ADAS-Jcog. は問題なく通過する場合でも，本検査では記憶障害が反映されやすく，**軽度認知障害**[21]のスクリーニングにも有効といえます。また，日常生活上で起こりうる問題と関連づ

---

tabase_id=5242&content_id=12723（閲覧日：2017年7月1日）

▷13 Kato, Y., Narumoto, J., Matsuoka, T., Okamura, A., Koumi, H., Kishikawa, Y., Terashima, S., & Fukui, K. 2013 Diagnostic performance of a combination of Mini-Mental State Examination and Clock Drawing Test in detecting Alzheimer's disease *Neuropsychiatric Disease and Treatment*, **9**, 581-586.

▷14 **特異度**
疾患を持たない者における陰性率。特異度が高い検査では，疾患を有していないにもかかわらず検査結果で疾患ありと誤って判定される確率（偽陽性）は低く，健常者を罹患者と判定されることは少なくなるため，確定診断に有効とされる。

▷15 **感度**
疾患を有する者における陽性率。感度が高い検査では，疾患を有しているにもかかわらず検査結果で疾患なしと誤って判定される確率（偽陰性）は低く，罹患者の見逃しは少なくなるため，除外診断に有効とされる。

▷16 Forti, P., Olivelli, V., Rietti, E., Maltoni, B., & Ravaglia, G. 2010 Diagnostic performance of an Executive Clock Drawing Task (CLOX) as a screening test for mild cognitive impairment in elderly persons with cognitive complaints. *Dementia and Geriatric Cognitive Disorders*, **30**(1), 20-27.

▷17 本間昭・福沢一吉・塚田良雄・石井徹郎・長谷川和夫 1992 Alzheimer's Disease Assessment Scale（ADAS）日本版の作成 老年精神，**3**(6)，647-655.

▷18 山下光・博野信次・池尻義隆 1998 Alzheimer's Disease Assessment Scale 日本版（ADAS-Jcog.）の有用性の検討 老年精神, **9**(2), 187-194.

▷19 綿森淑子・原寛美・宮森孝史・江藤文夫 2002 日本版 RBMT リバーミード行動記憶検査（解説と資料） 千葉テストセンター

▷20 **展望記憶**

「来週の月曜に病院の予約をしている」といった将来の予定に関する記憶で，過去の出来事に関する記憶とは区別される。展望記憶には「何かすることがあった」という存在想起と，「月曜に病院の予約をしている」という内容想起という2つの要素からなる。

▷21 **軽度認知障害**

Mild Cognitive Impairment（MCI）ともいわれ，認知症ではないが健常ともいえない程度の軽度の認知機能障害を呈し，日常生活は保たれている状態を示す。MCIから認知症に進展する割合は年間約10％と報告されており（Bruscoli & Lovestone, 2004），国内の65歳以上の4人に1人はMCIに該当するとされる。Bruscoli M. & Lovestone S. 2004. Is MCI really just early dementia? A systematic review of conversion studies. *International Psychogeriatrics*, **16**(2), 129-140.

▷22 Royall, D. R., Mahurin, R. K., & Gray, K. F., 1992 Bedside assessment of executive cognitive impairment : the executive interview. *Journal of the American Geriatrics Society*, **40**, 1221-1226.

▷23 EXIT25 日本語版マニュアル https://research-

表VI-2-3 アルツハイマー病の認知機能障害を評価するうえで役立つ神経心理検査

スクリーニング	MMSE（Mini-Mental State Examination） 改訂長谷川式簡易知能評価スケール（Hasegawa Dementia Scale-Revised : HDS-R） MoCA-J（Montreal Cognitive Assessment-Japanese） 時計描画検査（Clock Drawing Test : CDT）
重症度評価	ADAS-Jcog.（Alzheimer's Disease Assessment Scale- cognitive subscale Japanese version） 臨床的認知症尺度（Clinical Dementia Rating : CDR）
全般的な知的機能	COGNISTAT（Neurobehavioral Cognitive Status Examination） ウェクスラー成人知能検査（Wechsler Adult Intelligence Scale : WAIS）
記憶	リバーミード行動記憶検査（Rivermead Behavioural Memory Test : RBMT） 改訂版ウェクスラー記憶検査（Wechsler Memory Scale - Revised : WMS-R） レイ聴覚言語性学習検査（Rey Auditory Verbal Learning Test : RAVLT） 三宅式記銘力検査 ROCFT（Rey-Osterrieth Complex Figure Test） ベントン視覚記銘検査（Benton Visual Retention Test : BVRT）
言語機能	WAB 失語症検査（Western Aphasia Battery） 標準失語症検査（Standard Language Test of Aphasia : SLTA）
失行	標準高次動作性検査（Standard Performance Test of Apraxia : SPTA）
視知覚	標準高次視知覚検査（Visual Perception Test for Agnosia : VPTA） 行動性無視検査（Behavioural Inattention Test : BIT）
注意・実行機能	遂行機能障症候群の行動評価（Behavioural Assessment of the Dysexecutive Syndrome : BADS） 前頭葉機能評価（Frontal Assessment Battery : FAB） ウィスコンシン・カード分類検査（Wisconsin Card Sorting Test : WCST） Stroop Test TMT（Trail Making Test） かなひろいテスト 言語流暢性 EXIT25（Executive interview） CLOX（Executive Clock Drawing Task）

けてフィードバックすることができ，本人や家族の障害への理解を促しやすいといった特長があります。

③ **その他**

　その他，実行機能障害の精査としては，伝統的な前頭葉機能検査以外にも，最近では EXIT25（Executive interview）[22]という専門家以外でも簡便に実行機能障害を評価する目的で開発された検査の[11][23][24]日本語版が報告されており，有用性が知られています。

② アセスメントから考える支援

認知機能検査の結果をいかに支援に活かすことができるのでしょうか。アセスメントを行う以上，点数を出すだけでなく，いかに本人，家族にとって有用な情報を還元できるかという視点は不可欠です。

見当識障害が目立つ場合，あからさまに本人の認識を否定せずに，現実を強化する工夫が有効です。たとえば，折に触れ名前や日時，場所などの基本的なことを知らせる，時間と出来事の関係を知らせる（「朝【時間】ごはん【出来事】ですよ」など），見やすい日めくりや時計を身近に置いて一緒に確認することを習慣化する，外の景色を見たり季節の行事などを体験したりして五感に訴えるなど，本人の生活やレベルに応じた対応を検討することができます。

記憶障害がある場合，ヒントが有効なレベルでは，思い出しやすいような手掛かりとして，アラームやカレンダー，チェックリストなど使いやすいものを工夫することで，約束や服薬の管理を補うことができるかもしれません。ヒントがあっても思い出すことがむずかしい人には，無理に覚えてもらおうとせずに，その都度，周囲の人が必要なことを伝えるという対応が望まれます。

注意障害などで説明された内容を正確に把握できない場合，言葉かけをゆっくりはっきり伝え，順を追ってひとつずつ伝える，しっかり内容が伝わっているか本人に確認するなどが考えられます。MMSE や ADAS-Jcog. に含まれる口頭命令での結果からは，どの程度の文章の長さなら理解できるかを確認することで，日常生活のコミュニケーションにも活かすことができます。

さらに，日常生活で症状としては目立っていないものの，認知機能検査上で表れている点があれば，事前に本人や家族に注意喚起しておくことで，今後の変化にいち早く気づくことができ早期の対応が可能になります。たとえば，視空間認知機能障害の存在が疑われる場合，日常生活でも道に迷う，車の運転で車庫入れに失敗するなど，空間認知に関連した問題が生じていないか確認することで，本人，家族が気づいていない場合にも見守りのポイントとして伝えることができます。

上述はほんの一例ですが，本人を取り巻く周囲の人と情報を共有し，日常生活の具体的な問題と照らし合わせながら対応方法を考える際の手掛かりとして認知機能検査を活用する視点を常に意識しておくことが大切です。

（加藤佑佳）

map.jp/mup617x0w-56600/#_56600（閲覧日：2017年7月1日）

▷24 EXIT25 日本語版は25項目からなり，50点満点で点数が高いほど実行機能障害が重度であると判定される。日本語版では，カットオフ得点（検査の陽性・陰性を分ける得点）を15/16とした場合，すべての健常者は15点以下であることが示されている。

VI 認知症を神経心理学の視点からみる

3 レビー小体型認知症(DLB)の アセスメントと支援

レビー小体型認知症(DLB)とは

レビー小体型認知症(dementia with Lewy bodies:DLB)は,アルツハイマー病(Alzheimer's Disease:AD),血管性認知症についで3番目に多い認知症の原因疾患で,認知症全体の10~20%程度を占めるといわれています。DLBには,アルツハイマー病(AD)やパーキンソン病と共通した症状のほか,DLBに特有の臨床症状もみられるなど,多彩な特徴が現れます。国際的な臨床診断基準は,1996年にNeurologyにはじめて掲載され,2017年に第4改訂版が作成されました[1]。この臨床診断基準のうち,特に重要な特徴は次の通りです。

○進行性の認知機能障害

DLBの認知機能障害は,記憶障害を含めて多くの点でADと似ています。しかしDLBの記憶障害は,ADよりも軽度であることが多いほか,後述するパーキンソニズムとも関係して想起に困難さを示しやすいという特徴もあります。また,DLBには記憶障害のほかに注意障害や視覚認知障害などが初期から生じやすく,日常場面や心理検査場面においては,記憶機能自体よりもこれらが記憶の困難さの原因となる場合もあります。

○認知機能の動揺

特に認知症高齢者には,認知機能に変動がみられることがありますが,DLBは他の疾患に比べてその幅が大きいのが特徴です。認知機能の動揺は初期に目立つことが多く,数分から数時間の日内変動,ときには数か月におよぶ変動がみられることもあります。多くの場合,注意や覚醒水準の変動と関連して,ぼーっとした状態や日中の過度の傾眠,覚醒時の一過性の混乱がみられることもあります。これは,個人間で異なるだけでなく,個人内でも変化するため,共通したパターンは十分に明らかにされていません。

○幻 視

DLBの幻視は,具体的で詳細な内容のものが多いのが特徴です。特に,「カーテンの隙間から人が入って来ようとする」「小さな虫が壁に張り付いている」など,人物や小動物に関するものが典型的です。また,頻度は少ないですが「床が煙で覆われている」といった非生物の幻視がみられることもあります。また,幻視には,恐怖や不安などネガティブな感情を伴うことが多いですが,「可愛らしい」などポジティブに表現される場合や,特に感情を伴わない場合

▷1 McKeith, I.G. et al. 2017 Diagnosis and management of dementia with Lewy bodies: Fourth consensus report of the DLB Consortium. *Neurology*, **89**(1), 88-100.

もあります。また，幻覚としての自覚は乏しいことが多いですが，「見えているものは幻だ」などと病識を持っていることもあり，そのような場合は不安や恐怖などが比較的軽くなりやすいといわれています。

幻視は本来，外的な視覚刺激がないのに対象が見える症状を指しますが，実際には，お箸がヘビに見えるなどの「錯視」や，お箸が曲がって見えるなどの「変形視」，壁のシミがリアルな人の顔に見えるなどの「パレイドリア」，家族を見間違えて「どなたですか？」などという「誤認」もよく生じます。

これらの視覚に関係した症状は，DLB の視覚認知障害や注意障害などの認知機能障害のほか，不安や恐怖，外的な環境要因など，様々な要因が加わって生じるといわれています。

○レム睡眠行動障害

レム睡眠中は，身体が弛緩状態にある一方，脳は活動し，眼球が急速に動いています。また，夢を見るのは，レム睡眠中が多いとされています。通常，レム睡眠中は筋肉の動きが抑制されていますが，抑制が利かず，見た夢に伴って実際の行動（声を上げる，腕を振るなど）として現れてしまうことをレム睡眠行動障害といい，DLB ではかなり初期からみられる特徴的な症状です[2]。

○パーキンソニズム

DLB のパーキンソニズムは，寡動（動きが遅くなる），筋固縮（筋肉が緊張し動きが硬くなる），振戦（手足や体全体がふるえる），構音障害など，パーキンソン病にみられるものとほぼ同様です。認知機能にも，注意障害や処理速度低下などとして影響を与えます。

○その他の特徴

DLB はこのほかにも，抗精神病薬に対する感受性亢進（少量でも副作用が生じやすい）や，繰り返される転倒，抑うつなどといった多彩な特徴が現れます。

❷ DLB の神経心理学的アセスメント

○記憶を中心とした認知機能障害のアセスメント

DLB の記憶障害は AD と似ているため，基本的に同様の評価が可能です。簡便な検査としては，MMSE（Mini-Mental State Examination）や改訂長谷川式簡易知能評価スケール（Hasegawa Dementia Scale-Revised：HDS-R）が，もう少し詳細な検査としては，COGNISTAT（Neurobehavioral Cognitive Status Examination）などがよく用いられます。

しかし DLB の神経心理学的アセスメントは，DLB の特徴を評価するのとともに，実際には AD との鑑別が重要なポイントになります。MMSE には，記憶課題のほかに，模写課題など視覚認知障害が反映されやすい課題が含まれているのが特徴です。実際，模写課題は，特に初期では AD は比較的正解しやすいのに対し，DLB は AD よりも不正解になることが多く，質的にも独特

▷2 Fujishiro, H., Iseki, E., Nakamura, S., Kasanuki, K., Chiba, Y., Ota, K., Murayama, N., & Sato, K. 2013 Dementia with Lewy bodies: early diagnostic challenges. *Psychogeriatrics*, **13**(2), 128-138.

▷3 村山憲男・井関栄三・山本由記子・小高愛子・木村通宏・江渡江・新井平伊 2006 痴呆性疾患患者における HDS-R と MMSE 得点の比較検討 精神医学, **48**(2), 165-172.

▷4 Murayama, N., Iseki, E., Tagaya, H., Ota, K., Kasanuki, K., Fujishiro, H., Arai, H., & Sato, K. 2013 intelligence or years of education: which is better correlated with memory function in normal elderly Japanese subjects? *Psychogeriatrics*, **13**(1), 9-16.

▷5 Murayama, N., Tagaya, H., Ota, K., Fujishiro, H., Manabe, Y., Sato, K., & Isek, E. 2013 Neuropsychological detection of the early stage of amnestic mild cognitive impairment without objective memory impairment. *Dementia and Geriatric Cognitive Disorders*, **35**(1-2), 98-105.

▷6 村山憲男・太田一実・松永祐輔・深瀬裕子・井関栄三・佐藤潔・田ヶ谷浩邦 2016 WAIS-Ⅲ と WMS-R の得点差を用いた軽度認知障害の早期発見：各得点差のカットオフ値・感度・特異度 老年精神医学雑誌, **27** (11), 1207-1214.

▷7 村山憲男・田ヶ谷浩邦・井関栄三 2013 変性性認知症の鑑別および早期発見における神経心理検査の役割 老年精神医学雑誌, **24**(7), 654-659.

▷8 Murayama, N., Iseki, E., Yamamoto, R., Kimura, M., Eto, K., & Arai, H. 2007 Utility of the Bender Gestalt Test for differentiation of dementia with Lewy bodies from Alzheimer's disease in patients showing mild to moderate dementia. *Dementia and Geriatric Cognitive Disorders*, **23** (4), 258-263.

▷9 村山憲男・井関栄三・杉山秀樹・山本由記子・山本涼子・長嶋紀一・新井平伊 2007 ベンダーゲシュタルトテストによるレビー小体型認知症の簡易鑑別法の開発 老年精神医学雑誌, **18**(7), 761-770.

▷10 Mori, E., Shimomura, T., Fujimori, M., Hirono, N., Imamura, T., Hashimoto, M., Tanimukai, S., Kazui, H., & Hanihara, T. 2000 Visuoperceptual impairment in dementia with Lewy bodies. *Archives of neurology*, **57**(4), 489-493.

な結果を示す可能性があることが報告されています[▷3]。

また，COGNISTAT は，記憶のほかに構成や計算などに関する課題が含まれており，各得点をプロフィールで図示することができます。そのため，記憶での失点が目立つ AD に対し，DLB は記憶にくわえて視覚認知や注意に関係する課題での失点が目立つといった特徴がみられることがあります。

しかし，前述した通り，DLB の記憶障害は AD よりも軽度で，あまり目立たない場合も多いため，より慎重に評価する必要があります。記憶機能の詳細な評価法として，特に初期には，改訂版ウェクスラー記憶検査（Wechsler Memory Scale - Revised：WMS-R）などを用いる必要もあるかもしれません。さらに，軽度認知障害やそれ以前の状態に対しては，ウェクスラー成人知能検査（Wechsler Adult Intelligence Scale - Third Edition：WAIS-Ⅲ）の言語性 IQ などを病前の記憶機能を推測する指標[▷4]として用い，現在の記憶機能を示す WMS-R の結果と比較することで，明らかな障害を示さないごく初期のケースでも機能低下を評価することが可能です[▷5▷6▷7]。

○認知機能の動揺と神経心理学的アセスメント

認知機能の動揺は，HDS-R や MMSE などの簡便な検査を複数回実施することによって，反応の質や得点の変動という点から評価が可能です。

しかし実際のアセスメントにおいて，認知機能の動揺は評価すべき対象というよりも，検査結果の妥当性を下げる要因として注意すべきポイントとなります。神経心理学的アセスメントは，本来，本人の状態像が良好な場合に評価すべきなので，検査を行う前に，簡単な面接や観察，介護者からの情報などをもとに，現在の状態像を把握することが重要です。

○幻視や視覚認知障害，パーキンソニズムのアセスメント

DLB の幻視に対する評価は，従来は，介護者などからの情報をもとに間接的に評価されるのが一般的でした。しかし，幻視が明確でなかったり，介護者が幻視に気づかなかったりした場合には，的確に評価することができませんでした。このような点から，DLB の幻視や，その原因となる視覚認知障害，注意障害などを客観的に評価する神経心理学的検査が大きな役割を担っています。

前述した MMSE の模写課題のほか，時計模写課題，ベンダー・ゲシュタルト・テスト（Bender Gestalt test：BGT）などの描画・模写課題[▷8▷9]は，主に，見本や描画中の経過を「見る」機能と，手指を使って「描く」機能からなるため，幻視やパーキンソニズムを含めて DLB の特徴を総合的に評価することができます。実際に DLB は，BGT において AD よりも不良な得点を示しやすいほか，質的にもときに幻視を示唆するような独特な結果を示す場合があります。描画や模写を通して，本人の体験に近いかたちで評価できる点は，この課題の長所といえます。描いた線の震えなどから，パーキンソニズムの評価も可能です。

また，DLB の幻視に関して，大きさや形の弁別のほか，複数の線画が重

なった図形を見てそこに何が描かれているのかを判断する錯綜図などは，国際的な臨床診断基準[1]にも記載された代表的な課題です[10]。これらは，DLB の中でも特に幻視が出現している例において，不良な結果になることが報告されています。さらに最近では，パレイドリアテスト[11]や，主観的輪郭課題[12]などによって DLB の特徴を評価するという報告もあります。

このほかに，WAIS を用いた評価も検討されており，DLB の視覚認知障害やパーキンソニズム，処理速度低下などに関係している課題（たとえば積木模様，絵画配列，符号など）に障害が現れやすいとされています[13][14]。

DLB の臨床診断はこれまで，特異度は高いものの，感度があまり高くないことが問題とされてきました。そのため，幻視や視覚認知障害などを評価する際には，ある課題で DLB の特徴が示されなくても，それとは質が異なった別の課題において DLB に典型的な特徴が示される場合も多く，できるだけ様々な種類の課題を組み合わせて実施することが重要であると考えられます。

③ DLB に対する支援

◯幻視に対する心理的支援

DLB の幻視に対して，筆者らは心理的支援の工夫を行ってきました[15]。DLB の幻視は，本人に「幻である」という病識がある場合とない場合があり，それによって生じる不安や恐怖等にも影響します。そのため，まずその評価を行うとともに，可能であれば病識の獲得を試みます。そして，病識がある場合は主に本人に対して，病識がない場合は介護者などに対して，幻視のメカニズムや特徴を説明するほか，幻視が生じにくくなる環境作りなどを提案します。たとえば，ハンガーに掛けられた上着を見て人が立っているように見えることが多いような場合は，普段いる場所にはできるだけ服は掛けないなど，幻視がどのような状況で生じやすいか本人や介護者に尋ね，一緒に解決策を考えます。また，特に本人に幻視に対する不安や恐怖，孤独感などのネガティブな感情がある場合は，その気持ちを傾聴し，軽減を図ります（これらの詳細は，参考文献を参照）。

これによって幻視の出現頻度が低下することも期待できますが，それとともに，不安や恐怖，孤独感などの軽減が重要だと考えています。実際，幻視に対するネガティブな感情が軽減することにより，出現する幻視が怖いもの（不審者など）から，怖くないもの（ウサギなど）に変化したというケースもありました。

◯的確な評価はチーム医療や介護に役立つ

前述した通り，DLB には，認知機能の動揺や抗精神病薬に対する感受性亢進，繰り返される転倒など，多彩な特徴が現れます。DLB の特徴を的確に評価することは，心理的支援だけでなく，チーム医療・福祉の中で他職種の活動に役立つという点でも非常に重要です[16]。

（村山憲男）

▷11 Mamiya, Y. et al. 2016 The Pareidolia Test : A Simple Neuropsychological Test Measuring Visual Hallucination-Like Illusions. *PLoS One*, **11** (5), e0154713.

▷12 Ota, K., Murayama, N., Kasanuki, K., Kondo, D., Fujishiro, H., Arai, H., Sato, K., & Iseki, E. 2015 Visuoperceptual assessments for differentiating dementia with Lewy bodies and Alzheimer's disease : illusory contours and other neuropsychological examinations. *Archives of Clinical Neuropsychology*, **30** (3), 256-263.

▷13 Oda, H., Yamamoto, Y., & Maeda, K. 2009 The neuropsychological profile in dementia with Lewy bodies and Alzheimer's disease. *International Journal of Geriatric Psychiatry*, **24** (2), 125-131.

▷14 太田一実・村山憲男 2017 WAIS-Ⅲ の簡易実施法はレビー小体型認知症の認知機能評価にも利用できるのか 心理臨床学研究, **34** (6), 659-664.

▷15 太田一実・井関栄三・村山憲男・藤城弘樹・新井平伊・佐藤潔 2011 レビー小体型認知症患者の幻視に対する心理的介入の有用性 : 2症例での検討 精神医学, **53** (9), 845-853.

▷16 村山憲男・井関栄三 2007 レビー小体型認知症における BPSD の特徴とケア・医療 総合ケア, **17** (10), 29-33.

（参考文献）

井関栄三（編著）2014 レビー小体型認知症 : 臨床と病態 中外医学社

Ⅵ 認知症を神経心理学の視点からみる

4 前頭側頭葉変性症（FTLD）の アセスメントと支援

▷1 Snowden, J.S., Neary, D., & Mann, D. M. A. 1996 *Frontotemporal lobar degeneration : Fronto-temporal dementia, progressive aphasia, semantic dementia.* New York : Churchill Livingstone, pp. 1-127.

▷2 指定難病
厚生労働大臣が指定するもので、①発病の機序が明らかではなく、②治療方法が確立していない、③希少な疾患であって ④長期の療養を必要とするもの、という難病の要件にくわえ、⑤患者数が本邦において一定の人数（人口の0.1％程度）に達しないこと、⑥客観的な診断基準（またはそれに準ずるもの）が確立していることが要件であり、医療費助成の対象となる。

▷3 Dubois, B., Slachevsky, A., Litvan, I., & Pillon, B. 2000 The FAB: A Frontal assessment battery at bedside. *Neurology*, 55, 1621-1626.

▷4 鹿島晴雄・半田貴士・加藤元一郎ほか 1986 注意障害と前頭葉損傷 神経研究の進歩、30, 847-858.

▷5 Cummings, J.L., Mega, M., Gray, K. et al. 1994 The Neuropsychiatric Inventory: comprehensive assessment of psychopathology in dementia. *Neurology*, 44 (12), 2308-2314.

▷6 博野信次・森悦朗・池尻義隆・今村徹ほか

前頭側頭葉変性症（Frontotemporal lobar degeneration：FTLD）は臨床病型により、①（行動異常型）前頭側頭型認知症（(behavioral variant) frontotemporal dementia：(bv) FTD）、②意味性認知症（semantic dementia：SD）、③進行性非流暢性失語（progressive non-fluent aphasia：PNFA）に分類されています。それぞれについて症状の特徴を述べ、アセスメントと支援の具体的方法を紹介します。

1 （行動異常型）前頭側頭型認知症（(bv) FTD）

本能的な衝動を抑制したり、ものごとの計画や実行に関わる前頭葉に萎縮（図Ⅵ-4-1）や血流低下がみられます。初期から様々な精神症状や行動障害が出現するため、介護負担の大きい疾患といわれています。2015年には意味性認知症（SD）とともに**指定難病**に登録されました。

前頭葉機能を評価する神経心理検査では、前頭葉機能評価（Frontal Assessment Battery：FAB）やTMC（Trail Making Test）などがよく用いられています。また、精神症状や行動障害に関してはNPI（Neuropsychiatric Inventory）やSRI（Stereotypy Rating Inventory）を用いて評価することが可能です。

FTDでは発病初期から無関心や自発性の低下がみられ、何日も入浴しないで平気だったり、尿意を感じても面倒くさくてトイレに行かないなど、自分の関心ある物事以外には極端に無関心になり、自ら行動することが減少します。自発性の低下はしばしば抑うつ状態と混同されますが、抑うつ状態では気分や思考面の変化を伴い、悲哀感や不安、罪責感の存在をうかがわせる言動や妄想などを認めるため、鑑別は可能です。散歩や運動などに誘って、なるべく活動性を高めるよう促したり、食事や入浴などは毎日同じ時間に行うことで定着しやすくなります。

また、**病識**がなく、**多幸的**で深刻味に欠けており、徐々に共感性が乏しくなります。診察や検査場面では、質問に対して深く考えることなく「忘れた」「知らない」と返答する"考え無精"や、関心がなくなると突然退室しようとする"立ち去り行動"がみられます。

さらに、同じ行動を繰り返す**常同行動**も出現します。たとえば、決まった時間に決まった道順で決まった距離を散歩するなどのパターン化した行動で、それが常同化していれば、雨が降ろうと台風が来ようと実行しようとします。周囲のことは気にしない、いわゆる"わが道を行く行動"がみられる一方で、記憶や視空

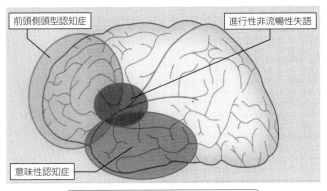

図Ⅵ-4-1 FTLDにおける脳の病変部位
出所：池田(編)，2010 より抜粋し，一部改変

間認知といった機能は保たれているため，アルツハイマー型認知症で頻発する徘徊とは違い，道に迷うことはありません。また，突発的に興奮し暴力をふるうこともありますが，その多くは常同行動が阻止されたときに表れます。そのため，常同行動が問題となる行動でなければ，できるだけ尊重して見守る姿勢が大事です。しかし，周囲に迷惑をかける行動，万引きや信号無視など法を犯す行動などが定着しつつある場合は，本人が興味を示すことや得意なことなど適応的な活動を問題行動と置き換えることで，好ましい行動パターンを形成します。こういった行動療法的な技法は，ルーティン化療法と名付けられています。

また，アルツハイマー型認知症や血管性認知症などに比べて食行動異常が多く出現します。とりわけ甘い物や味の濃い物を好むようになり，ケーキやお菓子を毎日大量に食べたりします。それが常同行動になっている場合もあり，糖尿病や口腔内の病気などに罹患するリスクが高まります。食行動評価尺度などを用いて家族・介護者から情報を聴取し，早めに食行動の変化をとらえることで，身体疾患の予防につながります。

進行期になると**被影響性が亢進**し，見たものや聞いた音に容易につられます。これにより立ち去り行動が生じることがありますので，検査や作業をする際にはなるべく刺激の少ない環境下で行う工夫が必要です。また，この症状を上手く利用することで介護がスムーズにいく場合があります。たとえば歯磨きを拒む人でも歯ブラシを手に握らせると歯磨きができたり，作業活動では道具を目の前に置いたり，手渡すことで難なく活動に入ることができたりします。

上記のような精神症状や行動障害の一部には選択的セロトニン再取り込み阻害薬（selective serotonin reuptake inhibitors : SSRI）が有効であると報告されています。薬物療法と併せて，経過の中で出現する症状や特性を利用した支援により，患者のQOL向上や家族・介護者の負担軽減につなげることができます。

1997 日本語版 Neuropsychiatric Inventory：痴呆の精神症状評価法の有用性の検討 脳神経，**49**(3)，266-271.

▷7 Shigenobu, K., Ikeda, M., & Fukuhara, R. et al. 2002 The Stereotypy Rating Inventory for frontotemporal lobar degeneration. *Psychiatry Research*. 1 ; **110**(2), 175-187.

▷8 池田学（編）2012 認知症 臨床の最前線 医歯薬出版

▷9 病識
自分が病気であると自覚すること。FTDでは病初期から病識の欠如が目立つが，SDやPNFAでは自らの言語症状に対する病識は有していることが多い。

▷10 多幸的
内容が空虚で，現実から遊離したように機嫌が良い様子。認知症や前頭葉腫瘍，アルコール依存症などで生じる。

▷11 常同行動
同じ行動を繰り返すこと。毎日同じものを食べる常同的食行動や同じ道順で散歩するなどの常同的周遊などがある。言語面では同じフレーズを繰り返す滞続言語や，まとまりのある同じ内容について話すオルゴール時計症状がみられる。

▷12 Tanabe, H., Ikeda, M., & Komori, K. 1999 Behavioral symptomatology and care of patients with Fronto-temporal lobe degeneration : based on the aspects of the phylogenetic and ontogenetic processes. *Dementia and Geriatric Cognitive Disorders*, **10**, 50-54.

▷13 池田学 2005 食行動 生活の中の認知障害 日常生活における痴呆症患者の食行動 神経心理学，

21, 98-109.

▷14 **被影響性の亢進**
外的な刺激に容易に反応すること。目に入った文字をいちいち読んだり，相手の言葉をオウム返しするなどがあげられる。

▷15 池田学（編） 2010
前頭側頭型認知症の臨床 精神科臨床リュミエール 12 中山書店

▷16 **意味記憶**
言葉の意味や一般的な知識に関する記憶。スクワイアの記憶の分類ではエピソード記憶とともに宣言的記憶に分類される。

▷17 井村恒郎 1943 失語：日本語における特性 精神神経誌，**47**，198-218.

▷18 田辺敬貴・池田学・中川賀嗣 ほか 1992 語義失語と意味記憶障害 失語症研究，**12**，153-167.

▷19 **類音的錯読**
漢字の単語を意味的なまとまりのある語としてではなく，個々の漢字の読みに引きずられ，字音を逐次的に読む誤りを示す。「海老」「団子」「三日月」など特殊な読み方をする漢字単語を提示して確認することができる。

▷20 橋本衛・一美奈緒子・池田学 2015 Semantic dementia の言語障害の本質とは何か 高次脳機能研究，**35**(3)，304-311.

② 意味性認知症（SD）

意味記憶[▷16]の障害を最大の特徴とする疾患です。側頭葉の前方部に限局した萎縮と機能低下がみられ（図Ⅵ-4-1），通常は左右が非対称です。

左側優位の萎縮例では，言語性意味記憶障害の代表的な表出として，初期から語義失語[▷17]がみられます。語義失語では，よく知っているはずの単語を聞いても何のことかわからなくなり，さらにその単語への既聴感もなくなります。①物品の名称が言えるかどうか（呼称障害の有無），②指示された名称の物品を選べるか（理解障害の有無）を確認すると，呼称と理解の二方向性の障害（two way anomia）がみられます。「テレビ」を呼称できない場合，検査者が「テレ……？」と語頭音ヒントを出しても正答にいたりません。「これはテレビですよ」と伝えても「テレビって何ですか？」と，まるで「テレビ」という単語が頭からすっぽりと消えてしまったかのような反応をします。また，このような「○○って何ですか？」という聞き返しは非常に特徴的で，他の疾患ではほとんどみられません[▷18]。

そのほか，海老や三味線のように特殊な漢字の音読における**類音的錯読**[▷19]（図Ⅵ-4-2）や，ことわざや決まり文句の語頭句を提示されても続きがわからない補完現象の消失が起こります（表Ⅵ-4-1）。また，ごく初期の段階から慣用句の意味を字義的にしかとらえられなくなりますので，このような症状を評価することで言語面での特徴をつかめます[▷20]。

初期には言語以外の認知機能は保たれており，ADL も自立しているため，仕事を続けたり，一人で海外に行く人もいます。しかし，自分の言語症状に対する病識を有しているために，抑うつ状態になる人もめずらしくなく，心理的なサポートが必要な場合があります。進行するにつれ，FTD と同じように常同行動や食行動異常などの行動障害が出現してきます。

一方，右側優位の萎縮例では語義失語の程度は軽く，視覚的な意味記憶の障害が前景に立ちます。図形の模写や視空間認知は良好ですが，熟知しているはずの人物の顔を見ても，その人だとわからなかったり（相貌失認）[▷21]，東京タワーや金閣寺などの有名建造物を見ても既知感がありません。左側優位例に比べると，初期から行動障害が目立ちますので，できるだけ早く好ましい行動パターンを築けるような支援が必要です。

また SD では初期でも道路標識の意味がわからなくなる場合が多いです。自動車の運転には危険を伴っていることを家族・介護者に伝え，運転スキルに問題がなくても運転中断を検討しておくことが望まれます。

海老 → かいろう
三味線 → さんみせん，みみせん
団子 → だんこ，だんし
三日月 → さんかげつ，さんかつき

図Ⅵ-4-2 類音的錯読例

表Ⅵ-4-1 ことわざ補完検査

1. 猿も木から…猿も木からお…（猿も木からおち…）
2. 弘法も…弘法もふ…弘法も筆…弘法も筆の…（弘法も筆のあや…）
3. 犬も歩けば…犬も歩けば棒…犬も歩けば棒に…（犬も歩けば棒にあた…）

出所：小森，2015 を一部改変[▷22]

そのほか SD への支援の方法として，特に初期では，保たれた学習能力を利用した語彙再獲得訓練[23]やその人が日常で使用している物品の名前と写真を一緒に覚える訓練[24]などがあります。自主的な学習が定着すれば，介護施設で活用したり，問題行動の置き換えに利用できます。進行して言語でのコミュニケーションがむずかしくなったり，行動障害が重症化する前に，適応的な活動を習慣化したり介護サービスを導入したりして，将来的に生じると考えられる症状に備えておくことが大事です。

③ 進行性非流暢性失語（PNFA）

FTD や SD に比べると発症年齢が高いことが知られており[25]，左前頭側頭葉後部および島に萎縮や血流低下がみられます（図Ⅵ-4-1）。「言葉が出にくい」「しゃべりにくい」といった訴えが多くみられます。「今日…天気…いい…外…出る」などのように助詞や助動詞が抜けてしまう失文法や，音に歪みがあってたどたどしい発話になる**失構音**[26]（発語失行，アナルトリー）が特徴的です。流暢に話せない一方で，文法的に複雑な文章でなければ理解力は概ね保たれます。認知症のスクリーニング検査やそのほか言語を介する検査では，教示の意味を理解して正答もわかっているのに上手く発話できなかったり，検査者が聴き取れなかったりして，成績が低く出ることがあります。

SD 同様に病識があるため，話せないことへのもどかしさや情けなさから，人と会うことを拒んで孤立してしまったり，抑うつ状態に陥る場合もありますので，心理的なサポートが必要な場合があります。

なお，初期に言語症状以外の症状はほとんどみられず，進行は緩やかです。ある程度進行しても FTD や SD と同様に視空間認知や記憶は保たれ，ADL も比較的自立していますので，家事や趣味活動を維持することは可能です。やがて嚥下機能が低下してきますが，声がかすれてくる（湿性嗄声）ことが多いので，声の変化に留意しておくとリハビリテーションへの導入がスムーズです。

PNFA では言葉を上手く話せずコミュニケーションがとりづらくなることで，周囲は「何もできない」と判断しがちになりますが，その人に残存する機能でできることを見つけて支援していくことが重要です。

*

FTLD は介護をする人の負担感が大きい疾患の一つといわれています。若年発症が多く，患者数も少ないため，「周囲に理解してもらえない」「どう介護すればいいかわからない」といった声をよく耳にします。様々な悩みや不安を抱えて介護にあたっている家族や介護者を労いながら，必要とされていることに対して丁寧に応じていくことが専門職には求められます。

（一美奈緒子）

▷21 Evans, J. J., Heggs, A. J., Antoun, N., & Hodges, J. R. 1995 Progressive prosopagnosia associated with selective right temporal lobe atrophy: A new syndrome? *Brain*, **118**, 1-13.

▷22 小森憲治郎 2015 Semantic dementia と語義失語 高次脳研究，**29**(3), 328-336.

▷23 小森憲治郎・石川智久・繁信和恵・池田学・田辺敬貴 2004 Semantic dementia 例に対する語彙再獲得訓練 認知リハビリテーション，86-94.

▷24 一美奈緒子・橋本衛・池田学 2012 意味性認知症における言語訓練の意義 高次脳機能研究，**32**(3), 417-425.

▷25 Hodges, J. R. et al. 2003 Survival in frontotemporal dementia. *Neurology*, **61**, 349-354.

▷26 **失構音**

フリートークや復唱，音読を中心に評価する。「何度も詰まりながらゆっくりと話し，ときどき文字では書き表せないような音（たとえば「わ」と「ら」が混じったような歪んだ音）が出る話し方」と表現される。

参考文献

池田学（編） 2014 日常診療に必要な認知症症候学 新興医学出版社

三村將・飯干紀代子（編） 2013 認知症のコミュニケーション障害：その評価と支援 医歯薬出版

山鳥重 1985 神経心理学入門 医学書院

VI 認知症を神経心理学の視点からみる

5 血管性認知症（VD）のアセスメントと支援

▷1 American Psychiatric Association 2013 *Diagnostic and Statistical Manual of Mental Disorders, 5th ed.* Arlington, VA：American Psychiatric Association Publishing.（日本精神神経学会（日本語版用語監修）髙橋三郎・大野裕（監訳）染矢俊幸・神庭重信・尾崎紀夫・三村將・村井俊哉（訳）2014 DSM-5 精神疾患の診断・統計マニュアル 医学書院）

認知症について DSM-5 における診断基準では，1つ以上の認知領域（複雑性注意，実行機能，学習と記憶，言語，知覚 – 運動，社会的認知）において，以前の行為水準から有意な認知機能の低下があり，毎日の活動において，認知欠損が自立を阻害することとされています。また，血管性認知症は，認知症の基準を満たし，臨床的特徴が，①認知欠損の発症が1回以上の脳血管性発作と時間的に関係している，②認知機能低下が複雑性注意（処理速度も含む）および前頭葉性実行機能で顕著である証拠がある，のどちらかによって示唆されるような血管性の病因に合致しており，病歴，身体診察，および／または神経認知欠損を十分に説明できると考えられる神経画像所見から，脳血管障害の存在を示す証拠がある（DSM-5）などとされています。したがって，血管性認知症（vascular dementia：VD）では，そのタイプによって多様な病態を呈するため，多様な認知機能障害が出現する可能性があります。

1 VD のアセスメント

VD のアセスメントは，①生活史や病歴（特に基礎疾患としての高血圧や糖尿病，脳血管性発作の病歴など），②行動観察（意識変動の様子），③身体診察や面接，④臨床心理・神経心理検査，⑤医学的検査（特に脳の CT や MRI 検査）などの情報を含めて行うことが大切といえるでしょう。また，臨床心理・神経心理検査は，複雑性注意，実行機能，学習と記憶，言語，知覚 – 運動，社会的認知を網羅できるようにテストバッテリーを組むことが大切にもなります。

そこで，全般的認知機能のスクリーニングとして精神状態短時間検査（Mini-Mental State Examination-Japanese：MMSE-J），全般的認知機能の精査として ADAS-Jcog.（Alzheimer's Disease Assessment Scale-cognitive subscale Japanese version），視空間認知機能の測定として時計描画検査（Clock Drawing Test：CDT），遂行機能の測定として TMT（Trail Making Test），生活障害の測定としてリバーミード行動記憶検査（Rivermead Behavioural Memory Test：RBMT），情動機能の測定としてバウムテスト（Baumtest：独語）などでテストバッテリーを組み総合的にアセスメントすることが大切といえるでしょう。このようなテストバッテリーを組んだ際は，VD の場合，たとえば見当識で同じ質問をした際，最初は正答していたのに，疲労が蓄積するとエラーが生じ易くなり，大脳基底核性の持続性注意の障害が示唆されたり，急にデタラメな反応

▷2 Rouleau, I., Salmon, D. P., Butters, N., Kennedy, C., & McGuire, K. 1992 Quantitative and qualitative analyses of clock drawings in Alzheimer's and Huntington's

VI-5 血管性認知症（VD）のアセスメントと支援

となり，右前頭葉性の破局反応障害が示唆されたりなどの特徴がみられることもあるので，よく観察することが大切となります。さらに，複雑性注意や前頭葉性実行機能は，MMSE-J の serial 7's，ADAS の口頭従命，観念運動，単語再認，TMT の part B，RBMT の道順の用件などから打診することが可能なので，これらの課題への取り組みを観察および分析することが大切となります。

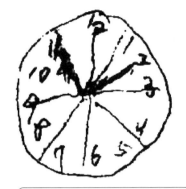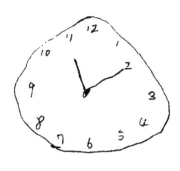

図VI-5-1　VD患者のCDT結果（左：Command CDT，右：Copy CDT）
出所：加藤ら，2011 より一部改変 ▷3

またたとえば，CDTでは，アルツハイマー病（Alzheimer's disease：AD）患者では，Command CDT（Command Clock Drawing Test）（11時10分をさす時計の絵を描いて下さいというような一括口頭教示による検査）において時計や時刻の表記ができない時計の概念把握障害が生じやすいが，Copy CDT（Copy Clock Drawing Test）（11時10分をさす時計の模写を行わせる検査）では成績が向上しやすいと報告されており，側頭葉性の意味連合機能の障害が影響している可能性が考えられています。▷2 ▷3
一方，VD患者では，円の中心部から放射線状の線を引くことにより円を分割する描画特徴が見られやすいことが報告されており，定量的評価だけでなくこのような特徴をふまえた定性的評価も大切となります。なお，VD患者のこのようなCDT結果の例は図VI-5-1に示すとおりです。本症例では，MMSE（30点満点）が24点とカットオフポイントである23/24点を上回っていましたが，円の中心部から放射線状の線が引かれ，保続傾向を示唆していると考えられます。ただし，放射線状の線を描き終えた後，教示された時刻を示す位置に針を強調して描いていることから，ワーキングメモリーは保持されていることがうかがえます。さらに，Copy CDTでは外円の歪みがみられ，やや精密さは欠くものの，Command CDTに比して時計の構成は良くなっており，具体的なモデルがあれば遂行機能の低下がカバーされて描画が可能となることがみてとれます。▷3 このように描画内容に関する特徴を詳細に解釈することが大切でしょう。

さらに，レーヴン色彩マトリックス検査（Raven's Coloured Progressive Matrices：RCPM）では，健常群や軽度認知障害（mild cognitive impairment：MCI），前頭側頭葉変性症（frontotemporal lobar degeneration：FTLD）患者に比べて，VD，レビー小体型認知症（dementia with Lewy bodies：DLB），アルツハイマー病（AD）患者で有意に成績が低下しており，VD，DLB患者の92％以上およびAD患者の約90％は24点以下の低成績であり，FTLDで24点以下の低成績であった者は30％であり，FTLD患者の視覚認知機能が比較的保持されていることが示唆されると報告されています。▷5 また，MMSEの得点は全ての認知症で

disease. *Brain and Cognition*, **18**, 70-87.
▷3 加藤佑佳・小海宏之・成本迅 2011 認知症学 上：その解明と治療の最新知見－Ⅲ. 臨床編 認知症診療に用いられる評価法と認知機能検査各論 Clock Drawing Test（CDT）日本臨牀，**69**(8)，418-422.
▷4 Meier, D. 1995 The segmented clock: a typical pattern in vascular dementia. *Journal of the American Geriatrics Society*, **43**, 1071-1073.
▷5 RCPMの総得点で，31点以上がA群，25点以上30点以下がB群，24点以下がC群と分類される。（杉下守弘・山崎久美子 1993 日本版レーヴン色彩マトリックス検査 日本文化科学社）
▷6 大沢愛子・前島伸一郎・種村純・吉村貴子・関口恵利・尾崎文教・森脇宏・板倉徹 2006 もの忘れを有する患者におけるRaven's Colored Progressive MatricesとMini-Mental State Examination 老年精神医学雑誌，**17**，435-440.
▷7 土本亜紀子・小海宏之・寺嶋繁典 2012 高齢者のパーソナリティを評価

表Ⅵ-5-1　AD，VD，健常の各群間に有意差の認められた R-T 変数の群別の平均値およびマン・ホイットニーのU検定結果

	AD群 (N=11) mean±SD	VD群 (N=7) mean±SD	健常群 (N=12) mean±SD	U値 AD群：健常群	U値 VD群：健常群	U値 AD群：VD群
R	13.5±5.3	19.9±6.6	18.0±4.0	33.0*	34.5	15.5*
Rejection	1.4±1.7	0.6±0.5	0.1±0.3	39.5*	21.5*	35.0
F%	47.2±25.3	57.5±13.1	31.0±12.9	34.0*	7.5**	26.0
F+%	48.2±27.8	65.6±14.1	80.3±16.9	21.0**	17.5*	21.0
R+%	70.4±18.2	78.7±10.8	87.2±8.7	32.0*	23.0	29.5
M	1.8±1.5	1.3±1.5	2.8±1.8	47.5	21.0†	30.0
CF	0.5±1.2	0.9±1.2	1.7±1.3	33.5*	27.0	31.0
Fc	0.4±0.7	0.9±1.2	1.3±1.1	32.0*	31.5	30.5
CR	5.1±2.7	6.1±3.2	6.9±1.3	34.5*	30.0	31.5
P	2.8±1.7	4.3±2.9	5.8±1.4	15.0**	27.0	28.5
H%	18.2±12.8	4.9±5.3	15.1±9.1	55.5	15.5*	11.5*
ΣH%	25.0±15.7	6.8±5.1	18.8±9.4	49.5	14.5*	11.0*
Aobj	0.1±0.3	0.6±1.1	0.8±0.6	22.0**	26.5	30.5
PI	0.7±1.3	1.7±1.4	1.6±0.8	27.5*	39.0	22.5

注：**p<.01，*p<.05，†p<.10
▷7
出所：土本ほか，2012 を一部改変

するために，ロールシャッハ・テストを用いる場合．認知症者のロールシャッハ・テスト　小海宏之・若松直樹（編）高齢者こころのケアの実践　上巻：認知症ケアのための心理アセスメント　創元社　pp. 121-127.

▷8　マン・ホイットニーのU検定

R-T 変数（R：反応数，Rejection：拒否図版数，F%：形態反応比率，F+%：良形態反応比率，R+%：拡大良形態反応比率，M：人間運動反応数，CF：色彩形態反応数，Fc：形態材質反応数，CR：コンテントレンジ，P：平凡反応数，H%：人間全体反応比率，ΣH%：人間・非現実人間全体反応総比率，Aobj：動物製品反応数，PI：植物反応数）などは正規分布しないため，2群間の平均値の有意差はマン・ホイットニーのU検定で検証する。

▷9　APA Work Group on Alzheimer's Disease and other Dementias 2007 American Psychiatric Association practice guideline for the treatment of patients with Alzheimer's disease and other dementias. Second edition. *The American Journal of Psychiatry*, **164**(12), 5-85.

▷10　回想法

アメリカの精神科医バトラー（Butler, R. N.）によって，元々はうつ病の高齢者に対する心理療法として提唱された。人生の思い出を積極的に受容・共感的な態度で傾聴するもので，現在は認知症高齢者に対する集団療法として応用されている。

▷11　バリデーション療法

有意に低下していますが，FTLD や VD 患者の25〜30％でカットオフ値以上の者があり，MMSE が良好でも RCPM が低値の者には VD と MCI が，MMSE が低値でも RCPM が良好であった者には FTLD が見られたと報告されており[6]，このようなテストバッテリー間のばらつきを分析することも大切となります。

　ところで，高齢者のロールシャッハ・テスト（Rorschach Test：R-T）に関する研究はまだ少ないのが現状ですが，社会的認知の側面を評価できる可能性もあります。たとえば，土本ら（2012）[7]による AD，VD，健常の各群間に有意差の認められた R-T 変数の群別の平均値および**マン・ホイットニーのU検定**（Mann-Whitney U-test）[8]結果は，表Ⅵ-5-1 に示すとおりです。その結果から，AD 群では，現実を把握する能力が低下し，外界からの刺激に対して一貫した反応ができず，主観的なものの見方をしがちであることが示された一方，興味や関心の幅は狭小化しながらも，依然として人への関心が強いことが示されました。つまり，他者への関心を維持しつつ，それを上手く表現できないために，安定した情緒的交流が難しくなっていると考えられます。一方，VD 群では，細部にこだわって物事を統合できず困難を感じ，わかりやすい事柄に集中して現実に適応しようとする傾向が示され，対人関係を避けやすい特徴も示されました。つまり，複雑な対人関係において困惑させられるのを嫌い，わかりやすい事柄や理解できることに注意を向ける結果，対人接触を避けがちになっていると考えられます[7]。

2 VD の支援

　まず，前述したロールシャッハ・テストの結果からは，AD 者には対人関係で不安を喚起させないように，安心感を与える保護的な対応が必要といえます。また AD 者は情緒刺激には敏感であるが，状況の理解が悪いため，周囲からの叱責や拒否的な態度に対しての不安や恐怖などの否定的な感情だけが残ってしまい，混乱の原因になると考えられます。一方，VD 者には，まずは本人のとらえ方を認め，受容的に接することが重要といえ，理解している部分を支持することで，混乱を解消する対応が重要であり，適切な行動のきっかけや手助けとなるような言葉がけを行うことが有効と考えられます。したがって，AD 者には保護のケア，VD 者には支持のケアという各々の特徴に合わせた対応を行うことが，認知症高齢者の安定した生活につながるといえます。つまり，まずこれらの AD 者と VD 者の心理的な特徴を念頭においてリハビリテーションの際，関わることが大切と考えられます。[7]

　次に，具体的なリハビリテーションとして，アメリカ精神医学会（American Psychiatric Association, 2007）[9]による認知症に対する心理社会的アプローチとしては，①「行動志向的アプローチ」としての行動介入法，行動管理療法，②「情動志向的アプローチ」としての回想法[10]，バリデーション療法[11]，支持的精神療法，感覚統合[12]，シミュレーション的再現療法[13]，③「認知志向的アプローチ」としてのリアリティ・オリエンテーション，技能訓練，④「刺激付与的アプローチ」としてのレクリエーション活動（もしくは療法）（例，クラフト，ゲーム，ペット），芸術療法（例，音楽，ダンス，芸術），エクササイズ，多感覚刺激[14]，シミュレーション的再現，アロマ療法など情動志向的介入とオーバーラップする方法がガイドラインで推薦されています。

　これらの心理社会的アプローチについてや，その他，認知行動療法，心理教育，家族療法，作業活動療法，運動療法などについてのアプローチ方法も行われたりしていますので，成書を参考にすべきでしょう。[15]

　さらに，認知症の人に対する支援を考えるうえでは，それを支える介護者である家族支援も欠かせません。介護者は隠れた患者といわれるように，ともすれば認知症の人と共倒れになる可能性が潜在的にあります。そこで，認知症の人を支える家族支援としての心理アセスメント，今日的応用課題，多職種連携などについての提言がされていますので，その家族支援に関する成書も参考にすべきでしょう。[16]

　なお，VD に限らず認知症の人にリハビリテーションを行う際は，一人ひとりの興味や関心，価値観などに寄り添った，決して，押しつけではない，オーダーメイドな関わりが最も大切なこととなるでしょう。

（小海宏之）

アメリカのソーシャルワーカーのナオミ・フェイル（Feil, N）によって提唱された認知症高齢者とのコミュニケーションを図るための方法の一つである。したがって，認知症による症状の改善を目的とせず，認知症高齢者に尊敬と共感をもってかかわることを基本姿勢としている。

[12] **感覚統合**
アメリカの作業療法士のエアーズ（Ayres, A.J.）によって，元々は発達障害のある子どもに対するリハビリテーションの一つとして提唱された。認知症高齢者に対しては覚醒度の上げ下げとして，姿勢の変化や軽いタッチなどを行う方法などとして応用されている。

[13] **シミュレーション的再現療法**
ウッズ（Woods, P.）らによって提唱された，家族に患者の楽しかった記憶，親しかった人物，患者の父母などのことをテープに入れてもらい，それを患者に聞かせる方法である。認知症患者の社会的孤立，焦燥感，攻撃性の軽減に効果があるとされる。

[14] **多感覚刺激**
色彩光・音楽・アロマ芳香などを用い，視覚・聴覚・嗅覚など多感覚を刺激することにより，認知症高齢者に対して楽しさやリラックスをもたらすケア効果があるとされる。

[15] 深津亮・斎藤正彦（編著）2009　くすりに頼らない認知症治療Ⅰ・Ⅱ：非薬物療法のすべて　ワールドプランニング

[16] 小海宏之・若松直樹（編著）2017　認知症ケアのための家族支援：臨床心理士の役割と多職種連携　クリエイツかもがわ

Ⅵ 認知症を神経心理学の視点からみる

軽度認知障害（MCI）の アセスメントと支援

軽度認知障害（mild cognitive impairment：MCI）は，認知症の診断基準を満たさないが，正常ではない「状態」をまとめて指しています。そのため，MCI になる認知症の原因疾患は様々です。原因疾患の代表的なものにアルツハイマー病（AD）があり，その認知症の前駆段階とされる状態が MCI に含まれています。

MCI の方が健常高齢者よりも 1 年後に認知症を発症する確率は，約10倍高いといわれています。MCI から認知症を発症する率（コンバート率）は 5〜15％／年，MCI から正常に戻る率（リバート率）は，16〜41％／年という報告もあります。このように，MCI は認知症に進行する割合が同世代の高齢者よりも高いですが，MCI とされたすべての高齢者が認知症に進行するわけでないことに注意を払う必要があります。

▷1 認知症有病率，コンバート率，リバート率は，調査する地域や場所や調査者の背景の違いにより，数値にばらつきがある。
19の横断調査のメタアナリシス研究では，コンバート率は10％という報告もある。
Bruscoli, M., & Lovestone, S. 2017 Is MCI really just early dementia? A systematic review of conversion studies. *International psychogeriatrics*, **16**(2), 129-140.

1 MCI のアセスメント

MCI のアセスメントをすることが最も有用と思われる場面は，原因となる疾病を明らかにして治療すれば，認知機能低下が回復し（リバート）これまでの日常生活を送ることが可能な場面です。その一例として，脳腫瘍，正常圧水頭症，ビタミン B_{12} 欠乏症や葉酸欠乏症などがあります。なお，せん妄，うつ，その他の精神疾患（統合失調症など）による認知機能低下は MCI には含まれませんので，これらが原因で認知機能低下が生じていないかのアセスメントも併せて行う場合もありますが，丁寧にインテーク（初回面接）すれば明らかにすることもできます。

○MCI の診断基準

MCI の診断は，世界的な基準が操作的に決められており，その基準を満たすかどうかにより行います。基準は複数存在し，主なものとして以下のものがあげられます。

▷2 日本神経学会（監修）2017 認知症疾患診療ガイドライン 医学書院 pp. 153-156.

(1) ピーターセン（Petersen）の基準，(2) DSM-5 の診断基準，(3) ICD-10 の診断基準，(4) NIA-AA（National Institute on Aging-Alzheimer's Association workgroup）の診断基準，(5) International Working Group-2 基準，(6) 臨床的認知症尺度（Clinical Dementia Raing：CDR）

ここでは，公認心理師としておさえるべき(1)(2)(4)を紹介します。上記のうち，初期に MCI の概念を提唱した Petersen らのグループが改定しながら作成した(1)の基準がよく知られています。この基準は，①以前と比較して認知機能

VI-6 軽度認知障害（MCI）のアセスメントと支援

低下していることを本人，情報提供者，専門医のいずれかによって指摘する（される），②記憶，遂行，注意，言語，視空間認知のうち1つ以上の機能低下がある，③日常生活動作は自立している。ただし，以前よりも時間を要する，非効率である（間違いが多い場合も含む），④認知症ではない，としています。また，彼らは記憶低下を認知機能低下の中心におき，図VI-6-1のようにMCIを分類して

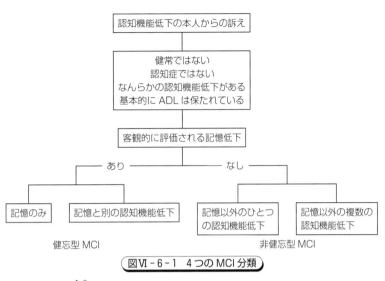

図VI-6-1 4つのMCI分類

出所：Petersen, 2011 の図を翻訳 ▷3

います。これは4つのMCI分類と呼ばれ，症状が理解しやすいために臨床的に広く知られ，用いられています。

(2) DSM-5の診断基準は，アメリカ精神医学会が精神障害の分類のために2013年に改訂出版した『DMS-5 精神疾患の診断・統計マニュアル』によるもので，①1つ以上の認知領域（複雑性注意，実行機能，学習および記憶，言語，知覚-運動，社会的認知）において，以前の行為水準から軽度の認知の低下があるという証拠が，本人，周囲の者，臨床家いずれかにより指摘されること，あるいは標準化された神経心理学的検査の結果が低下していることに基づいている，②毎日の生活が，ある程度の工夫が必要とされたとしても，ほぼ自立している，③認知欠損は，せん妄の状況でのみ起こるものではない，④認知欠損は，他の精神疾患（たとえば，うつ病，統合失調症）によってうまく説明されない，と定義されています。基準が作成された経緯から，精神科領域で用いられることが多い基準です。

そのほか(4) NIA-AA の診断基準では，①本人または情報提供者から認知機能低下の訴えがある，②認知機能は正常とはいえないが認知症の診断基準も満たさない，③基本的日常生活動作（基本的ADL）は保たれるが，複雑な道具などの使用にわずかな障害がある，と定義されており，比較的神経内科領域で用いられている基準です。

このように，MCIの診断基準は複数ありますので，どの診断基準に基づいてMCIの判断をしたかを常に意識しておくことが重要です。

○スクリーニング検査

MCIのアセスメントでは，認知機能と複雑なADLについて評価します。

認知機能については，MoCA-J (Montreal Cognitive Assessment) ▷4 は，軽度認知機能低下のスクリーニングのために開発された検査で，実施のための所要時間は約10分です。認知機能（注意機能，集中力，実行機能，記憶，言語，視空間認

▷3 Petersen, R.C. 2011 Clinical practice. Mild Cognitive Impairment. *The New England journal of medicine*, **364**, 2227-2234.

▷4 Nasreddine, Z.S., Phillips, N.A., Bedirian, V. et al. 2005 The Montreal Cognitive Assessment, MoCA: a brief screening tool for mild cognitive impairment. *Journal of the American Geriatrics Society*, **53**, 695-699.
（鈴木宏幸・藤原佳典 2010 Montreal Cognitive Assessment (MoCA) の日本語版作成とその有効性について　老年精神医学雑誌, **21**, 198-202.）

知，概念的思考，計算，見当識）が評価でき，アルツハイマー型認知症ではじめに認知機能低下をきたしやすいといわれる「記憶」の得点が0～5点と幅広くとられています。30点満点で，得点が高いほど認知機能が保たれていることを表します。総得点を算出する際に，認知機能検査の得点に影響を及ぼしやすい教育歴を考慮して，教育年数12年以下には総得点に1点を加点します。日本語版では総得点26点以上が健常範囲と考えられています。

ACE-Ⅲ（Addenbrooke's Cognitive Examination-Ⅲ）[5]は各国の言語に翻訳されて世界的に広く使用されています。日本語版もYoshida & Terada（2014）により翻訳されて開発者のホームページに登録すれば入手できます[6]。実施のための所要時間は約15分です。100点満点で，得点が高いほど認知機能が保たれていることを表します。注意，記憶，言語流暢性，言語，視空間認知の5つの認知機能に分類して採点できることが特徴的です。日本語版では健常範囲（カットオフ得点）は発表されていませんが，海外ではカットオフ得点を88点とした場合に，認知症の診断に高い感度と特異度を示します[7]。この検査の特長は，短時間のうちに脳に局在する脳機能が詳細に評価できるため，様々な原因で起こる認知症のタイプの鑑別に使えるという点にあります。そのため，記憶以外の認知機能低下の訴えがある場合に有用な検査といえます。

MMSEやHDS-Rは認知症のスクリーニング検査として臨床的に用いられることが多いですが，MCIの軽微な認知機能低下を検出するのはやや難しいと考えられています。しかし，失点が，認知症を発症してはじめに低下しやすい記憶，注意，視空間の設問で選択的にみられる場合には，MCIの可能性があるので，さらに詳しく検査することでMCIを評価することを検討します。

複雑なADLについては，IADL（Instrumental Activities of Daily Living Scale）[8]で評価を行います。IADLでは，電話，買い物，食事の支度，家事，洗濯，移動・外出，服薬管理，金銭管理の8項目について，本人以外の本人の行動をよく知る人（配偶者や子など）が評価します。これまでの食事の支度，家事，洗濯を行う機会がなかった本人に対しては，その項目を除いた5項目で評価します。IADLで機能低下がなくとも，本人または周囲の者が日常生活で困っていることがあるというときは，どのような動作のときに以前と比べて変化したのか，それは量的な問題（処理スピードの遅さ）なのか，質的な問題（ミスの多さ）なのか，などを丁寧に聴き取ることも，ADLの低下をとらえる手段の一つです。

○堀り下げ検査

記憶に関しては，改訂版ウェクスラー記憶検査（WMS-R）[9]の下位検査である論理的記憶を用いることが一般的です。これは，アルツハイマー病に関する世界的な大規模研究（Alzheimer's Disease Neuroimaging Initiative：ADNI）で採用され，また，その他の認知症に関する疫学調査でも頻繁に使用されているため，かつWMS-Rが標準化された検査で各年代の指数平均値が求められており，客観的に認知機能

[5] Hsieh, S., Schubert, S., Hoon, C., Mioshi, E., & Hodges, J. R. 2013 Validation of the Addenbrooke's Cognitive Examination III in frontotemporal dementia and Alzheimer's disease. *Dementia and geriatric cognitive disorders*, **36**, 242-250.

[6] https://sydney.edu.au/brain-mind/resources-for-clinicians/dementia-test.html（閲覧日：2019年1月28日）

[7] 88点の場合は感度100%，特異度96%，82点の場合は感度93%，特異度100%であるという報告（[4]の論文）がある。

[8] 本間昭 1991 Instrumental Activities of Daily Living Scale（IADL）大塚俊男・本間昭（監修），高齢者のための知的機能検査の手引き ワールドプランニング pp. 95-97.

[9] 杉下守弘 2001 WMS-R ウエクスラー記憶検査 日本文化科学社

VI-6 軽度認知障害（MCI）のアセスメントと支援

の低下をとらえやすいためです。リバーミード行動記憶検査（Rivermead Behavioural Memory Test：RBMT）[10]にも，WMS-R の論理的記憶と類似した物語文を記憶する問題が含まれています。RBMT は，MCI の認知機能低下は軽微なために通常の記憶検査ではとらえにくい記憶障害を，日常生活場面に近い状況における記憶低下の評価から明らかにすることができます。そのため，本人や周囲の者に病識がない場合でも，記憶障害に対する現状の理解や，日常生活上で起こり得る問題の気づきを促すことができるという特長があります。

　その他の認知機能検査については，認知症のタイプ別によるアセスメントを参照してください。

2 支　援

　MCI は，認知機能低下や ADL の低下が軽微なために，問題が見過ごされやすいといえます。記憶障害がある場合には服薬を忘れて病気の症状が悪化することもありますし，注意障害がある場合には複数の物事に適切な注意を払えず事故に遭うこともあります。また，遂行機能が低下すると時間的な切迫等の制限があるときに正しい判断にいたらず詐欺に遭うこともあります。したがって，どのような機能が低下していて，どのような問題が生じる可能性があるかを，本人と周囲の者に伝えて，今後の対策を考えます。その場合，低下の自覚がない者に対しては RBMT などの神経心理学的検査の結果を用いて，論理的に説明することも有効です。

　ほかには，高血圧，糖尿病，脂質異常症などの生活習慣病の危険因子が認知症発症の危険因子でもあるため，運動をする，食生活を見直すなどの生活習慣を改善することや，外出して人と話す機会を増やす，趣味を続けるなどの知的習慣を維持するように促すことも重要です。

　また，認知機能低下はないが自覚的に認知機能低下があると考える主観的認知機能低下（Subjective Cognitive Decline：SCD）の人は，そうでない人と比べて不安や抑うつが高いという報告や[11]，一方で，SCD に対して認知症の発症リスクが高いことを伝えた群と伝えない群を短期的に比較した研究では，伝えた群でも心理的な悪化はなかったとする報告があります[12]。MCI でも同様に不安，抑うつ，アパシーが症状として出ることがありますが，認知症を発症するかもしれないという漠然とした恐怖感などに対して，認知症に対してどのような支援があるかということを知ることや，今後の認知機能低下に対して備え（たとえば，カレンダーやノートを利用する習慣をつけるなど）を考えることによって低減できることもあります。心理的な負担を強く感じている様子がみられる場合には，詳細な神経心理学的検査は避けて，聴き取りの中で症状を把握するというように，臨機応変な対応が求められます。

（江口洋子）

▷10　記憶障害による実生活の支障をより正確に判定するために開発された記憶検査。これまでの記憶理論による検査でなく，なるべく実態に即した状況を評価できるように作成された生態学的（エコロジカル）な視点が取り入れられた検査であるといえる。
綿森淑子・原寛美・宮森孝史・江藤文夫　2002　日本版 RBMT リバーミード行動記憶検査（解説と資料）千葉テストセンター

▷11　Balash, Y., Mordechovich, M., Shabtai, H., Giladi, N., Gurevich, T., & Korczyn, A. D. 2013 Subjective memory complaints in elders：depression, anxiety, or cognitive decline? *Acta neurologica Scandinavica*, **127**, 344-350.

▷12　Wake, T., Tabuchi, H., Funaki, K., Ito, D., Yamagata, B., Yoshizaki, T., Kameyama, M., Nakahara, T., Murakami, K., Jinzaki, M., & Mimura, M. 2017 The psychological impact of disclosing amyloid status to Japanese elderly：a preliminary study on asymptomatic patients with subjective cognitive decline. *International psychogeriatrics*, **30** (5), 635-639.

終章　神経心理学を実践・応用するために

研究法

▷1　哲学的な心理学
英語の psychology の語源はギリシャ語のプシュケー（psyche）とロゴス（logos）を合わせた言葉であり，プシュケーは元々，「息」の意味で，転じて生命や心を意味し，ロゴスは論理や理性などを意味する。古代ギリシャ哲学においてソクラテス，プラトン，アリストテレスなどによって内省的な考察によってプシュケーについて論じられた。また，近代哲学においてヒュームなどによって経験主義に基づいた人間本性について論じられた。これらが哲学的な心理学とされている。

▷2　内観法（introspective method）
実験参加者に外界からの刺激であるメトロノームの音を注意集中させて聞かせ，その際，どのような感情が生じるかを詳細に報告させる実験で，この実験結果によりヒトの感情の3次元説（「快－不快」「緊張－弛緩」「興奮－沈静」）を提唱した。

▷3　実験群と統制群
実験法は基本的に原因となる要因（独立変数）を変化させたとき，どの様な結果（従属変数）が生じるかを検証する方法である。その際，被験者を独立変数の操作を受ける「実験群」とそれらを受けない「統制群」に群分けし，ある要因について実験操作を行い，各反応を測定する方法をとる。そして，両群の従属変数の

主な心理学研究法には，①実験法，②調査法，③観察法，④面接法があり，本節では，神経心理学的研究法に焦点をあてそれらの研究法における留意点について述べます。

1 実験法

ヴント（Wundt, W.）は，それまでの**哲学的な心理学**▷1とは異なる実証科学として直接経験としての意識を用いる**内観法**（introspective method）▷2による心理学実験をはじめて行っており，これ以降の「近代心理学」の提唱者ともいわれています。

実験法は，近代心理学の創始以来，心理学の中心的な研究法となっており，対象を無作為（ランダム）に少なくとも**実験群と統制群**▷3の2群に分けてデータを収集し，群間の結果を比較検討する方法です。近年は，神経心理学の基盤となる機能的磁気共鳴画像（functional magnetic resonance imaging：fMRI）を活用した脳科学の分野で様々な視点での実験法による研究が集積されつつあります。

実験法の利点は，研究対象に与える要因を関心領域に絞り操作し，その結果としての対象者の行動との因果関係を，対象としない様々な環境要因を統制した実験室において，明確なデータを収集し，検討できることです。一方，実験法の限界としては，様々な環境要因を統制するのが困難であったり，**実験者効果**（experimenter effect）▷4や**要求特性**（demand characteristics）▷5を排除できなかったりすることなどがあります。

なお，神経心理学や認知心理学の分野の実験法研究における実験課題は，Cedrus Corporation▷6の心理学実験ソフトウェアである Superlab Pro を利用すると**カウンターバランス**▷7を自動的にとれたり，反応時間をミリ秒（msec）で詳細にデータ化できたりと，課題作成しやすいでしょう。その応用として著者は以前，本ソフトウェアを利用して情動認識検査（emotional recognition test：ERT）を作成し，統制群のデータとアルツハイマー型認知症や統合失調症の臨床群との比較検討を行い，考察を加えて報告しているので参考となるでしょう。▷8▷9

2 調査法

調査法とは，質問紙法（questionnaire）によるアンケートを活用した研究法であり，心理学研究法の中で最も馴染み深く，卒業論文や修士論文作成時に利

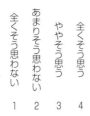

図終-1-1 順序尺度のアンケート例

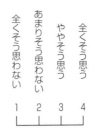

図終-1-2 意味微分法のように間隔尺度化したアンケート例

用する人も多いでしょう。ちなみに，アンケート（enquête：仏語）は「質問調査」という意味ですでに調査という意味が含まれていますので，正確にいうと近年よく見聞きするアンケート調査といういい方は間違いといえます。

また，実験法では対象者にたとえばホームで線路に転落した人を目の前で見た際に行動するかなど侵襲的な要因操作を行うことは研究倫理的にできませんが，調査法では仮想状況で，どう思うか，どう行動するかなどと問うことにより，実際の行動の近似データを得ることができることや，一度に多数の対象者に質問紙を配布してデータを収集することにより，様々な要因に関する比較可能な量的データを容易に得ることができるという利点があります。一方，調査法の限界は，言葉による問いかけが必須であるため，対象者が一定の言語理解能力や言語反応能力を有していることが必要となりますので，幼児や内省力の低下した状態にある疾患などがみられる場合には適用できません。

さらに，神経心理学の分野における調査法による研究で留意すべきなのは，心理尺度の尺度水準には，**名義尺度**（nominal scale），**順序尺度**（ordinal scale），**間隔尺度**（interval scale），**比率尺度**（ratio scale）の4水準があり，統計解析する際に，それをきちんと考慮すべきことです。

たとえば，改訂長谷川式簡易知能評価スケール（Hasegawa Dementia Scale-Revised：HDS-R）や精神状態短時間検査（Mini-Mental State Examination-Japanese：MMSE-J）などを活用した検査法による研究がよく行われており，2群間の平均値の有意差検定としてのt検定や，3群間の平均値の有意差検定としての分散分析を適用した研究が散見されますが，これらの尺度は順序尺度であり，かつデータは正規分布しないので誤りとなります。いずれの尺度も0〜30のレンジでスコアが算出されますが，得点間は等間隔とはいえず，順序尺度となりますので，気をつける必要があります。同様に図終-1-1に示すリッカート尺度としての4件法などによるアンケートもよく見かけますが，この場合，「全く」「あまり」「やや」の意味に，等間隔性はないので順序尺度となります。そこで，図終-1-2に示す**意味微分法**（semantic differential method）のように等間隔にスケーリングしておくと「全く」「あまり」「やや」の言葉の

終章-1 研究法

差を比較検討することにより，独立変数の効果について検証する方法である。

▷4 **実験者効果**（experimenter effect）
実験者側の「実験するのだから」という構えによるバイアス効果。

▷5 **要求特性**（demand characteristics）
被実験者側の「実験に参加するのだから」という構えによるバイアス効果。

▷6 Cedrus Corporation：SuperLab Pro Version 2.0 http://www.cedrus.com/（閲覧日：2017年12月1日。なお，現在は Version 5.0 である）

▷7 **カウンターバランス**
実験に無関係な変数の効果を除去するために，独立変数の呈示順序などのバランスをとること。

▷8 小海宏之・岸川雄介・園田薫・石井博・成本迅 2007 軽度アルツハイマー型認知症者の表情認知に関する研究 藍野学院紀要，**20**，9-23．

▷9 小海宏之・岡村香織・中野明子・鈴木博子・岸川雄介・園田薫・石井博・成本迅 2011 高齢統合失調症者の表情認知に関する神経心理学的基礎研究 花園大学社会福祉学部研究紀要，**19**，37-44．

▷10 **名義尺度**（nominal scale）
他と区別し分類するための名称のようなもので，たとえばバウムテストにおける実があるなしなどを1か0で標記し測定されるような尺度であり，四則演算できない尺度のこと。

▷11 **順序尺度**（ordinal scale）
測定値が対象間の大小関係のみを意味する尺度であり，その間隔は様々なので四則

演算できない尺度のこと。統計解析はマン・ホイットニーのU検定やクラスカル・ウォリス検定などノンパラメトリック検定を適用することになる。

▷12 **間隔尺度 (interval scale)**
温度計のように0があっても何もないことを意味するわけではなく，また目盛りが等間隔であり，加減演算はできるが，乗除演算はできない尺度のこと。統計解析はt検定や分散分析などパラメトリック検定を適用できる。

▷13 **比率尺度 (ratio scale)**
重さや時間のように0が何もないことを示し，四則演算ができる尺度のこと。統計解析はt検定や分散分析などパラメトリック検定を適用できる。

▷14 **意味微分法 (semantic differential method)**
アメリカの心理学者であるオスグッド（Osgood, C.）らが概念の意味を測定するために開発した方法である。通常，「良い－悪い」など反対の意味を持つ形容詞を尺度の両端に置いた多くの評定尺度群を用い，その尺度の「非常に」「やや」など該当するところに回答させ定量化する方法である。

▷15 小海宏之 2019 注意・集中機能検査 神経心理学的アセスメント・ハンドブック（第2版） 金剛出版 pp. 133-141.

意味の間が等間隔であるとして表記されていますので，専門家によって異論もありますが，間隔尺度としてt検定や分散分析などのパラメトリック検定を適用できます。

なお，過去の研究段階で使用されていた様々な神経心理学検査を，その後，市販されているにもかかわらずそのまま使用することは避けなければなりません。市販された検査については，正規の検査用具や検査用紙を使用する必要がありますので，著作権保護および研究倫理の観点からも十分に留意する必要があります。

③ 観察法

観察法とは，自然な状況や統制された状況における対象となる人の言動を観察する方法で，次のような様々な方法があります。観察場面に関しては，要因の操作を行わない日常生活場面における自然観察法と，観察者が環境を設定しておき，どの条件のとき，どの行動が，どの程度生じるかなどを観察する実験観察法があります。また，観察形態に関しては，観察者が場に参加し直接，被観察者を観察する参加観察法と，ワンウェイ・ミラーや小型ビデオカメラなどにより観察されていることを被観察者に意識させない非参加観察法があります。さらに，記録方法に関しては，被観察者のすべての行動を時間軸に沿って記録する逸話記録法と，あらかじめ設定しておいた記録対象の行動のリストを用い生起頻度や持続時間などを記録する行動目録法があります。

観察法の利点は，対象者の現実的なデータを収集できることや，言語理解能力や言語反応能力の観点から調査法を適用できない幼児や内省力の低下した状態にある疾患などがみられる場合にも適用できることです。一方，観察法の限界としては，客観的なデータを得るために観察者に訓練が必要であったり，観察できる側面に限界があったり，記録に膨大な手間がかかることがあげられます。

観察法を用いる神経心理学的検査としては，標準注意検査法・標準意欲評価法（Clinical Assessment for Attention and Spontaneity：CATS）の標準意欲評価法の下位検査があり，「日常生活行動の意欲評価スケール」として，被検者の日常生活を，約7日間観察し，「食事をする」「趣味を行う」など16項目について評価基準に基づき各5段階評価する方法と，「自由時間の日常行動観察」として，被検者が所定のスケジュールがない自由な時間に何をしているかを，5日～2週間以上観察し，評価基準に基づき行為の質（4段階），談話の質（5段階）について評価する方法などがあります。ただし，臨床適用では，特に「自由時間の日常行動観察」のデータがとれない場合もありますので，ほかの面接評価，質問紙法，日常生活行動評価のみで臨床的総合評価を行わざるを得ない場合もあるでしょう。▷15

終章 – 1 研究法

④ 面接法

面接法とは，面接者が対象者と直接対面し，面接場面における言語的な情報や，態度や表情などの非言語的な情報をデータとして収集する方法で，次のような構造的な種類があります。まず，あらかじめ準備された質問項目の内容や順序を変えずに実施する「構造化面接」があります。また，あらかじめ質問項目を準備しておきながら，話の流れによって柔軟に質問の表現や順序を変えたり，新たな質問を加えたりする「半構造化面接」があります。さらに，大枠のテーマのみを提示し，あらかじめ具体的な質問項目を準備せず，対象者との自由なやり取りの中で，テーマに即した事項を見出す「非構造化面接」があります。

面接法の利点は，研究テーマに関して，少ない対象でも時間をかけた丁寧な言葉のやり取りなどから深い内容に関する情報を得られることです。一方，面接法の限界は，調査法と同様に言葉によるコミュニケーションが必須であるため，対象者が一定の言語理解能力や言語反応能力を有していることが必要となり，幼児や内省力の低下した状態にある疾患などがある場合には適用できません。また，研究者の都合のいい誘導的な質問を行いがちとなりますので，留意が必要となります。

たとえば面接法を用いる検査としては，MacArthur Competence Assessment Tool-Treatment（MacCAT-T）があります。MacCAT-T は，グリッソとアッペルボーム（1998）により開発された医療同意能力を評価するツールであり，日本語版は北村と北村（2000）[16] により訳出されており，近年，その認知症薬の投与に関する日本語版が成本（2016）[17] により公開されました。Mac-CAT-T は同意能力の構成要素である，①理解，②認識，③論理的思考，④選択の表明の4領域を評価することのできる半構造化面接法で，同時に医療者が患者に疾患と治療の選択肢を情報開示する指針ともなります。

⑤ 研究倫理

医師をはじめ公認心理師・臨床心理士など各専門職の職能団体には，必ず倫理綱領などがあり，[18] 研究倫理についても細かく規定されていますので，それらを遵守することが大切となります。また，研究を実施する前に，各大学や各医療機関の倫理委員会から研究計画に関する承認を受け，患者にインフォームド・コンセントを丁寧に行ったうえで実施すべきでもあります。さらに，医学会などでは，研究発表などを学会で行う際は，利益相反自己申告書などの提出を求められたりもしますので，正確な申告が倫理的に大切ともなります。

（小海宏之）

[16] Grisso, T., & Appelbaum, P.S. 1998 *Assessing competence to consent to treatment: a guide for psysicians and other health professionals.* Oxford University Press, New York.（北村總子・北村俊則（訳） 2000 治療に同意する能力を測定する：医療・看護・介護・福祉のためのガイドライン 日本評論社）

[17] 成本迅・「認知症高齢者の医療選択をサポートするシステムの開発」プロジェクト（編著） 2016 認知症の人の医療選択と意思決定支援：本人の希望をかなえる「医療同意」を考える クリエイツかもがわ

[18] 一般社団法人日本臨床心理士会倫理綱領 http://www.jsccp.jp/about/pdf/sta_5_rinrikouryo20170515.pdf（閲覧日：2017年12月1日）

153

終章　神経心理学を実践・応用するために

報告書の書き方・フィードバックの仕方

神経心理学的アセスメントの結果（情報）を伝える

前章までの学びによって主に認知面を司る脳機能の理解をもとに，高次脳機能障害や発達障害，認知症などを神経心理学的アセスメントでとらえることの重要性が理解できたはずです。

けれども，まだとても重要な課題が残っています。それは，神経心理学的アセスメントから得られた結果（情報）を，どのように主治医や他職種に伝えるかという問題です。いい換えれば，評価者は，患者さんをどのように理解し，それをどう説明するかということです。アセスメントで得られた情報を，医療チームはもちろん，当事者である患者さんやその家族を意識してどのような視点から報告するかは，評価をした心理士のみが行える重要な役割です。

2 神経心理学的アセスメント報告（書）の特徴

医療の中では様々な検査がありますが，多くの場合，検査を実施する側と検査結果を読み解く側（主治医など）は基本的な共通の認識をもっているため，数値などで表された検査結果によって，患者さんの状態を把握できるという前提があります。つまり，検査結果の数値は共通言語であるということです。バイタルサインや血液検査の各種指標，画像検査などにはそうした性質があるでしょう。

しかしながら，神経心理学的アセスメントのかなりの部分には，単に検査結果を数値で伝えただけでは，伝えたい情報が伝わらないことも少なくありません。ウェクスラー式に代表されるような検査を除くと，神経心理学的アセスメントに用いられる多くの検査には，まだ十分な標準化や評価基準の確立がなされていない場合があります。また，ある神経心理学的アセスメントの認知度合いや普及が十分ではないということもありえます。どの医療機関などでも標準的に用いられる神経心理学的アセスメントが限られている中では，その報告には大いに工夫が必要となります。

さらには，主治医の側として神経心理学的アセスメントの利用に経験が浅い場合，検査の指示が単に「知的水準評価」「記憶障害の程度」「認知症の有無」といった漠然とした依頼になりがちで，評価方法などをめぐって心理士が戸惑うことも珍しくありません。逆に，心理士の態度として，単なる数値の報告に

とどまったり数値として低下した機能の報告に終始したりすることは，心理士の重大な役割放棄ともいえる問題です。つまり，検査を通して報告すべきは障害を負った機能とともに，残存しその後のリハビリテーションや社会生活へ活かす機能であることや，障害にどのようなサポートが有効と考えられるかということを，可能な限り報告することが心理士の役割であることを忘れてはなりません。

③ アセスメントとフィードバックの役割分担

　認知症や発達障害，高次脳機能障害を抱える人々への支援の高まりを受けて，認知機能面を明らかにする神経心理学的アセスメントは必要を増しています。
　現状では，医療現場などにおいて心理士が少数であることも否めませんが，患者さんや家族への神経心理学的アセスメントのフィードバックは，一義的には主治医の役割です。検査結果から主治医によって診立てや治療方針が定まり，それにそって心理士からも結果から読み取れる現状や今後の対応などについて，関係者へ情報提供をすることが基本です。ただ，心理士は検査者であると同時に面接やリハビリテーションの実施者である場合も多いので，自らの立ち位置に迷うこともあります。また，先述のとおり，アセスメントを依頼する主治医も神経心理学的評価に精通していない場合もありえます。
　それだけに日頃から主治医とフィードバックに関する役割分担を明確にする必要があります。報告書は形式が一つであっても，主治医に対する内容とともに，患者さんや家族へ心理士から説明できる内容を盛り込みたいものです。そのためには，主治医が求めるアセスメントと心理士が実施可能なアセスメントを突き合わせ，検査バッテリーを検討することがとても重要です。その意味からも，本書にあげる各種の認知機能の評価法は心理士にとって必須である一方，まだまだ神経心理学的アセスメントの標準的なバッテリーは模索中ともいえます。まさにこれからの心理士の実践が期待されます。
　そして，そのアセスメント報告書のフォーマット作成こそ，心理士の役割であり腕の見せ所です。低下した機能や障害を負った機能をはじめ，残存する機能にも焦点を当てた報告書の作成が心理士の最終的な仕事です。

④ アセスメント報告書に盛り込む内容

　やや話は逸れるようですが，心理検査全般は血液検査や画像検査，身体機能評価のように疾病や障害を直接的に観察しているものではありません。神経心理学的アセスメントの場合，具体的な機能を直接評価しているといえなくもありませんが，それでも，個人の諸能力や諸特徴といった心理機能を間接的に説明するものであって，実態を直接把握するものではないと考えるべきでしょう。つまり，通常，我々は他者のある課題への対処方法や問題解決方法など，外面

に表れる一部の行動（反応）が，その人全体を示すものとして個人を理解しています。心理検査も検査に対する個人の行動（反応）を通して，その背後に働いている心理的諸特徴を推定していることになります。たとえば，知的機能とは知能検査に対する反応が日常生活にも反映されているという前提で，知的処理能力や対処行動を類推しているのです。あくまでも心理検査という切り取られた場面を一般化しているということに留意しなければなりません。

○検査に対する態度の報告

その意味では当然，個人の行動である検査への反応はその個人の内的・外的な条件の影響を受けて変化することがあります。心理検査の標準化とは，行動の差異を最小限にしようとする外的条件の調整の一つです。患者さんの内的な条件である体調・意欲・動機づけ・検査（者）の好悪などの影響も決して無視できない条件です。報告書にはこれらを項目としてあげて報告する必要があるでしょう。

○対応のヒントの報告

心理アセスメントはそれ自体が**構造化面接**[1]の一つともいえます。ただし，神経心理学的評価を必要とすることの多い**器質性精神障害**[2]や認知症の場合，標準化されたアセスメントであっても，被検者のパフォーマンスを最大限評価するために，患者さんの様子に応じて質問の表現を若干変化させることなども必要です。こうした**半構造化面接**[3]によって得られる情報の中で，認知機能の水準だけではなく，患者さんの総合的な理解力（現実検討力）や，患者さんとのコミュニケーションを促進する説明方法など，対応のヒントを報告することは大切です。

○注意・集中水準の報告

患者さんの心理アセスメントに対する能動性や積極性は，検査を実施する心理士にしか評価できません。個々の検査結果記載に先立って，検査を受けた時点での意欲や拒絶傾向についても述べる必要があります。中でも，神経心理学的アセスメントでは検査時点での注意・集中水準が結果に大きく影響します。つまり，ぼんやりしている状態での検査では，十分なパフォーマンスが発揮されているとはいえません。患者さんの注意・集中水準が保たれていること（ぼんやりしていないこと）は検査に先立つ重要な条件となります。たとえば，ウェクスラー式の知能検査における**数唱課題**[4]の評価点などを利用することも一つの基準になるでしょう。ウェクスラー式の知能検査の評価点は平均が10，標準偏差が3となるように設計されていますが，この場合，仮に評価点が7-13の間（平均から1標準偏差の範囲）にあれば全体の約3分の2に含まれていると推定できます。そのため，数唱の評価点が7以上であれば概ね一般的な水準にあると考えて差し支えないでしょう。7未満の場合，注意・集中水準が低下していると考え，アセスメント結果を過小評価しないよう考察しなければなりません。また，場合によっては，アセスメントを実施する妥当性に言及する必要も

▷1 **構造化面接**
あらかじめ設定された仮説に従い質問項目を決めておき，仮説の妥当性を検証するためにデータを収集すること。

▷2 **器質性精神障害**
身体疾患などの結果として脳機能に影響を受けた場合や，脳卒中や脳梗塞，脳外傷など，直接脳へ影響を受けたことによる精神障害の総称。

▷3 **半構造化面接**
あらかじめ設定された仮設に従い質問項目を決めておくが，応答の様子に応じて質問の変更や追加をするなど，自由な反応からデータを収集すること。

▷4 **数唱課題**
伝えられた数列を伝えられた通りの順序（順唱）や逆の順序（逆唱）で復唱する課題。記憶障害を有する場合でも健常群とほぼ同等の結果を得られる。つまり，短期記憶の水準というよりも注意・集中の水準を反映すると考えられる。

終章 - 2 報告書の書き方・フィードバックの仕方

あるでしょう。

○ その他情報の報告

外来でのアセスメントなどでは，家族などの同伴者がいる場合もあります。認知症を有する高齢者の場合，検査時の同伴者の有無をはじめ，同席した場合，患者さんが同伴者へ援助を求める傾向などについて記載することも重要です。また，検査時の歩行状態や，検査時の態度なども報告すべき情報です。また，時間的余裕はないかもしれませんが，家族の介護負担などについて，労いとともに状況を把握することは，心理士ならではのスキルであり存在意義として認められるもののはずです。

アセスメント報告書に定型はないものの，1つの検査あたりＡ4版1～2ページ程度が実際的でしょう。主治医・医療者向けと，患者さん・家族向けのレポートを分けるなど工夫は尽きませんが，具体例は筆者らによる他書も参考[▷5]になるはずです（図終 - 2 - 1参照）。

▷5 小海宏之・若松直樹（編）2012 高齢者こころのケアの実践［上］認知症ケアのための心理アセスメント 創元社

⑤ 多職種連携

神経心理学的アセスメントの報告書は主治医，患者さん，家族のためばかりでなく，患者さんに関わる多職種に対する情報提供でもあります。そのため，多職種にとってもわかりやすいものでなければなりません。結果としての数値のみではなく，その数値が意味する障害の実際と可能性について述べられている必要があります。

もちろん，神経心理学的アセスメントが一般的なものになるに従って，結果が示す数値によって患者さんが抱えている状況をチームのメンバーが共有できるようにもなるでしょう（バイタルサインなどのように）。ただし，それは結果の数値によって障害の有無が推測できるというものであって，疾病や障害に対してどのように介入することが可能であるのかまで示すものではありません。

神経心理学的に評価される症状は，症状を障害として抱えながら生活することも少なくありません。検査に対する患者さんの構えも結果に大きく影響するので，一度の検査結果から患者さんの状況を固定的にみることは慎まなければならず，そのことは他の専門職種にも理解してもらう必要があります。リハビリテーションや福祉制度の利用など，患者さんに必要な社会資源の活用を促進するための認知機能からみた工夫を示し，心理士も含めた医療チームで検討することがアセスメント報告書の役割です。

神経心理学的アセスメントは，疾病や障害によるものの，数か月から半年の頻度で経時的に評価を繰り返すことがあります。検査の度に得られる数値以外の情報について，直接情報を得ているのは心理士であることを意識し，患者さんの日常生活を描き映すような報告書を作成したいものです。

（若松直樹）

157

図終-2-1　心理検査報告書サンプル

心理検査報告書

外来　入院(　　　　)病棟

●患者 ID	1234	●依頼医（科目）	△△ △△（精神神経科）
●患者氏名（性別・年齢）	○○ ○○（女・76歳）	●依頼日	年　　　月　　　日
●現時点での診断	アルツハイマー病 疑い	●担当心理士	◇◇ ◇◇
●検査目的	記憶機能はじめ，全般的な認知機能の水準に関する評価		
●依頼検査 ☑任意の選択可	MMSE　記憶機能 ほか		

1. 結果	（実施検査名：MMSE，FAB，単語記名検査，CDT　　　　　　　　　　　　　　）

MMSE 25点（日付見当識；－2点，serial 7；－2点，遅延再生；－1点 再認可能）
　　　単語記銘（7語記銘）……………
　　　　　　　CDT……………

2. 検査に対する意欲・協力度合い

検査に対しては協力的．もともと自らの能力が低いとして遠慮がちな発言が多い．
諸検査の要領は概ね理解している．
自身の発言よりも理解は高いものと思われる．

3. 注意・集中度合い（覚醒水準）

［明らかな障害を認めない場合］
数唱（順唱：○桁可，逆唱：○桁可）ウェクスラー評価点：○○点
特にぼんやりしている様子ではない（概ね意識清明）．反応は早い方であり軽率さなどもみられない．

［障害を認める場合］
数唱（順唱：○桁不可，逆唱：○桁不可）ウェクスラー評価点：○○点
問いかけのへの反応はやや遅い

4. その他の観察事項

身なりは一般的な範囲できちんとしており，清潔感も保たれている．
歩行の様子に不自然さはみられない．
同伴する家族に反応を確認しようとする様子がみられる．

5. 検査を通して推定される低下機能

［注意・集中の障害を認めない場合］
MMSE の遅延再生で失点が認められたが，再認では反応可能．
単語記銘検査でもその他の結果と比較して明らかな記銘力低下がうかがえる．
構成課題（CDT）でも若干の成績不良が認められる．
アルツハイマー病の検査結果と矛盾しない所見．

［注意・集中の障害を認める場合］
ぼんやりしている様子が強く，問いかけにも反応しない場面がある．
検査の実施に際してやや注意・集中の水準が低下している恐れがある．そのため，本結果をそのまま現時点での機能水準とすることは適切ではない．追って再検査も考慮．もしくは結果の判定にあたっては過小評価に留意する必要がある．

6. 検査を通して推定される残存機能

記銘力障害が疑われるものの「再認」は可能である．記憶に関するヒントを提示することは想起つながる可能性があり，日常生活でも有効と思われる．
検査以外の話題では積極的な発言もみられる．近隣知人との交流を楽しんでいるようであり，デイケアなどさらに機会を充足させたい．
なお，前回の MMSE 検査（○○年○月○日，○○点）に比して得点として若干低下しているものの「この検査は前にもやりましたね」と述べている．外来で知人に会うことがあり照れくさいとも述べ，知人の様子を心配している発言などもみられる．

さくいん

あ行

アウェアネス　30
悪性腫瘍に伴う自己免疫性脳炎
　（傍腫瘍性脳炎）　57
アセスメント　86,94
アテローム血栓性脳梗塞　51
アパシー　48
アミロイドβタンパク　64
アルツハイマー型認知症　17,19
アルツハイマー病（AD）　64,
　128,143
怒り　30
　──のコントロール法　97
　──の兆候　97
一過性脳虚血発作　50
易怒性　29
意味記憶　140
　──の障害　23
意味微分法　151
胃ろう（PEG）　66
ヴァインランド適応行動尺度
　121
ウィスコンシン・カード分類検査
　58
ウィリアムス症候群　61
ウェルニッケ・コルサコフ症候群
　58
運動発達　118
エピソード記憶の障害　23
縁上回　38,42
応用行動分析（ABA）　96,105
親面接式自閉スペクトラム症評定
　尺度 テキスト改訂版
　（PARS-TR）　103
オリーブ橋小脳萎縮症（OPCA）
　66
音読・音韻処理能力簡易スクリー
　ニング検査（ELC）　112

か行

絵画語い発達検査（PVT-R）　112
回想法　145
外側前頭前皮質　48
改訂長谷川式簡易知能評価スケー
　ル（HDS-R）　128
外的コントロール　96

介入計画　95
海馬　39,42,48
海馬傍回　38
角回　38,42
過剰な共感性　61
下前頭回　38
下頭頂小葉　38,42,43
過度な社交性　61
感覚記憶　21
間隔尺度　151
眼窩前頭皮質　41,48
眼球運動制限　66
環境管理　96
環境調整　108
観察法　86,152
患者の能力評定　95
慣習的動作　82
感情面と行動面の評価　94
感度　131
観念運動性失行　15,16,18
観念性失行　15,16,18
記憶　20
記憶障害　128
器質性精神障害　3
希死念慮　29
機能性精神障害　3
機能の自立度評価表（FIM）　84
機能補償　88
気分プロフィール検査2　95
嗅覚　64
協調運動（運動協応性）　114
起立性低血圧　64
筋萎縮性側索硬化症（ALS）　66,
　67
くも膜下出血　52
クリューバー・ビューシー症候群
　56
クロイツフェルト・ヤコブ病
　（CJD）　65
軽度認知障害（MCI）　131,143
結果事象　96
血管性認知症　142
楔前部　37
ゲルストマン症候群　15,81

限局性学習症／限局性学習障害
　（SLD）　110
言語発達　118
検査
　──時の態度　157
　──時の同伴者　157
　──時の歩行状態　157
検査法　86
幻視　134,136,137
現存能力（内的資源）　88
見当識障害　128
行為産生過程モデル　17
抗NMDA受容体脳炎　56
構音障害　66
構造化　105
行動アセスメント　106
行動観察　95
行動修正　108
行動障害　94
行動・心理症状　125
行動性無視検査（BIT）　78
後頭葉　37,38,42
公認心理師　5
後部帯状回　43
呼吸法　96
古典的失行　17
誤反応　83
コルサコフ症候群　58
コンバート率　146

さ行

細胞体　32
作業療法士　82
作話　23
左右失認　81
視覚性失認　13,79
視覚的理解　9
視空間構成障害　63
軸索（神経線維）　32
自己身体部位失認　81
自己制御の訓練　97
自己評価　117
自己免疫性脳炎・脳症　56
視床　39
事象関連電位　35

159

次世代シーケンシング　*122*
肢節運動失行　*16,18*
自然回復　*30*
自尊心の低下　*29*
実験法　*150*
失構音　*141*
実行機能障害　*128*
失語症　*8*
失認　*12*
実用的コミュニケーション能力検
　　査　*76*
指定難病　*138*
シナプス結合　*32*
自発性の低下　*29*
自閉症診断観察検査第2版
　　（ADOS-2）　*103*
自閉症診断面接改訂版（ADI-R）
　　103
自閉症スペクトラム指数（AQ）
　　103
自閉スペクトラム症／自閉症スペ
　　クトラム障害（ASD）　*102*
シャイ・ドレーガー症候群
　　（SDS）　*66*
重症心身障害　*122*
主観的認知機能低下　*149*
手指失認　*81*
樹状突起　*32*
出現頻度　*111*
出典健忘　*58*
順序尺度　*151*
障害認識の程度　*95*
障害の認識　*95*
障害をもつ以前の性格　*29,94*
状態-特性不安検査　*95*
情緒　*29*
常同行動　*138,139*
上頭頂小葉　*38,42*
小児自閉症評定尺度（CARS）　*103*
小脳失調　*66*
症例シリーズ研究法　*112*
触覚性失認　*14,80*
自律訓練法　*96*
自律神経障害　*66*
自律神経症状　*66*
神経原線維変化　*64*
神経膠細胞（グリア細胞）　*33*
神経細胞（ニューロン）　*32*
神経心理学　*2*

――的アセスメント報告（書）
　　154
――的検査　*25*
――的症状　*2*
神経心理ピラミッド　*49,81*
神経伝達物質　*33*
神経発達症群　*106*
心原性脳塞栓症　*51*
人工呼吸器　*67*
進行性核上性麻痺（PSP）　*66*
身体失認　*14*
診断と評価　*102*
信念　*97*
新版K式発達検査　*116*
心理教育　*27*
心理情緒的問題　*115*
心理的なサポート　*89*
心理療法　*94*
遂行機能　*26*
遂行機能障害症候群の行動評価
　　（BADS）　*91*
スクリーニング　*102*
――検査　*74*
脆弱性X症候群　*62*
精神医学的症状　*29*
精神状態短時間検査（MMSE-J）
　　142
生物心理社会モデル（biopsycho-
　　social model）　*4*
先行事象　*96*
線条体　*39*
線条体黒質変性症（SND）　*66*
染色体マイクロアレイ解析　*122*
前頭前質　*107*
前頭前皮質内側部　*41*
前頭前皮質背外側部　*41*
前頭前野　*26*
前頭側頭型認知症　*29,65,67*
前頭側頭葉変性症（FTLD）　*143*
前頭葉　*37,41,107*
前頭葉眼窩部・腹内側部　*28*
前頭葉内側領域　*28*
前部帯状回　*28,43*
相貌失認　*13,80*
側頭葉　*37,38,42*

た行

ターナー症候群　*62*
帯状回　*37,43,48*
対人コミュニケーション質問紙

（SCQ）　*103*
大脳基底核　*39,43*
大脳皮質基底核変性症（CBD）
　　17
タイプ分類　*9*
タウタンパク　*46,64*
ダウン症候群　*60*
多系統萎縮症　*66*
脱抑制　*29*
単一症例実験計画法　*112*
短期記憶　*21*
　　――の障害　*23*
単純ヘルペス脳炎　*54,55*
淡蒼球　*39*
地誌失認　*13,80*
知能検査　*120*
知能指数　*118*
着衣失行　*18*
注意評価スケール　*91*
中核症状　*125*
中心後回（一次感覚野）　*38,42*
中心前回（一次運動野）　*37*
聴覚性検出検査（AMM）　*91*
聴覚性失認　*14*
聴覚的理解　*9*
長期記憶　*22*
調査法　*150*
治療同盟　*94*
適応行動評価　*121*
デンバー式発達スクリーニング検
　　査改訂版（JDDST-R）　*116*
展望記憶　*131*
島　*39,43*
統覚型視覚失認　*13*
統合型視覚失認　*13*
頭頂葉　*37,38,42*
頭部外傷　*66*
特異的言語（発達）障害　*111*
特異度　*131*
時計描画検査（CDT）　*129,142*
トリソミー　*60*

な行

内的な自己コントロール　*96*
二酸化炭素　*67*
二次的な反応　*28*
22q11.2欠失症候群　*63*
乳幼児期自閉症チェックリスト修
　　正版（M-CHAT）　*103*
認知機能

——の低下 125
——の動揺 134,136
——の評価 94
認知行動的アプローチ 108
認知行動療法 30,97
認知症 124
——の行動・心理症状（BPSD）4
認知神経心理学 3
脳炎 54
脳血管障害 29
脳血管性認知症 50
脳梗塞 51,67
脳挫傷 44,45
脳磁図 35
脳出血 52,67
脳症 54
脳波 34

は行

バーセルインデックス 83
パーキンソニズム 64,66,135,136
パーキンソン病 64,65,67
配偶者 31
バウムテスト 142
発達性協調運動症（DCD）114
発達性読み書き障害（発達性ディスレクシア：DD）110
発動性の欠如 29
パニック発作 29,30
バリント症候群 14,80
パレイドリアテスト 137
半構造化面接 104
半側空間無視 13,79
パンチドランク 65
ピーターセン（Petersen, M. D.）146
被影響性の亢進 139,140
被殻 39
尾状核 39
左半球損傷 27
否定的な考え方 97
否定的な自己陳述 97
びまん性軸索損傷 45
病識 138,139
標準高次視知覚検査（VPTA）78
標準高次動作性検査（SPTA）83,79
標準失語症検査 75

標準注意検査法・標準意欲評価法（CATS）152
標準抽象語理解力検査（SCTAW）112
標準偏差 156
標準読み書きスクリーニング検査（STRAW-R）111
病態失認 80
病態認識 93
評定尺度 107
標的行動 96
比率尺度 151
不器用さ 116
不均一性 109
物品使用動作 82
プリオンタンパク 65
ブロードマンの脳地図 26
プロンプティング（促し）96
文脈的影響 96
ペアレント・トレーニング 105,108
ペアレント・プログラム 105
ペアレント・メンター 105
ヘルペス脳炎 29
変性疾患 64
ベンダー・ゲシュタルト・テスト（BGT）136
扁桃体 48
便秘 64
紡錘状回 38,42
暴力行為 30

ま行

末梢神経系 34
慢性外傷性脳症（CTE）65
慢性硬膜下血腫 67
ミオクローヌス 65
右半球損傷 27
名義尺度 151
瞑想法 96
メタ認知訓練 97
面接法 86,153
メンタルヘルス 31

や行

薬物療法 108
抑うつ検査 95
4つのMCI分類 147

ら行・わ行

ラクナ梗塞 51
リアリティ・オリエンテーション 145
リープマン（Liepmann, H. K.）17
リバート率 146
リバーミード行動記憶検査（RBMT）131,142,149
リハビリに対する動機 31
療育手帳 123
リラクセーション技法 96
類音的錯読 140
レーヴン色彩マトリックス検査（RCPM）143
レビー小体 64,65
レビー小体型認知症（DLB）64-67,143
レム睡眠行動障害 64,135
連合型視覚失認 13
老人斑 64
ロールシャッハ・テスト（R-T）144
ロールプレイ 97
論理的記憶 148
ワーキングメモリ 27,120

欧文

ACE-Ⅲ 148
ADAS-Jcog. 131,142
ADI-R→自閉症診断面接改訂版
ADOS-2→自閉症診断観察検査第2版
ALS→筋萎縮性側索硬化症
ASD→自閉スペクトラム症／自閉症スペクトラム障害
BADS→遂行機能障害症候群の行動評価
BPSD→認知症の行動・心理症状
CATS→標準注意検査法・標準意欲評価法
COGNISTAT 136
DCD→発達性協調運動症
DCDQ'07 115,116
DEX 92
DN-CAS認知評価システム 107
DSM 102
DSM-5 146
『DSM-5 精神疾患の診断・統計マニュアル』106
EXIT25 132

FTLD→前頭側頭葉変性症
GCS　47
HDS-R→改訂長谷川式簡易知能評
　　価スケール
HSV 1 型　54
IADL　84, 148
ICT　89
JDDST-R→デンバー式発達スク
　　リーニング検査改訂版
KABC-Ⅱ　111, 112
LD　110
Learning Disabilities　110
Learning Disorders　110
MABC-2　115
MacCAT-T　153

M-CHAT→乳幼児期自閉症チェッ
　　クリスト修正版
MCI→軽度認知障害
MMSE　128, 135, 136
MoCA-J　147
NIA-AA　146
PASAT　90
RAN　112
RBMT→リバーミード行動記憶検
　　査
RCPM→レーヴン色彩マトリック
　　ス検査
ROCFT　112
SCTAW→標準抽象語理解力検査
SLD→限局性学習症／限局性学習

障害
STRAW-R→標準読み書きスク
　　リーニング検査
TDP-43　67
TEACCH　105
TMT　25, 142
TMT PartA　90
TMT PartB　90
Tower of Toronto　93
WAB 失語症検査　83
WAIS-Ⅲ　24
WAVES　112
WCST　25
WISC-Ⅳ　107
WMS-R　25

《執筆者紹介》（執筆順，＊は編著者）

＊松田　修（まつだ　おさむ）
　　　上智大学総合人間科学部教授

＊飯干紀代子（いいぼし　きよこ）
　　　志學館大学人間関係学部教授

＊小海宏之（こうみ　ひろゆき）
　　　花園大学社会福祉学部教授

近藤正樹（こんどう　まさき）
　　　京都府立医科大学大学院医学研究科神経内科学講師

中島恵子（なかしま　けいこ）
　　　京都文教大学臨床心理学部教授

上田幸彦（うえだ　ゆきひこ）
　　　沖縄国際大学総合文化学部教授

松岡照之（まつおか　てるゆき）
　　　京都府立医科大学大学院医学研究科精神機能病態学講師

齋藤　薫（さいとう　かおる）
　　　川崎市社会福祉事業団　川崎市れいんぼう川崎在宅支援室長
　　　川崎市社会福祉事業団　川崎市北部リハビリテーションセンター在宅支援室嘱託医

林竜一郎（はやし　りゅういちろう）
　　　横浜市立市民病院脳神経内科診療担当部長

東山雄一（ひがしやま　ゆういち）
　　　横浜市立大学医学部神経内科学脳卒中医学助教

田中章景（たなか　ふみあき）
　　　横浜市立大学医学部神経内科学脳卒中医学主任教授

山本保天（やまもと　やすはる）
　　　慶應義塾大学医学部精神・神経科学教室助教

山縣　文（やまがた　ぶん）
　　　慶應義塾大学医学部精神・神経科学教室専任講師

三村　將（みむら　まさる）
　　　慶應義塾大学医学部精神・神経科学教室教授

髙尾昌樹（たかお　まさき）
　　　埼玉医科大学国際医療センター脳神経内科・脳卒中内科教授・診療部長

穴水幸子（あなみず　さちこ）
　　　国際医療福祉大学赤坂心理・医療福祉マネジメント学部准教授

宮本信也（みやもと　しんや）
　　　白百合女子大学人間総合学部教授

黒田美保（くろだ　みほ）
　　　名古屋学芸大学ヒューマンケア学部教授

岡崎慎治（おかざき　しんじ）
　　　筑波大学人間系准教授

宇野　彰（うの　あきら）
　　　元筑波大学人間系教授

増田貴人（ますだ　たかひと）
　　　弘前大学教育学部准教授

稲垣真澄（いながき　ますみ）
　　　国立精神・神経医療研究センター精神保健研究所知的・発達障害研究部部長

上田理誉（うえだ　りよ）
　　　国立精神・神経医療研究センター精神保健研究所知的・発達障害研究部流動研究員

加藤佑佳（かとう　ゆか）
　　　京都府立医科大学大学院医学研究科精神機能病態学助教

村山憲男（むらやま　のりお）
　　　順天堂大学スポーツ健康科学部准教授

一美奈緒子（いちみ　なおこ）
　　　熊本大学病院医療の質・安全管理部特任助教

江口洋子（えぐち　ようこ）
　　　慶應義塾大学医学部精神・神経科学教室研究員

若松直樹（わかまつ　なおき）
　　　新潟リハビリテーション大学大学院リハビリテーション研究科准教授

公認心理師のための

基礎から学ぶ神経心理学

——理論からアセスメント・介入の実践例まで——

2019年11月10日　初版第1刷発行　　　　〈検印省略〉

定価はカバーに
表示しています

編著者	松　田	修
	飯　干	紀代子
	小　海	宏　之
発行者	杉　田	啓　三
印刷者	坂　本	喜　杏

発行所　株式会社　ミネルヴァ書房

607-8494　京都市山科区日ノ岡堤谷町1
電話代表 (075)581-5191
振替口座 01020-0-8076

©松田・飯干・小海ほか, 2019　冨山房インターナショナル・清水製本

ISBN 978-4-623-08421-0

Printed in Japan

基礎から学ぶ医療現場で役立つ心理学　　　　　　Ｂ５判・310頁
大川一郎・土田宣明・高見美保 編著　　　　　　　本　体 3000円

メンタルヘルスを学ぶ　　　　　　　　　　　　　Ａ５判・234頁
　　──精神医学・内科学・心理学の視点から　　　本　体 2400円
村井俊哉・森本恵子・石井信子 編著

よくわかる高齢者心理学　　　　　　　　　　　　Ｂ５判・216頁
佐藤眞一・権藤恭之 編著　　　　　　　　　　　　本　体 2500円

エピソードでつかむ老年心理学　　　　　　　　　Ａ５判・296頁
大川一郎・土田宣明・宇都宮　博・　　　　　　　本　体 2600円
日下菜穂子・奥村由美子 編著

◉公認心理師スタンダードテキストシリーズ（全23巻）
　　＊随時刊行予定

　　Ｂ５判・各巻200頁程度・本体2400円（予価）

　　下山晴彦・佐藤隆夫・本郷一夫 監修

◉公認心理師の基本を学ぶテキスト（全23巻）
　　＊随時刊行予定

　　Ａ５判・各巻平均220頁程度・本体2200円（予価）

　　川畑直人・大島　剛・郷式　徹 監修

──────── ミネルヴァ書房 ────────
http://www.minervashobo.co.jp/